Ralf Vogt (Hg.)
Ekel als Folge traumatischer Erfahrungen

Therapie & Beratung

Ralf Vogt (Hg.)

Ekel als Folge traumatischer Erfahrungen

Psychodynamische Grundlagen und Studien, psychotherapeutische Settings, Fallbeispiele

Mit Beiträgen von Marianne Eberhard-Kaechele, Uwe Gieler, Mathias Hirsch, Renate Hochauf, Peter Joraschky, Gabriele Kluwe-Schleberger, Rainer Krause, Thomas Reinert, Franziska Schlensog-Schuster, Beate Siegert, Manfred Thielen, Sabine Trautmann-Voigt, Irina Vogt, Ralf Vogt, Hans-Jürgen Wirth
u.v.a.m.

Psychosozial-Verlag

Bibliografische Information der Deutschen Nationalbibliothek
Die Deutsche Nationalbibliothek verzeichnet diese Publikation
in der Deutschen Nationalbibliografie; detaillierte bibliografische Daten
sind im Internet über <http://dnb.d-nb.de> abrufbar

2. Auflage 2020
© 2010 Psychosozial-Verlag, Gießen
E-Mail: info@psychosozial-verlag.de
www.psychosozial-verlag.de
Alle Rechte vorbehalten. Kein Teil des Werkes darf in irgendeiner Form (durch
Fotografie, Mikrofilm oder andere Verfahren) ohne schriftliche Genehmigung
des Verlages reproduziert oder unter Verwendung elektronischer Systeme
verarbeitet, vervielfältigt oder verbreitet werden.
Umschlagabbildung: Nicolas Reichelt © Ralf Vogt
Umschlaggestaltung: Hanspeter Ludwig, Gießen
www.imaginary-art.net
Satz: Nicolas Reichelt
www.nr3.de
ISBN 978-3-8379-2074-1

Danksagungen

Dieses Symposium war organisatorisch und finanziell schwer zu organisieren, weil viele Hürden in der Annahme des Themas zu überwinden waren. Deshalb gebührt der erste Dank dem selbstlosen Einsatz der vielen Helfer des Psychotrauma-Zentrums Leipzig und des Trauma-Institutes-Leipzig. Ohne sie hätte es kein Symposium gegeben – ohne sie wäre auch die Durchführungsatmosphäre nicht so angenehm gewesen. Danke, dass Sie es für uns und sich gerade so gemacht haben!

Wir danken als Veranstalter außerdem allen Autoren für die Überarbeitung ihrer Vortragsmanuskripte. Sie haben dieses schwierige Thema als Herausforderung unserer jungen Fachdisziplin angenommen und vieles extra für dieses Symposium neu entworfen. Das schätzen wir sehr hoch ein und danken Ihnen für diese Qualität.

Den mutigen und fleißigen Workshopleitern des Trauma-Institutes-Leipzig und des Psychotrauma-Zentrums Leipzig danken wir wiederum für die praktische Würze, die sie gemeinsam unserem Symposium durch Ihre Veranstaltungen und Texte gegeben haben.

Bei der Kongressdurchführung hat wie immer Frau Pötzsch die Bärenarbeit zu bewältigen gehabt und es wiederum souverän gemeistert. Danke dafür!

Bei der Herstellung der Buchartikel hat mein Sohn Franz Vogt wichtige Aufgaben zuverlässig erfüllt. Danke Franz.

Den Satz der Textmanuskripte hat ebenfalls wiederholt qualitätsgerecht und souverän Herr Reichelt organisiert und selbst umgesetzt. Vielen Dank für diese Strukturen und Formen des Buches.

Weitere direkte oder indirekte Zuarbeiten zum Symposiumsbuch wurden in verschiedenen Zusammenhängen von Herrn Hajduk, Herrn Zenker sowie von Frau Schnurpfeil und Herrn Piontek geleistet. Herzlichen Dank Ihnen allen!

Last but not least hält meine Frau Irina immer den ganzen Laden mit Schlichtungen und voraussichtigem Handeln gut zusammen. Eine liebevolle Umarmung dafür!

Ich freue mich sehr über das umfassende Engagement aller oben genannten Beiträger und Helfer und weiß, dass die Taten auch jedem selbst ein Stück Wachstum beschert haben.

In gemeinsamer Anerkennung und Freude

Ihr Ralf Vogt im Sommer 2009

Widmung

Ich möchte dieses Buch den unermüdlichen und mutigen jungen Kollegen und Helfern widmen, mit denen wir diese erste Fachtagung zum Hauptthema Ekel in der Psychotraumatologie entworfen und umgesetzt haben.

Ralf Vogt
Leipzig, August 2009

Inhalt

Vorwort zum Buch und Symposium Körperpotenziale II   11
Ralf Vogt

1 Grundlagen und Übersichten zur Bedeutung des Ekelgefühls in den verschiedenen Feldern von Psychotherapie und Gesellschaft

Ekel und Körper in der analytischen Psychotherapie   15
Rainer Krause

Ekel – Psychosomatische Aspekte   29
Uwe Gieler, Milena Grolle, Christina Schut & Jörg Kupfer

Fremd-Körper – Berührungsangst und Ekel   49
Peter Joraschky & Ilona Croy

Integrative Körperpsychotherapie und Emotionsregulation: am Beispiel Ekel   61
Manfred Thielen

Ekel – Psychodynamik, Beziehungsdynamik und kulturelle Bedeutung einer vitalen Empfindung   79
Hans-Jürgen Wirth

2 Therapiekonzepte, Behandlungsmethoden, und Fallberichte zum professionellen Umgang mit Ekelgefühlen

Ekel als Abwehr – Abwehr des Ekels   95
Mathias Hirsch

Das Behandlungskonzept für komplex-traumatisierte, dissoziative Störungen (SPIM-20-KT) und die Bewältigung von Ekelgefühlen   111
Ralf Vogt & Irina Vogt

Ekel als frühe Introjektion im Rahmen einer komplexen
Traumafolgestörung   125
Renate Hochauf

Die Bedeutung des Containerschemas in der Körperpsychotherapie
bei traumabedingten Ekelempfindungen   141
Marianne Eberhard-Kaechele

Ekel – Sexualität – Verachtung: Verdecktes und
Archaisches im Körpererleben   157
Sabine Trautmann-Voigt

Ekel – ein ernstzunehmendes Phänomen in der
psychotraumatherapeutischen Praxis   187
Gabriele Kluwe-Schleberger & Bettina Baumanns

3 Ausgewählte Problemfälle der Behandlung von Ekelgefühlen in der psychotraumatisch-analytischen Praxis

Sechs Fallvignetten mit starken Ekelsymptomen als
komplexer/dissoziativer Traumanachfolgestörung   201
Irina Vogt

Der Ekel in der therapeutischen Realität und seine
Auswirkungen auf die Gegenübertragung des Analytikers   215
Thomas Reinert

4 Spezielle Forschung zum Ekelgefühl bei dissoziativen u.a. Psychotraumapatienten

Pilotstudie zum Erleben von Ekel bei komplextraumatisierten/
dissoziativen Patienten in der ambulanten Praxis   227
Ralf Vogt

5 Spezielle Vorgehensweisen zur Prävention, körperpsychotherapeutischen Annäherung und stufenweisen Kompensation von Ekelgefühlen

Über ein Interventionstraining für werdende Eltern und den
Umgang mit Ekelgefühlen bei Kursteilnehmern   269
Wiebke Bruns, Ute Hedtke, Dagmar Bergmann, Beate Siegert,
Franziska Schlensog-Schuster & Joachim Wiese

Settings mit beseelbaren Therapieobjekten zur Gestaltung von
positiven Nachnährungserfahrungen bei starkem Ekelerleben   279
Beate Siegert, Dušan Hajduk & Robert Richter

Zur Bewältigung von Rückzugstendenzen infolge
Ekelgefühlen durch Kontakt- und Konkurrenzsettings   291
Meike Martens & Anne-Sophie Wetzig

6 Selbstberichte von Klienten im Kontext Ekel, Scham und Agressionsbewältigung

Selbstbericht über meine Psychotherapie mit extremen
Ekelgefühlen infolge sexueller Gewalt   301
Dušan H.

Selbstbericht über meine Psychotherapie mit
Ekel-, Aggressions- und Ohnmachtsgefühlen   311
Andreas O.

7 Autorenverzeichnis   319

Vorwort zum Buch und Symposium Körperpotenziale II

Ralf Vogt

Das Gefühl des Ekels wird im sozialpsychologisch-historischen Begriffszusammenhang als Alarm- und Ausnahmezustand des Menschen angesehen, bei dem es um Sein oder Nichtsein geht (vgl. Memminghaus 2002, S. 7ff).

Wenn man von den Grundgefühlen des Menschen wie Angst, Trauer, Aggression, Freude, Neugier und Ekel ausgeht, so ist gerade der Ekel das mit Abstand am meisten in der Psychotherapie der Gegenwart vernachlässigte Gefühl. Bei Ekelaffekten muss jeder Mensch prompt reagieren – ein Hinauszögern von Handlungsimpulsen ist äußerst anstrengend. Ekelgefühle sind für uns manchmal unausweichlich handlungssteuernd, auch wenn wir uns die Zeit für Selbstreflexion nehmen könnten. Da diese kommunikationslenkenden Prozesse meist im Millisekundenbereich liegen und Ekelgefühle höchst unangenehm erlebt werden (vgl. Krause 2006; diese und alle folgenden Literaturangaben des Vorworts siehe unter Artikel Vogt, R. & Vogt, I. an entsprechender Stelle), ist uns oft nur das Verhaltensresultat bewusstseinsmäßig zugänglich.

Oft genug attribuieren wir spontane unbewusste Handlungsimpulse fälschlicherweise posthum als »unseren« Willen und Entscheidung (vgl. Roth 2007), weil ein Erspüren von innerpsychischen Reaktionszyklen sehr mühsam und damit hirnphysiologisch uneffektiv und interaktionspsychologisch peinlich und kränkend ist. Dass wir nicht unbedingt Herr im Haus des Unbewussten sind, gilt seit Freud (Gesammelte Werke Bd. I–XVIII, 1892–1939) als allseits anerkannte Grundmetapher.

Nun könnte das vielleicht auch so bleiben, weil was keiner mag und niemand will, vielleicht auch nicht näher untersucht zu werden bräuchte?

Doch weit gefehlt. Nach Krause (in diesem Band) ist gerade Ekel seit jeher das am meisten vernachlässigte und zugleich aber in der Interaktion bedeutsamste Gefühl in der Psychotherapie. Nirgendwo verschätzen sich Menschen in der Relevanz eines Gefühls so wie beim Ekel. Ekel wird durch externe Beobachter in wissenschaftlichen Studien mit am häufigsten wahrgenommen und zugleich subjektiv vom Interagierenden am wenigsten als existent bemerkt.

Nun sind wir als Psychotraumatologen trotz ehrenhafter Haltungen zur Fortentwicklung der Psychotherapie nicht grundsätzlich dazu angetreten, forschungsseitigen Ausgleich in die Psychotherapieszene einzubringen; andere Widersprüche in der jungen Wissenschaft liegen ebenso brach. Wenn da nicht gerade der Gegenstand des Psychotraumas uns unweigerlich zwingen würde, auf die Ekelgefühle viel genauer eingehen zu müssen.

Seit meine Frau und ich mehr und mehr mit komplextraumatisierten/ dissoziativen PatientInnen arbeiten und unser analytisch-körperorientiertes Modell (SPIM-20-KT, vgl. Vogt 2007a, b, 2008) zur Behandlung dieser Patienten entwickeln, stoßen wir immer wieder und immer eindringlicher auf individuell bedeutsame Ekelgefühle als wichtigen Indikator für psychotraumatische – zum Teil früheste – Lebenserfahrungen. Das ist an sich beim näheren Hinschauen auch nicht völlig verwunderlich, da gerade Ekelgefühle die existenzielle Abgrenzung des Individuums regulieren und somit das körperliche Überleben sichern.

Die schlimmsten seelischen Schäden hinterlassen zwischenmenschliche Gewalthandlungen, die von nahen Bezugspersonen wiederkehrend durchgeführt werden bzw. als fortlaufende Bedrohung nach Gewalttaten daueratmosphärisch im Raum stehen (vgl. Hirsch 2004; Freyd 2008; Vogt 2007). Sehr kleine Kinder müssen beispielsweise grausame eklige sexuelle Übergriffe an sich ohnmächtig ertragen, grobe eklige Körperreinigungsprozeduren erdulden oder verdorbene eklige Nahrungsmittel in sich ohne Widerrede aufnehmen. Ekelhafte Berührungen bzw. sadistische Misshandlungen bei wachem Verstand ertragen zu müssen, wurde schon im Mittelalter als Foltermethode bei gefesselten Menschen als Höllenstrafe eingesetzt u.v.a.m.

Sigmund Freud hat 1895 in seinen Studien über Hysterie (zit. in Schmidt-Hellerau 2006, S. 51ff.) zu Beginn seiner psychoanalytischen Theorienentwicklung im Fall der Patientin Katharina auch ganz klar den Ekelaffekt in den Mittelpunkt des psychodynamischen Interesses bei deren sexuellen Missbrauchssymptomen gerückt (vgl. ebenda, S. 60). Hier kann die Patientin nach Freuds Einzelfallstudie weder den moralischen Ekel noch den physischen Ekel ertragen und entwickelt so – psychodynamisch ohnmächtig – eine psychosomatische Konversionssymptomatik/Somatisierungsstörung. Leider verlässt Sigmund Freud (Freud 1969, Ges. Werke, Bd. I, S. 62 Brief an W. Fließ) bereits 1897 wieder diesen Weg der psychoanalytischen Begründung von Psychotraumata und schwenkt auf das Konzept der Fantasiegenese bei solcherart schwerwiegenden Missbrauchsschilderungen von Patienten um. Vielleicht war ihm das fortschreitende Auseinandersetzen mit realen widerwärtigen und grauenhaften Gewalthandlungen, die auch durch »liebenswerte Menschen« ausgeübt werden, zu unerträglich eklig geworden?

Letztlich bedeutet die hier beschriebene Historie insgesamt, dass im Zentrum eines Psychotraumaerlebens gerade auf Seiten des Opfers das prägende Ekelerleben steht und dass das Überwinden zur ekelhaften Handlung gerade in der Täterpsychologie eine entscheidende Rolle spielt. Um eine ekelhafte Gewalt inszenieren zu können, muss ein Täter letztlich sowohl das Mitgefühl mit dem Ekel des Opfers, als auch eigene Ekelgrenzen dissoziieren. Auch unsere PsychotraumapatientInnen haben oft riesige Furcht vor körperlichen Berührungen und zugleich eine latente Sehnsucht nach einer gutherzigen Hand und ganz körperlichem Halt. Dieser Störungswiderspruch erzeugt bei Psychotraumaklienten Ängste vor Körperpsychotherapie und Gruppen und macht diese letztlich wieder interessant, weil jedes Defizit seit jeher auch nach Lösung drängt.

In Supervisionen bei der Ausbildung an unserem Trauma-Institut-Leipzig sowie in den Safe-Beratungsgesprächen am Psychotrauma-Zentrum-Leipzig fiel uns gemeinsam auf, dass für diese komplexe Thematik bei Kollegen noch kein umfangreiches fachliches Bewusstsein besteht. Psychosomatische Symptome und vielfältige Ängste vor körperlichen Berührungen etc. sind aber oftmals ein sensibler Indikator für frühe ekelhafte traumatische Grenzüberschreitungen, selbst wenn – je nach Traumaschwere – derzeit noch kein szenisches Bewusstsein beim Patienten besteht.

Seit Jahren plädieren wir gemeinsam für eine vermehrte Einbeziehung von körperorientierten Diagnostik- und Behandlungsverfahren sowie die Kombination von Einzel- und Gruppenpsychotherapiesettings in die Standardbehandlungskonzeption von Psychotraumapatienten bzw. in die Psychotherapie und psychologische Beratung überhaupt.

Natürlich haben Klienten berechtigte Furcht davor, von Triggern überflutet zu werden und meiden deshalb zunächst Körperkontakt und Gruppenmilieus. Durch gezielte Psychoedukation, angemessene Lernschritte und letztlich viel schmerzlich-positive Selbsterfahrung kann hier jedoch Abhilfe geschaffen werden, sodass wir diese psychotraumaphobische Verhaltensstruktur lesen und in konstruktive Settings übersetzen lernen können.

Voraussetzung dafür bei uns PsychotherapeutInnen und BeraterInnen ist jedoch die Auseinandersetzung mit erlebtem Ekel in der eigenen Lebensgeschichte. Dieses Symposium sollte dafür wichtige Impulse geben. Ich möchte an dieser Stelle noch einmal allen Fachleuten dafür danken, dass sie sich zum Teil völlig neu in dieses Thema eingearbeitet haben, weil wir auf nicht viel feststehende Erfahrungen fachlich zurückgreifen konnten. Der Reiz der Problematik lag auch in der Herausforderung. Vielen Dank im Namen des gesamten Vorbereitungsteams vom Trauma-Institut-Leipzig und Psychotrauma-Zentrum-Leipzig.

Ralf Vogt
Leipzig im Juni 2009

1 Grundlagen und Übersichten zur Bedeutung des Ekelgefühls in den verschiedenen Feldern von Psychotherapie und Gesellschaft

Ekel und Körper in der analytischen Psychotherapie

Rainer Krause

Ekel und Phylogenese

Ekel ist eine sehr alte Emotion. Alt in zweifacher Hinsicht. Sie ist in der Geschichte der Menschheit der Phylogenese also ganz am Anfang zu verorten, denn sie ist mit dem Geschmack und dem Geruch verbunden und beide sind chemische Sinnessysteme, die zu den ältesten Informationsverarbeitungssystemen gehören. Sie dienen der Nahrungs- und Umweltkontrolle und wurden lange vor der optischen Informationsverarbeitung entwickelt. Es gibt Querverbindungen zur Hygiene, der Nahrungsaufnahme und -verarbeitung, der Kommunikation, der Fortpflanzung, der Nahrungs- und Futtersuche. Die Bindung des Geruches an das Emotionale ist unmittelbar und direkt. Die Leitungsbahnen des »bulbus olfactorius« gehen zunächst zu den phylogenetisch alten Teilen des Gehirns, bevor sie zum Thalamus und dem Neocortex ziehen. Auch in der Aktualgenese von Geruchs- und Geschmacksempfindungen finden wir diese Abfolge wieder, zuerst das archaisch-emotionale dann das kognitive. Wenn man in Experimenten jemand mit Gerüchen konfrontiert, bekommt er auf der Stelle, d.h. unterhalb der Reaktionszeitschwelle einen mimischen Affektausdruck, und zwar lange bevor eine wie auch immer geartete kognitive Reaktion auftaucht. Die Art der mimischen Reaktionen sind *einfach*, nämlich entweder gar nichts, Freude oder Ekel.

Diese einfache Prozessierung gilt schon für Säuglinge unmittelbar nach der Geburt und auch für imbezile sehr stark geistig behinderte Menschen (Herzka 1979).

Die Art der bewussten kognitiven Phantasien, wenn denn überhaupt welche auftauchen, sind bildhaft, ganzheitlich, fast immer episodische Erinnerungen; Der kognitiv nicht klassifizierbare affektiv relevante Geruchs- und Geschmacksreiz wird mit optischen kognitiven Material angereichert. Ein explizites Gedächtnis für Gerüche haben wir nicht. Beispielsweise waren die Fußböden des Klassenraums meiner 1. Volksschulklasse – ich wurde im Jahr 1949 eingeschult – mit Öl getränkt. Dieser heute selten gewordene Geruch kann bei mir mühelos ganze Szenen und Episoden aus dem damaligen Schulumfeld bebildern inklusive prozeptive Reize wie das Gefühl nackter Beine, wenn ich in kurzen Hosen im Sommer in einer der Schulbänke sitze. Die meisten Geruchs- und Geschmacksreize werden nicht bewusst abgebildet. Gleichwohl wird die Information fortlaufend prozessiert. Die Empfindlichkeit für Geruchsreize ist bei manchen Substanzen sehr hoch. 107 Moleküle pro ml Luft sind ausreichend aber die heutige Forschung zeigt, dass unsere Empfindlichkeit auch sehr viel höher ist, nur ist sie eben unbewusst.

Dementsprechend sind Ekel aber auch Freude die zwei häufigsten Affekte im Gesichtsausdruck. Beide sind sehr eng mit dem Geruch verbunden (Frisch 1997).

Wir pflegen das – nach beiden Seiten zu tabuisieren. Aus Gerüchen stammt viel Freude was die hohen Umsätze der Parfümindustrie belegen. Wir ekeln uns aber auch sehr viel häufiger als wir denken.

Positive Gerüche, die auffallen und aufdringlich sind, stellen einen Tabubruch dar – sie müssen vorbewusst bleiben – sonst ist man sofort im Umfeld der Anmache oder Prostitution. Ekel wird im allgemeinen nicht bewusst erlebt. Wenn man Leute fragt, ob sie sich in Gesprächen geekelt haben, empfinden sie dies als Zumutung. Gleichwohl wird er ganz häufig gezeigt.

Es sind nicht nur Gerüche, die Ekel auslösen. Sonja Ancoli hat die Gesichtsausdrücke und die Hirnaktivationen auf negative emotionale Reize untersucht. In einem Filmclip sägt sich jemand aus Versehen mit einer Motorsäge den Unterarm ab. 80% der Zuschauer reagieren mit ganz intensivem Ekel nicht mit Angst. Generell sind Veränderungen des Körperschemas mit Ekel verbunden. Das Phantom der Oper, Frankensteins Monster und viele der anderen Horrorfilme die mit der Veränderung des Körperschemas spielen, produzieren vorwiegend Ekel. Wenn etwas spezifisches des humanen Körpers verloren geht, gewissermaßen der Verpackung wird Ekel evoziert. Das liegt an der Zerstörung der Merkmale die eine Identifikation als Artgenosse erlauben. Wenn diese durch frühkindliche Prägung erworbene Reizinformation – ein Artgenosse – geändert wird, taucht nicht etwas neutrales auf sondern etwas hochrelevantes Unbehagen erzeugendes Fremdes auf. (Bischof 1985)

Funktion des Ekels

Nach Rozin, Haidt & McCauley (2000) hat Ekel die in Tabelle 1 beschriebenen Funktionen und Auslöser. Im Verlauf der Entwicklung werden Reaktionen des Körpers ins soziale und Ethische verlagert, wobei die letzteren vom körperlichen Netzwerk her gleich verdrahtet und oft nicht weniger heftig sind.

	Funktion	Auslöser
Abscheu	Schutz des Körpers vor Gift	Schlechter Geschmack und Geruch
Kernbereich	Schutz des Körpers vor Krankheit, Infekten	Essen, Nahrung, Körperprodukte, Tiere
Tierischer Bereich	Schutz des Körpers und der Seele – Verleugnung des Todes	Sex, Tod, Hygiene Verpackungsverletzungen
Interpersonell	Schutz des Körpers, der Seele und der sozialen Ordnung	Direkter oder indirekter Kontakt mit Freunden und unerwünschten Objekten
Moral	Schutz der sozialen Ordnung	Moralische Überschreitungen

Tab. 1: Entwicklungsstadien von Ekelreaktionen nach Rozin, Haidt & McCauley (2000)

In einer Serie sehr beeindruckender Untersuchungen an der University of Rutgers, New Jersey, an denen ich das Glück hatte teilzunehmen, wurden Experimente durchgeführt, in denen Phantasien aber auch Wahrnehmungsschwellen und vieles andere mehr systematisch unter der Einwirkung verschiedener Gerüche getestet wurden (Chen, D. & Haviland-Jones, J. 2000). Unbemerkt und auch unbewusst für die Rezipienten wurden Wattebäusche mit Geruchsstoffen von Menschen in verschiedenen affektiven Zuständen, nämlich Ärger, Angst, Freude und Ekel im Zimmer plaziert. Die Wattebäusche wurden dadurch gewonnen, dass man sie Personen unter der Achsel fixiert, und die Menschen in die entsprechenden Gefühlszustände gebracht hatte. Man kann diese Gerüche konservieren, in dem man die Wattebäusche schockfrostet und später wieder auftaut. Keiner der Versuchspersonen, die am Laptop oder mit den Fragebögen gearbeitet haben, hat je einen Geruch bemerkt, geschweige denn klassifiziert. Gleichwohl wurde die Affektlage, die Wahrnehmungsschwelle für affektive Reize und die Art der Phantasien auf das Nachhaltigste beeinflusst. Dies alles geschah völlig unbewusst. Ich selbst konnte Wattebäusche, deren Geruch ich überhaupt nicht identifizieren konnte, gleichwohl mit 100%iger Treffsicherheit den Zuständen Wut, Freude, Angst und Neutral zuordnen. Ich erhielt damals den Ehrentitel »Superdecoder«. Ich erwähne diese Forschungen deshalb, weil der Geruch und die Zuordnung zu den Emotionen keinerlei bewusste klassifikatorischen und identifikatorischen Akte erfordert.

Das gilt übrigens auch für die positiven Gerüche. In einer großen sehr schlau eingefädelten Studie mit Menschen in Altenheimen, die verschiedene, gleich teure Geschenke bekamen, führten nur die Blumengerüche und Blumen zu einem signifikanten Anstieg von Freude Reaktionen im Gesicht und einer positiver Stimmungslage, Aktualisierung des Kurzzeitgedächtnisses und stärkeren sozialen Aktivitäten. Die alten Leute hatten keine Ahnung, dass dies mit dem Blumengeruch zusammenhängen konnte. (Penn 2000). Dieser enge Zusammenhang war und ist den Dichtern schon immer bewusst gewesen, wie die beiden »Geruchsgedichte« von Uhland und Mörike verdeutlichen.

Frühlingsglaube
Die linden Lüfte sind erwacht,
sie säuseln und weben Tag und Nacht,
sie schaffen an allen Enden.
Oh frischer Duft, oh neuer Klang!
Nun armes Herze sei nicht Bang!
Nun muss sich alles, alles wenden.
Uhland (1893)

Er ist's
Frühling lässt sein blaues Band
wieder flattern durch die Lüfte;
Süße, wohlbekannte Düfte
streifen ahnungsvoll das Land.
Veilchen träumen schon,
wollen balde kommen.
Horch, von fern ein leiser Harfenton!
Frühling ja du bist's!
Dich hab ich vernommen.
Mörike (1867)

Dieses Geruchs- und Geschmacksmilieu ist das ideale Umfeld für die Schaffung von unbewussten Gegenübertragungen (Kluitmann 1999). Wenn es stimmt, dass wir Angst riechen können, liegt die Übertragungsneigung im Behandlungszimmer schon in der Luft. Fürs erste gehen wir davon aus, dass wir unentwegt die Welt auch im Schlaf auf die Luft abprüfen, ob sie uns schadet oder nicht. Das bildet sich unmittelbar und unbewusst als massiver Einfluss auf die Affekt- und die Trieblage ab.

Ekel ist, wie wir später sehen werden, das beste Mittel um Anziehung, Liebe vor allem in unmittelbar körperlichen Bereich zu unterbrechen und zu behindern. Vor diesem Hintergrund werden wir analysieren müssen, ob und inwieweit der Ekel eingesetzt werden kann, um Liebes- und Freudegefühle in Schach zu halten bzw. sie abzuwehren.

Auslöser von Ekel

Was aber löst diese Art von Affekten aus? Auf unterster Ebene sind es Moleküle, fast ausschließlich organischer flüchtiger Verbindungen in Gasform, die erst direkt an den Rezeptoren in flüssiger Form gelöst werden. Die Reizquelle ist in größerer Entfernung. Beim Geschmack sind die Reize im direkten Kontakt zu Sinnesorganen. Beim Geruchssinn sind es tausend schwer abgrenzbare Qualitätsklassen, beim Geschmack sind es die 4 Grundqualitäten, süß, sauer, bitter und salzig.

Der Geruchssinn ist also ein Fern- der Geschmackssinn ein Nahsinn. Der Geschmack eines Gerichts aber auch wenn sie so wollen eines Liebespartners hängt von der Zusammenarbeit beider Subsysteme ab. Ich werde darauf in einem Fallbericht zurückkommen im Zusammenhang mit der Bedeutung des Mundgeruchs in einer Liebesbeziehung, vor allem mit der Handhabung von gefährlichen toxisch erscheinenden Beziehungen.

Wenn der Geschmack eines Kusses aber auch eines Gerichtes eklig ist, hat der Geruchssinn versagt und die Substanz ist bereits im Körper. Nun hilft nur noch ausscheiden, würgen, spucken, kotzen. Das Objekt ist toxisch und befindet sich im Subjekt. Die primäre Intentionalität ist das toxische Objekt aus dem Systembereich des Subjekts hinauszustossen. Dies mag für das Körperschema ebenso gelten wie für die Schemata des seelischen Mein: meine Ideen, meine Familie, meine Heimat etc. Das ist also die episodische Grundstruktur des Ekels: »Du giftiges Objekt hinaus aus mir!« Es ist die Bewegung einer Expulsion. Das kann man an der Ausdrucksbewegung des Gesichtes aber auch aus der Art der Vokalisierung ableiten. Das Anheben der Mundschleimhäute um sie von Substanzen zu trennen und das würgende Expulsionsgeräusch. Von Kleinkindern wird die Expulsion ohne Anstrengung bewerkstelligt.

Die Hirnareale, durch die die Ekelreaktionen aktiviert werden sind bekannt. Es sind dies orbitale und mediale präfrontale Netzwerke. die die Integration von vielfältigen sensorischen Bahnen Projektionen von verschiedenen Belohnungssystemen, vor allem im Umfeld von Futter erlauben. Das mediale präfrontale Netz ist mit visceromotorischen und emotional motorischen, einschließlich der visceralen Regulierung gegenüber emotionalen Stimuli verbunden. Die Inselregion ist die Schnittstelle zur somatosensorischen Steuerung. Hier finden primäre und sekundäre Geruchsprozessierungen, Geruchslernen, Bewertung von Outcome auf der Basis von kontingenten Verlusten und Gewinnen und schließlich Reaktionen auf abstrakte Belohnungs- und Bestrafungsereignisse statt.

Interessanterweise werden diese Areale auch und zwar gleich stark aktiviert, wenn man es um moralische Formen der Empörung und Übelkeit, Brech- und Kotzgeräusche gehört werden oder man ein Ekelgesicht sieht (Gallese et al 2004, Moll et al. 2005). Damit kann eine Übertragung des Informationsgehaltes von den Molekülen auf den auditiven und den optischen Kanal stattfinden, aber auch auf kognitive Reize . Im ersten Fall kann man lernen was giftig ist, ohne selber die schädlichen Substanzen aufzunehmen und zwar durch die Beobachtung und das Zuhören, was einem anderen schadet. Das ist nicht unerheblich für das Verständnis der psychischen Entwicklung. Da der fremde Reiz die gleichen Neurone auslöst wie der körpereigene, in diesem Sinne also reale Ekel, ist die Frage der Autorenschaft also wo kommt der Ekel eigentlich her, bzw. das Toxische nicht direkt durch die Sinnesorgane klärbar, sondern es müssen Kontextinformationen herangezogen werden.

Ekel und Erotik

Geruchsperversionen sind ungemein häufig. Es ist sicher, dass manche »ekeligen« Gerüche ursprünglich eine hohe erotische Attraktivität aufzuweisen hatten. Dies gilt für die analen und uretalen Reize. Freud hatte schon vor 1905 die These aufgestellt, dass die Verdrängung der »Perversion« durch ein organisches Element unterstützt würde, in dem nämlich die Aufgabe der olfaktorischen Befriedigung durch den Erwerb des aufrechten Ganges die After- und Genitalzonen als Geruchsattraktion ausscheide

»Die Zonen nun, welche beim normalen und reifen Menschen sexuelle Entbindung nicht mehr produzieren, müssen Afterregion und Mund-Rachengegend sein. Das ist zweifach gemeint, erstens dass ihr Anblick und ihre Vorstellung nicht mehr erregend wirkt, zweitens dass die von ihnen ausgehenden Binnensensationen keinen Beitrag zur Libido liefern, wie die von den eigentlichen Sexualorganen. Bei den Tieren bestehen diese Sexualzonen nach beiden Hinsichten in Kraft, wo sich das auch beim Menschen fortsetzt, entsteht Perversion« (S. 199).

Wie Otto Kernberg (1985) herausgearbeitet hat, ist die normale Sexualität voll mit prägenitalen und wenn sie alleine realisiert werden perversen Elementen. Man kann sogar davon ausgehen, dass wenn dieselben fehlen, die Erotik im allgemeinen zerstört ist. Viele der prägenitalen Elemente sind geruchlicher und kinästhetischer Natur. Dies gilt natürlich besonders für die Erotik zwischen Mutter und Kind . Sie ist voller Gerüche, Töne und Bewegungen.

Fallvignette zu Ekel und Perversion

Behandlungsanlass und Hintergrund

Ein Patient konnte nach der Geburt seines 1. Kindes keine wie auch immer geartete innere Beziehung zu ihm aufbauen. Eigentlich waren sie für ihn ein Haufen anorganische oder halborganische Masse, schmutzig, schleimig. Wenn er ihnen denn so etwas wie Leben zugestand, dann als »Kröten«. Das änderte sich später, als sie sich zu bewegen begannen, aber für die Frühphase der Beziehung wo es um Hautkontakt, Geruchsverbindungen ging war keine Änderung dieser Wahrnehmungswelt zu erkennen. Der gleiche Patient, ein Einzelkind, hatte eine seelisch sehr kranke Mutter, die sich – wenn auch gut getarnt – immer wieder am Rande einer Psychose bewegte. Sie hatte ein Lebensmittelgeschäft und war von der Idee besessen, ihr einziges Kind, eben jener kleine Sohn, mein späterer Patient, hätte etwas an sich, das die Kundschaft vertreibe. Diese Vorstellung hatte durchaus den Charakter des wahnhaften, eine Art von Geruchswahn, den sie aber selbst förderte, wie ich später zeigen werde.

Sie selbst hatte eine Geruchsperversion, die sich unter anderem darin äußerte, dass sie die Urin- und Kotstellen der Wäsche und Bettstücke bis hin zu Bettvorlegern des adoleszenten Sohnes aufsammelte, beschnüffelte um sie dann zu waschen. Gesprochen wurde darüber nie. Das Arrangement war aber, dass es eine Inszenierung gab, die den Sohn »zwang«, auf den Teppichvorleger zu pinkeln, weil das Klo außer der physischen Reichweite des 15-jährigen ein Stockwerk tiefer im »Reich« des Vaters, d.h. neben dessen Schlafzimmer lag. Den Vater fürchtete er entsetzlich zu Recht, denn er hatte die Attacken der Mutter auf seine Männlichkeit unterstützt. Im Alter von 5 Jahren meinte die Mutter bspw. eine Phimose entdeckt zu haben und streifte die Vorhaut zurück mit dem Effekt, dass die Eichel anschwoll und die Haut nicht mehr remittiert werden konnte, was sehr schmerzhaft war. Der Vater habe bei diesem Anblick gelacht und gesagt, das sehe ja wie eine Nudel aus, die spezielle Nudel hieß »Trülli«; so hatte er den Penis des Jungen genannt. Erst durch einen Arzt hatte der Schaden behoben werden können.

Als Kind saß nun dieser junge Mann, der später seine eigenen Kinder als Kröten erleben musste, in einem Lagerraum, neben dem Geschäft der Mutter, und zwar auf einem Topf. Dies konnte für Stunden sein. Ab und an guckte die Mutter herein und unter ganz besonderen Umständen wurde auch einmal ein Kunde oder das Kind eines Kunden hereingelassen, um ihn zu »begrüßen« usw..

Der unmittelbare Anlass warum dieser Patient mich aufsuchte, war die bevorstehende Geburt des eben erwähnten ersten Kindes. Er war unverheiratet und meinte, das Kind nicht in Lust gezeugt zu haben, was er als Verrat am Leben interpretierte. Seine Frau war ihm ekelig, vor allem durch einen nun ebenfalls wahnhaften Mundgeruch, der von zahllosen Fachleuten als nicht existent erklärt wurde. Dieser Patient hatte sich von der Oberflächensymptomatik her als depressiv dargestellt und deshalb schon eine 3-jährige Behandlung hinter sich gebracht; von irgendwelchen »perversen« Akten hatte er weder der Vorgängerin noch mir berichtet. Er musste von sehr weit herkommen. Er war mir anfangs physisch unangenehm und ich hatte ihn nur als Krisenintervention genommen um das Kind, das ich für gefährdet hielt, zu schützen, ihn dann aber behalten.

Eine Körperinszenierung als Schlüsselszene der Behandlung
Der Patient kam im 8. Monat, der wöchentlich 2-stündigen, sitzenden Behandlung an einem heißen Sommertag mit 10 Minuten Verspätung in die Praxis.

Er hatte ein kurzärmeliges Hemd an. Der linke mir zugewandte Arm war mit einer Schmutzschicht vom Ellbogen bis zum Handwurzelknochen überzogen. Sie war trocken, hatte Risse. Er begann in der ihm damals eigenen Weise darüber zu berichten, dass er über das Eigentliche nicht reden könne. Ich hatte nie nach dem Eigentlichen gefragt, sondern nur darauf hingewiesen, dass die Stunden in Enttäuschungen endeten und die lange Fahrt sich so gesehen nicht gelohnt hätte. Ich habe ihn also zu diesem Zeitpunkt in keiner Weise gedrängt, dieses scheinbar Eigentliche zu offenbaren, obgleich er unzählige unbewusste Aufforderungen machte dies zu tun. Das war sehr verführerisch und wie wir sehen werden ein typisches Teil des perversen Arrangements. In dieser Stunde entwickelte sich nun eine sehr hochgradig angespannte Situation, in der ich dieser Rede zuhörte, gleichzeitig den Blick schwer von dem Schmutz-Arm abwenden konnte, und der Patient mich gleichzeitig mit einer Intensität und Nachhaltigkeit musterte, wie ich auf diesen Arm reagieren würde. Eigentlich bin ich noch nie so intensiv gemustert worden. Merkwürdigerweise hatte ich keine Ekelgefühle, obwohl das normalerweise für einen Durchschnittszeitgenossen – mich eingeschlossen – hätte hervorrufen sollen. Ich war stattdessen fasziniert. Nun nachdem dies ungefähr 20 Minuten zugegangen war, hatte ich irgendwie das Gefühl, es wäre nun an der Zeit für etwas anderes Neues und fragte ihn: »Was ist eigentlich mit ihrem Arm passiert?« Nun erzählte er mir die folgende Geschichte. Er hatte wegen des schönen Wetters, ursprünglich die Absicht gehabt mit einem seiner 6 Motorräder, davon waren 4 Oldtimer, sehr wertvolle Maschinen, aber auch sehr störungsanfällig in die Analyse zu kommen (er war auch ein Fetischist). Auf dem Wege zum Motorrad hörte er zufällig, es könnte ein Gewitter geben und er beschloss nun doch lieber mit dem Auto zu fahren. Um aber den Spaß nicht ganz zu verlieren ging er einen Kompromiss ein und nahm das Oldtimerauto statt des Geschäftswagens (sie sehen, der Patient hatte Geld). Seine Erkrankung hatte ihn in dieser Hinsicht eher gefördert. Das aber, so seine plötzliche Befürchtung würde ohne Ölwechsel die nun mittlerweile durch den Zeitverlust sehr schnelle Fahrt nicht überstehen, ergo klemmte er sich in aller Eile zusammen mit einer Schüssel unter das Auto, schraubte den Ölverschluss auf und ließ sich aus Versehen das Öl über den Arm laufen. Um nicht noch mehr Zeit zu verlieren, ließ er den öligen Arm an diesem heißen Sommertag aus dem Fenster hängen. Das trocknete nun an und dieses Produkt führte er mir in der oben beschriebenen Situation vor. Ich wusste nicht, was das zu bedeuten hatte, hatte gleichwohl das Gefühl in dieser Stunde sei nun etwas sehr Entscheidendes geschehen, und ich hätte eine sehr zentrale Hürde genommen.

Weitere Offenbarungen im Behandlungsfortgang
Nach einigen weiteren Stunden in denen er herumdruckste, wie vorher allerdings mit weit niedrigerem Konfliktpotential, bekam ich zu hören, dass er einer recht massiven perversen Praxis nachging, in der er seine Faust bzw. Hand in den eigenen After einführte. Das war klinisch nicht ganz unerheblich, weil er glaubte die Darmwand beschädigt zu haben, in dem er durch sie gegen die Prostata gedrückt hatte und gleichzeitig masturbierte. Es war nachdrücklich recht deutlich herauszupräparieren, dass die episodische Inszenierung des schwarzen ekligen Arms und das Abprüfen meiner Reaktionen darauf, der Test gewesen war, ob ich in der Lage wäre, die darauf folgende Erzählung über die ersten perversen Anteile auszuhalten, aufzunehmen und damit umzugehen. Diesen Test hatten die Vorgänger Therapeuten nicht bestanden und hatten wie etwas von der perversen Praxis zu hören bekommen. Ein großer Teil der perversen Körperinszenierungen kommt in Therapien von Erwachsenen nie zur Sprache und bleiben als Plomben im Selbstbreich

unangetastet. Das ist nicht immer ein schaden, denn die Verwandlung eines perversen Masochismus in einen moralischen ist allemal mit einer Verschlechterung verbunden.

Es folgten eine Fülle ähnlicher Inszenierungen. Von manchen wussten ich nichts und erfuhr sie erst später, beispielsweise das Wasserabschlagen vor meiner Praxis, wobei er gleichzeitig meine Toilette nicht benützen konnte oder wollte. In diesem frühen Umfeld der Behandlung hatte die Inszenierung des Körpers in der Beziehung aber auch in der Analyse eine mehrfache verdichtete Funktion. Einmal war sie eine Quelle von großer erotischer Erregung und Geruchsanteile des Toilettenrituals waren von hoher Bedeutung. Wenn er vor mein Haus pinkelte bedeutete dies einen Sieg über die omnipräsente und potente Mutter. Ich sollte mich ärgern, dass er mir diese Interessanten Sachen vorenthielt. Wenn er mir diese Dinge vortrug hatte er immer ein Grinsen im Gesicht, das eine Mischung aus Furcht und Triumph bedeutete.

Man kann sagen, neben den sadomasochistischen Elementen waren sie die einzigen tragenden sinnlichen Bestandteile der Sexualität im positiven wie negativen Sinn. Gleichzeitig hielten sie das toxische Objekt ausreichend fern ohne dass man in Gefahr lief mit ihm symbiotisch zu verschmelzen was in eine Fusionierung mit der schwer kranken psychosenahen Mutter eingemündet hätte. Das geschah übrigens des öfteren und er wurde tatsächlich paranoisch. Die Lösung dieser toxischen Fusionierung war in dem Toilettenritual mit angedacht, zumindest in dem Sinne, dass er sich selbst penetrierte, um den Prostatareflex hervorzurufen und sich gleichzeitig vollständigen entleerte. Die Masturbation stellte die Männlichkeit dar. Er hatte so das Kunststück fertig gekriegt Mann und Frau gleichzeitig darzustellen, sich anal zu befriedigen und im Umgang der orgastischen Entleerung sich von den giftigen Anteilen des mütterlichen Introjektes die anal codiert waren, zu befreien. In der Beziehung zu seiner Frau hatte er eine andere Lösung gefunden. Mit zunehmender Gesundung war dieselbe eigentlich recht stabil geworden. Nach außen hätte niemand die seelische Konstitution unseres Patienten, aber auch des Paares erkennen können. Dafür verachtete er alle, auch den ersten Therapeuten.

Das Rückzugsarrangement war nun, dass er die Beziehung zur Frau aufrecht erhalten konnte aber um den Preis dieser wahnhaften Obsession sie habe Mundgeruch. Über diesen Mundgeruch konnte er die symbiotischen Anteile der Beziehung regulieren. Wenn es ihm zu gefährlich wurde, ließ er die Frau aus dem Mund stinken wie einen Drachen. Interessanterweise hat sich die Ehefrau diesem Regime unterworfen, weil sie wohl ahnte, dass er die Beziehung abbrechen müsste, wenn sie sich in diesem perversen Segment verweigern würde. In der Anfangsphase war der Patient gewalttätig gewesen, wenn diese Intimschranke durchbrochen wurde. Interessanterweise nicht im Wacherleben sondern regressiv in Schlaf- und Alpträumen. Er war Schlafwandler. Einmal hatte er der Frau aus einem Alptraum heraus, das Nasenbein gebrochen. In dem dazugehörigen Traum musste er herausfinden, ob die Menschen um ihm herum Aliens oder echte Menschen waren. Dies geschah durch Klopfen auf die Brust es musste hohl klingen. Er schlug der Frau auf die Nase.

Das ist ein weiteres typisches Merkmal im Umfeld von Körper und Perversion, dass er die Patienten sehr fürchten, das Arrangement könnte offenbar werden, weniger wegen der beschämenden Implikationen als wegen der Befürchtung der Analytiker könnte der gleichen Neigung anheim fallen. Gleichzeitig werden alle Personen, die diese Neigung nicht erkennen und sie nicht pflegen verachtet weil sie das Eigentliche nicht beherrschen.

Spätere Mischinszenierungen mit körperlicher und mentaler Repräsentanz
In Folge des Geruchsarrangements war die Sexualität eigentlich nur a tergo möglich, was in eine andere perverse Inszenierung einmündete, die nun aber viel reifer war. Er hatte eine fetischistische Technik mit einer Schwimmweste entwickelt die die Frau beim Verkehr in der erwähnten Stellung anzog, mit der Halskrause sah das aus wie ein riesiger Penis. Nun hatten optische Bilder, wenn auch von Gerüchen und kinestethischen Erlebnissen unterstützt die Plombenfunktion übernommen.

Auch später blieben Gerüche ein zentrales Element, der Übertragungs- und Beziehungsgestaltung aber sie veränderten ihren Stellenwert und wurden reifer und erwachsener. Während einer Zeit im 3. oder 4. Jahr der Analyse verbreitete der Patient einen derart infernalischen Gestank, dass sich die Nachfolger mehrfach beschwerten. Auch hier war es so, dass ich längere Zeit zögerte das Problem anzusprechen. Erst auf dem Umweg über die anderen Patienten sah ich eigentlich keine andere Wahl mehr und musste dem Patienten auf dieses Problem hinweisen. Ich war in großer Sorge, ob ich nicht wieder eine schreckliche Kränkung produzieren würde. Er reagierte aber ganz anders als ich es erwartet hatte. Er setzte sein oben erwähntes Grinsen auf, das die Fusionierung von Angst und Triumph darstelle. (Er hatte wegen dieses Grinsens schon als Kind den Spitznamen, der »Grinser«) bekommen und er erzählte, ja das könne man schon abstellen, sagte aber dann nichts weiter dazu. Im Verlaufe der nächsten Stunden hatte der infernalische Gestank aufgehört. Nun stellte sich heraus, dass derselbe dadurch zustande gekommen war, dass er nach den wenigen vollzogenen Geschlechtsakten, also mit Immissio Penis, sein Glied und seine Unterwäsche nicht gewaschen hatte. Diese magische Geruchszaubertechnik hatte erlaubt, dass er die Potenzsubstanz die in diesem Geruch festgehalten war, über die Stunden hinweg solange aufbewahren könnte und nicht in die entsetzlichen Kastrationsängste hineinzufallen, die die Psychoseängste zum damaligen Zeitpunkt langsam begannen abzulösen.

Fazit mit entwicklungspsychologischen Aspekten

Der Aufbau des Körperschemas ist einer der Hauptpfeiler der Identität. Dafür sind Gerüche und die mit Ihnen verbundenen Affekte von ebenso zentraler Bedeutung wie die mimischen und stimmlichen Affekte der Mutter. Das Kleinkind nimmt die Objekte und damit auch seinen eigenen Körper nach Maßgabe dieser Signale war. Wenn die Haut und speziell die Genitalregion für den Erwachsenen eklig ist, ist die tägliche Manipulation dieser Region von Signalen des Ekels begleitet. Solche expressiven Dialoge sind unbewusst und sehr häufig. Nun findet ein Konditionierungsprozess statt in Folge dessen die Erregungen aus diesen Körperzonen unter das Regime der Ekelproposition gestellt werden (Du hinaus aus mir). Die Triebreize werden durch die affektiven Objektbeziehungsstimuli übersteuert was zur Extinktion der Genital und Hautregion aus dem Körperschema führt.

Greenacre (1953) hat diesen Vorgang erforscht und beschrieben. Ihrer Meinung nach ist der Fetisch ein fixiertes Übergangsobjekt, das später eine erotische Bedeutung bekommt, dessen Funktion darin besteht, das Loch in der sensorischen Repräsentanz des Körperschemas zu füllen (Greenacre 1953, 1969; Morgenthaler 1984). Fetische und Übergangsobjekte müssen auch eine Geruchshülle aufweisen. Die späte intensive Angst, die Genitalien zu verlieren, die sogenannte Kastrationsangst, die so charakteristisch für die perversen Lösungen ist, würde also auf einem Körperschema entstehen, in der diese Zone des Körpers bereits ein sensorisches Loch darstellt. Morgenthaler (1984) hat die Plombenfunktion des perversen Verhaltens erforscht, die dieses Loch temporär schließt und einer weiteren Dekompensierung entgegensteht.

Literatur

Bischof, N. (1985): Das Rätsel Ödipus. Piper: München.
Chen, D. & Haviland-Jones, J. (2000): Human olfactory communication of emotion. Perceptual and Motor Skills, 91, 771–781.
Chen, D. & Haviland-Jones, J. (1999): Rapid mood change and human odors. Physiology & Behavior, 68, 241–250.
Freud, S. (1982): Briefe an Wilhelm Fließ. In: Aus den Anfängen der Psychoanalyse 1887–1902. Fischer, S. Verlag GmbH.

Frisch, L. (1997): Eine Frage des Geschlechts?: Mimischer Ausdruck und Affekterleben in Gesprächen. St. Ingbert: Röhrig Universitätsverlag.

Gallese, V.; Keysers, Ch. & Rizzolatti, G. (2004): A unifying view of the basis of social cognition. Trends in cognitive Science, 8, 396–403.

Greenacre, P. (1953): Certain relationships between fetishism and faulty development of the body image. Psychoanalytic Study of the Child, 8, 79–98.

Greenacre, P. (1969): The fetish and the transitional object. Psychoanalytic Study of the Child, 24, 144–164.

Herzka, S. (1979): Gesicht und Sprache des Säuglings. Stuttgart: Schwabe.

Kernberg, O. (1985): Objektbeziehungen und Praxis der Psychoanalyse. Stuttgart: Klett-Cotta.

Kluitmann, A. (1999): Es lockt bis zum Erbrechen. Forum der Psychoanalyse, 15, 267–281.

Krause, R. (2006): Der eklige Körper in der Analyse. Zeitschrift für analytische Kinder- und Jugendlichen-Psychotherapie, 129, 7–23.

Krause, R. (2006): Drive and affect in perverse actions. In: P. Fonagy, R. Krause, M. Leuzinger-Bohleber (Eds.): Identity, Gender and Sexuality, 150 Years after Freud. 161–180, IPA, London.

Krause, R. (1993):Über das Verhältnis von Trieb und Affekt am Beispiel des perversen Aktes. Forum der Psychoanalyse, 9, 187–197.

Mörike, E. (1987): Sämtliche Gedichte. München: Piper.

Moll, J. et al. (2005): The moral Affiliation of Disgust. Cognitive and Behavioral Neurology, 18, 68–78.

Morgenthaler, F. (1984): Homosexualität. Heterosexualität, Perversion. Qumran Verlag.

Uhland, L. (1986): Gedichte. Ditzingen: Reclam.

Penn, K. (2000): Proof positive: Flowers make people happy. Floral Management, 22–28.

Rozin; Haidt & McCauley (2000): Disgust. In: Lewis, Haviland-Jones (Eds.). Handbook of Emotions. Guilford Press, 639–645.

Ekel – Psychosomatische Aspekte

Uwe Gieler, Milena Grolle, Christina Schut & Jörg Kupfer

Ekel und seine Bedeutung in der Gesellschaft und Psychotherapie

Ekel wird allgemein als »stark unlustbetontes Gefühl des Widerwillens« definiert (Dorsch 1982). Bei der Beschäftigung mit Hautkrankheiten ist es evident, dass Ekel als Emotion sowohl intrapsychisch wie auch intersubjektiv eine Bedeutung hat. Ekel wird oft mit zwei Bedeutungen gesehen, einmal die Emotion und das Erleben von Ekel, zum anderen eine körperliche Reaktion durch Aktivierung von physiologischen Prozessen, die Übelkeit, Erbrechen, Schweißausbruch auslösen können und mit einer deutlichen, durch Video-Analysen typischen Mimik (Hochziehen der Nase, Anheben der Unterlippe und eine abwehrende Geste) beinhalten (siehe auch Beitrag von Krause in diesem Buch).

Das Wort *Eckel* wurde wahrscheinlich im 15. Jahrhundert eingeführt und musste von Luther noch als Gräuel, Abscheu, Grauen und Unlust erklärt werden. Seine Grundbedeutung ist der »Reiz zum Erbrechen« und daher werden Worte wie Widerwillen und Abscheu als enge Verwandte angesehen. Die Brüder Grimm (1854) sehen »Ekel« sowohl als sinnlichen Widerwillen bis zum Erbrechen als auch als geistigen Widerwillen. Darwin (1872) bezeichnet Ekel als Reaktion auf etwas für den Geschmackssinn abstoßendes. Kolnai (1926) und Schultz (1950) betonen vor allem folgenden Unterschied: Ekel und Verachtung bildeten zwei Pole eines Kontinuums zwischen sinnlichem Erleben auf der einen und moralischer Bewertung auf der anderen Seite. Angyal (1941) betont die Bedeutung von menschlichen und tierischen Körperausscheidungen für die Ekelempfindung und beschreibt zusätzlich die Abweichung vom Normalen, wie z.B. überzählige oder fehlgestaltete Gliedmaßen als Ekel induzierend. Für Izard (1977) reicht die Ekeldimension schließlich von materiellem bis zu psychischem Zerfall und umfasst so eine Spanne von Ekelauslösern vom Konkreten, z.B. verdorbenen Nahrungsmittel bis zu amateriellen Reizen z.B. dem Verfall von moralischen oder traditionellen Werten. Autoren wie Frijda (1986) und Plutchik (1984) sehen Ekel als Triebfeder für hygienische Maßnahmen, die durch Reinigung des eigenen Körpers und der nahen Umgebung zum Schutz von keimbedingten Erkrankungen führen.

Der Affekt Ekel zählt wie Angst, Trauer, Freude, Interesse, Wut und Überraschung zu den Primäraffekten des Menschen (Kluithmann 1999). Sein mimischer Ausdruck sowie die zugehörigen Handlungen Würgen und Erbrechen sind beim Menschen von Geburt an verfügbar und verweisen durch ihre orale, viszerale und somatische Ausprägung (Würgereiz, Naserümpfen und Übelkeit) auf eine nahrungsbezogene Herkunft (Rozin, Fallon 1987; Ekman 1971).

Zwar wird Ekel in allen Kulturen erlebt, jedoch sind seine Auslöser sehr different, außerdem unterliegt das Ekelempfinden in hohem Maße individueller Variation, so dass es auf spezifische Gerüche, Anblicke oder gar auf die eigene Person gerichtet sein kann (Scherer, Wallbott 1994).

Nach der klinischen Erfahrung kann Ekel in 3 verschiedene Aspekte eingeteilt werden, die jeder für sich oder auch kumulativ wirksam sein können (Abb. 1):

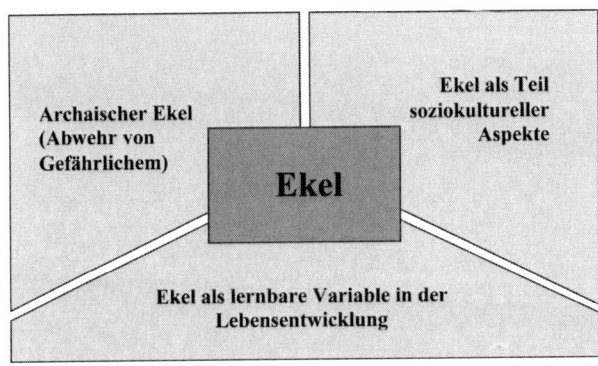

Abb. 1: Zusammenhänge von Ekel als Aspekte einer evolutionsbiologischen, soziokulturellen und intraindividuellen Perspektive

In diesem Rahmen spielt Ekel auch bei Hautpatienten eine spezifische Rolle, einerseits können Ekelreaktionen über die Haut sichtbar gemacht werden (z.B. »Gänsehaut«), andererseits können Patienten sich ihrer Hauterscheinungen wegen vor sich selbst ekeln oder bei ihrem Gegenüber wirkliche bzw. vermeintliche Ekelempfindungen auslösen.

Buske-Kirschbaum (2001) fanden in diesem Zusammenhang in einer Studie, dass Ekelgefühle zur Auslösung von Lippenherpes führen können.

Aber nicht nur für Hautpatienten spielt der Ekelaffekt eine zentrale Rolle, sondern Ekel kann auch geradezu als Vulnerabilitätsfaktor für die Entstehung und Aufrechterhaltung anderer klinischer Störungsbilder wie Angst-, Zwangs- (Phillips et al. 1997/Phillips, Fahy 1998) und Essstörungen (Power, Dalgleish 1997) gesehen werden. So leiden z.B. Tierphobiker nicht nur unter

Angst, sondern auch unter starken Ekelgefühlen; Patienten mit Waschzwängen berichten von intensiven Ekelgefühlen, die oft den auslösenden Reiz für das Zwangsritual darstellen; bei Essgestörten wiederum führen vor allem hochkalorische Nahrungsmittel oder der Eindruck eigener »voluminöser« Körperformen zu massiven Ekelempfindungen.

Wenn Freud (1896) von »Affekten als Erinnerungsspuren von Instinkthandlungen« spricht, passt dieses Bild sehr gut zur Vorstellung Tomkins (1963), Ekelauslöser seien ursprünglich verdorbene Lebensmittel und Ekel sei somit als Schutzreflex zu verstehen.

In diesem Sinne können Ekelgefühle als Notfallaffekt mit Schutzfunktion interpretiert werden und stehen so der Angst sehr nahe. Der Unterschied zwischen beiden Affekten liegt im Wesentlichen darin, dass Ekel eher über die Nahsinne Riechen, Schmecken, Fühlen ausgelöst wird, Angst hingegen eher durch Fernsinne wie Sehen und Hören. Beide treten in überwältigender Art und Weise auf und lassen dem Betroffenen kaum eine Chance auszuweichen.

Bei den verschiedensten Autoren findet man immer wieder Hinweise auf Schutzfunktionen des Ekels, die ich hier anlehnend an die zusammenfassende Darstellung Annette Kluithmanns (1999) skizzieren möchte.

Freud und seine Schüler machen Ekel primär für die Begrenzung oraler und sexueller Lust bzw. allgemeiner von Triebwünschen sowie für den Schutz der Primärbeziehung vor verschlingender Liebe verantwortlich.

Melanie Klein (1972) betrachtet die Nahrungsverweigerung des Kindes, die nach heutigen Vorstellungen ein Korrelat des Ekels darstellt und sieht in ihr den Ausdruck von Wut und Frustration des Kindes, die aus Entbehrungen, nicht erfüllten Wünschen und Gier resultieren. Die aggressiven Impulse des Kindes verschöben sich dabei auf äußere Objekte, insbesondere auf die mütterliche Brust und somit werde die Muttermilch zu etwas »Giftigem«, das folgerichtig im Erbrechen wieder nach außen befördert und im zweiten »prophylaktischen« Schritt erst gar nicht mehr aufgenommen werde. Ekel diene damit dem Schutz des werdenden Ichs vor allzu zerstörerischen inneren Objekten, prägnant formuliert: »Gier öffnet, Ekel schließt den Mund und schottet das Kind psychisch ab« (Klein 1972).

Edith Jacobsen (1978) wiederum sieht Ekel als eine aggressive Reaktion auf vergebliche infantile Wiedervereinigungsfantasien mit der Mutter. Der Entzug der mütterlichen Brust beim Abstillen beispielsweise werde zunächst als Frustration erlebt und wandle sich dann vom passiven Erdulden in eine aktive Abwehrreaktion, in ein geekeltes Abwenden von der erneut angebotenen Brust. So begrenze Ekel allzu gierige Wünsche und gleichzeitig narzisstische Omnipotenzfantasien, außerdem sei in der aktiven Ablehnung eine erste Differenzierung zwischen Selbst und Objekt möglich.

Darüber hinaus beschreibt Jacobsen, die Verschiebung aggressiver Reaktionen von der oralen auf die anale Zone im Laufe der Sauberkeitserziehung und erklärt so die assoziative Verknüpfung von Erbrochenem und Kot, so dass beide bis ins Erwachsenenalter tiefste Verachtung ausdrücken (»Kotzbrocken«, »Arschkriecher« ...). Da das Kind im selben Zeitraum mittels Imitation um seine Liebesobjekte werbe, entstünden häufig identische Ekelauslöser bei Mutter und Kind.

Krause (1993) beschreibt in seinen entwicklungspsychologischen Ausführungen zum Primäraffekt Ekel die von Anfang an zur Verfügung stehende Regulationsfunktion der Primäraffekte (somit auch des Ekels) in der Objektbeziehung; im weiteren stellt er die Mutter-Kind-Interaktion in den Vordergrund und beschreibt, welche Folgen Missdeutung oder Missachtung der Affektäußerungen des Kindes durch die Mutter haben kann. So seien ausgeprägte Ekelreaktionen Hinweise darauf, dass die Sorgeperson Affektsignale ignoriere oder übersehe und so Grenzen nicht eingehalten habe. Es sei gut vorstellbar, dass beispielsweise in einem Kind, das trotz Abwenden des Kopfes »unerbittlich« weitergefüttert werde, das Gefühl zurückbleibe etwas Fremdes in sich zu haben.

Fehlender Ekel dagegen lasse auf völlig fehlende Distanzierung vom Primärobjekt schließen und diene in diesem Kontext als Indikator für die Aufhebung der Grenzen zwischen Selbst und Objekt.

Im Weiteren betrachtet Krause Verachtung als »soziales Derivat« des Ekels, was ich als subjekt- (Verachtung) statt objekt- (Ekel) bezogene Ablehnung verstehe, die aber in ihrer unmittelbaren Körperempfindung ähnlich oder gar identisch in Erscheinung tritt.

Ekel hat auch insofern wichtige Schutz- bzw. Abgrenzungsfunktionen für den Säugling, als für ihn keine aktive Fluchtmöglichkeit besteht, er aber z.B. durch Abwenden und Erbrechen eine körperliche Distanzierung und Verteidigung erreichen kann. Damit sind Ekelgefühle eine sehr frühe, erfolgreiche Form psychischer Abgrenzung, sie dienen als »Regulationsinstrumente« von Nähe und Distanz (z.B. geekeltes Abwenden bei »unerbittlichem Füttern«) und sind zu diesem Zeitpunkt effektiver als Angst, die eher ein passives Ertragen darstellt.

Es wird bei der Betrachtung von Ekel im psychosomatischen Kontext davon ausgegangen, dass Ekel als eigenständig fassbare Emotion sich definieren lässt, der jedoch mit anderen Emotionen und psychischen Reaktionen wie auch Hautkrankheiten assoziiert sein kann, manchmal auch als Deckaffekt. Es wird nachzuweisen sein, inwiefern die hier aufgezeigten Emotionen mit dem Ekel korrelieren (siehe Abb. 2).

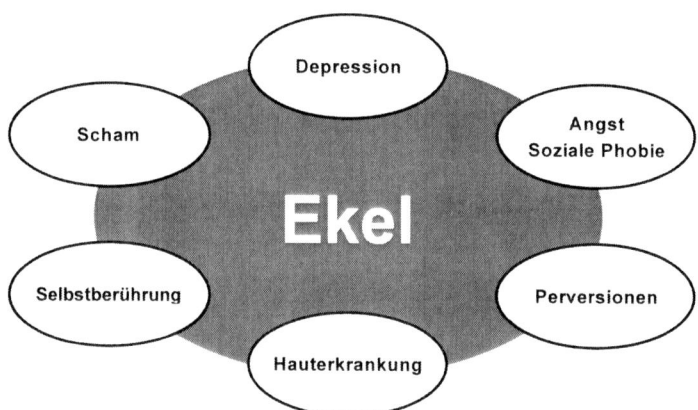

Abb. 2: Ekel und assoziierte Emotionen sowie sonstige psychische Reaktionen und Krankheiten

Wahrnehmung von Ekel in der Bevölkerung – Epidemiologie des Ekels

Zur Erfassung des Ekels mit psychologischen Methoden können Interviews, einfache Fragen, visuelle Analog-Skalen oder standardisierte Fragebögen eingesetzt werden. Schienle et al. (2002) entwickelte einen ausführlichen Ekel-Fragebogen, der für spezielle Studien zum Ekel einsetzbar wäre, der jedoch infolge seines Umfangs und der Fokussierung auf ausschließlich Ekel-Emotion schwierig einzusetzen erscheint.

Zur Erfassung von Ekel wurde unter spezieller Berücksichtigung der Haut und Taktilität deshalb ein Fragebogen entwickelt, der Aspekte von Berührung, Scham und Ekel beinhaltet und deshalb nicht nur auf Ekel fokussiert. Es sollte ein Fragebogen entstehen, der sowohl bei Gesunden wie auch bei Menschen mit Hautkrankheiten einsetzbar ist und keine hohen Korrelationen mit Persönlichkeitsfragebögen, Angst und Depression bzw. Lebensqualität aufweist sondern speziell die Aspekte Berührung, Scham und Ekel darstellen soll. Nach entsprechenden teststatistischen Entwicklungsschritten entstand ein Fragebogen zur »Haut-Zufriedenheit« = HautZuf-Fragebogen, der mit jeweils 6 Items auf 5 Skalen die entsprechenden Dimensionen erfasst (Grolle et al. 2003). Die Skalen bilden sich wie folgt ab:

Skala 1: Familiäre Berührung
»Meine Eltern haben oft mit mir geschmust«
Skala 2: Selbst-Berührung
»Ich berühre mich gerne selbst«
Skala 3: Partnerschaftliche Berührung
»Ich habe ein starkes Anlehnungsbedürfnis an meinen Partner«
Skala 4: Ekel
»Ein verschmutztes Glas ist mir sehr unangenehm«
Skala 5: Scham
»Ich erröte oft, wenn ich im Mittelpunkt stehe«

Der Fragebogen weist eine zufrieden stellende Validität und interne Reliabilität auf (siehe Tab. 1):

Skala	MW±SD	Items (n)	MW/n	Cronbach α	Korr. Trennschärfe	Inter-Item-Korrelat.
Familiäre Berührung	14,49±6,08	6	2,42	0,91	0,55-0,86	0,64
Selbst-Berührung	13,31±5,35	6	2,21	0,90	0,66-0,77	0,60
Partner-Berührung	16,90±3,91	6	2,80	0,74	0,36-0,61	0,33
Ekel	13,22±4,98	6	2,19	0,77	0,41-0,64	0,35
Scham	11,00±4,52	6	1,83	0,71	0,39-0,55	0,29

Tab. 1: *Validität und Reliabilität des Fragebogens zur »Haut-Zufriedenheit (HautZuf)«*

Die Skala »Ekel«, die hier besonders betrachtet werden soll, weist 6 Items auf, die spezielle Aspekte von Ekel abfragen:

Körperliches wie Schweißgeruch stößt mich oft ab.
Beim Betrachten schmutziger Dinge bekomme ich Gänsehaut.
Es gibt öfter Menschen, die ich sehr ungepflegt und abstoßend finde.
Ein verschmutztes Glas ist mir sehr unangenehm.
Es ist mir unangenehm, öffentliche Toiletten zu benutzen.
Ein schmutziges Hotelzimmer reklamiere ich sofort.

Die Skaleninterkorrelation zeigt, dass es eine zwar nicht erhebliche aber in der Korrelationsanalyse signifikante Korrelation mit der Skala »Scham« gibt und eine sehr schwache negative Korrelation zur Selbstberührung, d.h. Menschen mit hohen Ekelwerten geben weniger Selbstberührung an (siehe Tab. 2):

Skala	Familiäre Berührung	Selbst-Berührung	Partner-Berührung	Ekel	Scham
Familiäre Berührung	1	,200 **	,247 **	-,048	,200 **
Selbst-Berührung		1	,288 **	-,160 *	,088
Partner-Berührung			1	,073	,278 **
Ekel				1	,245 **
Scham					1

Tab. 2: *Interkorrelationen der HautZuf-Skalen bei n = 140 Personen (81 weiblich; 59 männlich)*

Neben der Korrelation der Skala »Ekel« mit der Skala »Scham« zeigt sich beim Vergleich mit dem Gießen-Test als Persönlichkeitstest praktisch keine Korrelationen mit »Ekel«, ebenso auch keine mit anderen Fragebögen wie TAS-20; AAS und HADS. Lediglich in den HADS-Skalen zur Angst und Depression zeigen sich schwache Korrelationen (siehe Tab. 3 und 4).

	Soz. Resonanz	Dominanz	Kontrolle	Grundstimmung	Durchlässigk.	Soz. Potenz
Scham	-.27***	.13	-.07	.36***	-.12	.15
Partn. Berührung	.10	.01	.04	.10	-.33***	-.40***
Ekel	.16	-.05	.17	.12	-.03	-.13
Selbst-Berührung	.34***	-.11	.02	-.20**	-.32***	-.36***
Fam. Berührung	.31***	-.11	.11	-.13	-.37***	-.38***

Tab. 3: *Korrelation des HautZuf-Fragebogens mit dem Gießen-Test*

N=134	TAS-26 Ges.-Wert	AAS Nähe	AAS Vertrauen	AAS Angst	HADS Angst	HADS Depr.
Elterl. Berührung	-.02	.15*	.09	-.02	-.11	-.22**
Selbst-Berührung	-.07	.06	-.15*	.09	.05	-.21**
Partner-Berührung	-.09	.21**	-.01	.14	.10	-.05
Ekel	.14	-.05	-.02	.11	.16*	.18*
Scham	.34***	-.20**	-.22**	.40***	.28**	.15*

Tab. 4: Korrelation des HautZuf mit dem TAS-26, AAS und HADS

Hinsichtlich des Ekels gibt es in einer repräsentativen Erhebung in Deutschland mit 2358 Personen keinen Einfluss des Ekels von einem Migrationshintergrund, Arbeitsfähigkeit oder den alten und neuen Bundesländern. Allerdings gibt es klare Geschlechts- und Altersunterschiede bei den Angaben zum Ekel.

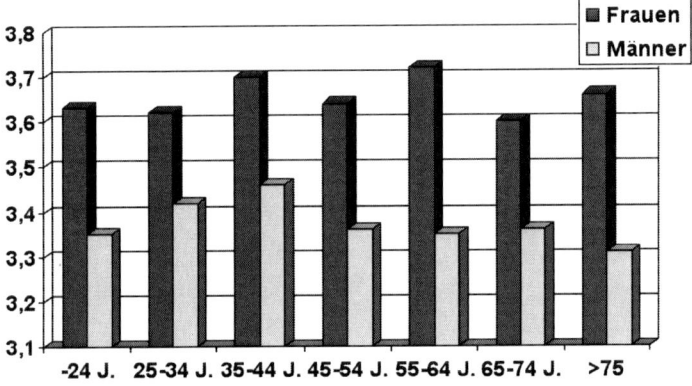

Abb. 3: Einfluss des Alters bei Angaben zur Ekelempfindlichkeit in einer repräsentativen Stichprobe

Menschen mit Hauterkrankungen zeigen in der Repräsentativerhebung signifikant mehr Ekelgefühle als jene ohne eine Hauterkrankung (Jungblut 2005), ebenso zeigen Menschen mit Depressionen auch höhere Ekelwerte als die Vergleichsgruppe. Bei Hauterkrankungen sollte man primär davon ausgehen, dass diese häufiger als ekelig erlebt werden. Bei Frauen mit Haar-

Ekel – Psychosomatische Aspekte · 37

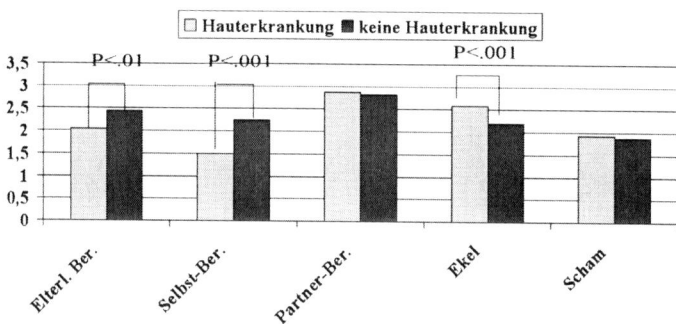

Abb.4: *Abhängigkeit des Ekels bei Menschen mit Hautkrankheiten*

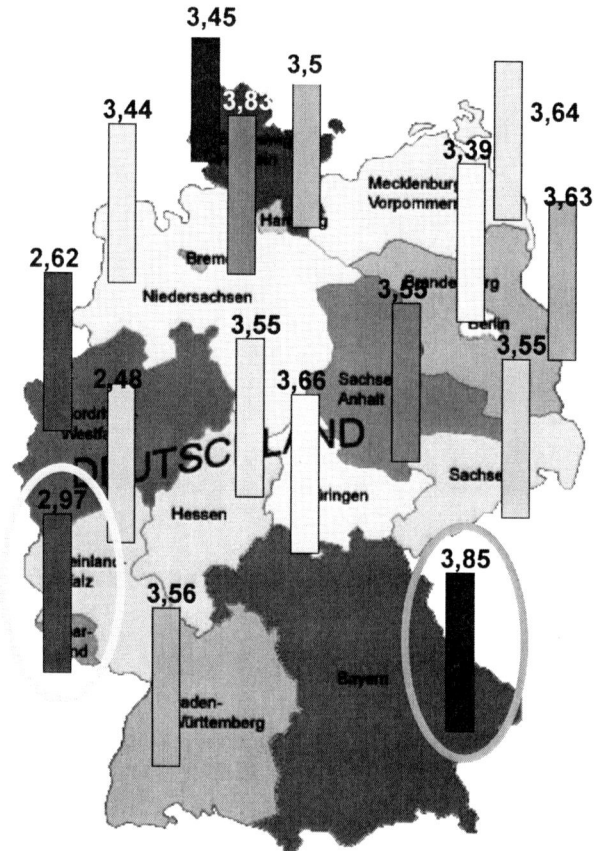

Abb. 5: *Angaben von Ekel im HautZuf in den einzelnen Bundesländern*

ausfall wurde Ekel als ein wichtiges Merkmal bei der Krankheitsverarbeitung dargestellt (Hadshiew et al. 2004). Hornstein (1973) konnte in einer soziologischen Studie zeigen, dass sich 2/3 hautgesunder Personen vor dem Besuch einer Hautklinik ekeln. Im Gegensatz hierzu konnte im HautZuf keine signifikante Differenz zwischen Menschen mit Psoriasis und Hautgesunden im Hinblick auf die Ekelangaben gefunden werden. Anders scheint dies bei Herpes labialis auszusehen. Buske-Kirschbaum et al. (2001). Die Forschungsgruppe fragte Menschen per Zeitungsanzeige, ob sie sich vor schmutzigen Dingen ekeln und danach häufiger Lippenbläschen entwickeln. Es wurden 20 Personen rekrutiert, auf die diese Vorgabe zutraf. Sie wurden in 2 Gruppen eingeteilt, einer Gruppe präsentierte man schmutzige Gläser und ekelerregende Utensilien, die andere Gruppe bekam einen neutralen Stimulus. 8 von 10 der ekel-exponierten Versuchspersonen entwickelten tatsächlich einen Herpes nach einigen Tagen, während in der Kontrollgruppe keiner einen Herpes entwickelte! Die Arbeitsgruppe konnte damit zeigen, dass Ekel offenbar bei hierzu prädisponierten Personen tatsächlich einen Herpes auslösen kann.

Bei einer deskriptiven Übersicht über die Angaben von Ekel in den einzelnen Bundesländern zeigt sich, dass in Bayern die Personen der repräsentativen Stichprobe die höchsten Ekelwerte angeben und im Saarland die geringsten. Diese Unterschiede sind jedoch nicht signifikant und sollten nicht interpretiert werden (siehe Abb. 5)!

Ekel und Hirnforschung

In den letzten Jahren sind verschiedene Studien zur Erfassung des Ekels im Gehirn durchgeführt worden (Fitzgerald et al. 2004). Da Ekel eine mimisch recht eindeutig zu differenzierende Reaktion darstellt, lag es nahe, nach den Aktivierungsmustern von Ekel im Gehirn zu schauen um zu klären, in welchen Gehirnregionen Ekel stattfindet.

Was passiert im Kopf, wenn Menschen sich mit Ekel beschäftigen? Ein Team um den Hirnforscher Christian Keysers von der Universität Groningen konnten im fMRI erstmals nachweisen, dass selbst beim Lesen das Gehirn eine reale Situation wahrnimmt – und zwar mehr oder weniger buchstäblich.

Die Studie verlief folgendermaßen: Die Wissenschaftler legten Testpersonen in das fMRI, wo sie verschiedene Geschichten zu lesen bekamen. Eine Geschichte kreiste um das Thema Ekel. Es ging darum, wie man mit einem stinkenden, betrunkenen Mann, der sich gerade übergeben hatte, zusammenstieß. »Die Geschichte war zutiefst widerwärtig und rief starke Ekelgefühle bei den Leuten hervor« (Jabbi et al. 2008). Die Geschichte aktiviert vor allem die Insula, obwohl diese in erster Linie für die eigene Körperwahrnehmung zuständig ist. Die Hirnstruktur wird üblicherweise aktiviert, wenn man etwas Ekliges riecht oder isst, beispielsweise verdorbenes Fleisch. »Lesen wir eine eklige Geschichte, nimmt unser Gehirn einen ähnlichen Zustand an, als würden wir am eigenen Leib etwas Ekliges wahrnehmen oder essen«, stellten Jabbi et al. dar (2008). Das Gehirn simuliert innerlich den Zustand des Lesers.

Stark et al. (2007) konnten die Aktivierung der Insula in einer anderen Hirnforschungsstudie nicht klar beweisen. Sie untersuchten 66 gesunde Personen (32 Frauen, 34 Männer) und präsentierten diesen insgesamt 50 Bilder mit den Emotionen Angst und Ekel neben neutralen Bildern. Die Bilder wurden für 4 Sekunden präsentiert und die Versuchspersonen gebeten, die Bilder nach emotionalen Inhalten zu raten, um damit eine Intra-individuelle Unterschiedlichkeit in der Wahrnehmung von Ekel zu evaluieren. Die Aktivierungen konnten im occipitalen Cortex, im präfrontalen Cortex und in der Amygdala gezeigt werden. In der Insula konnten nur subjektive Einschätzungen von Ekel dargestellt werden, so dass die Autoren annehmen, dass diese Gehirnregion einen spezifischen Bewertungsanteil des Ekels bedeutet (siehe auch Abb. 6).

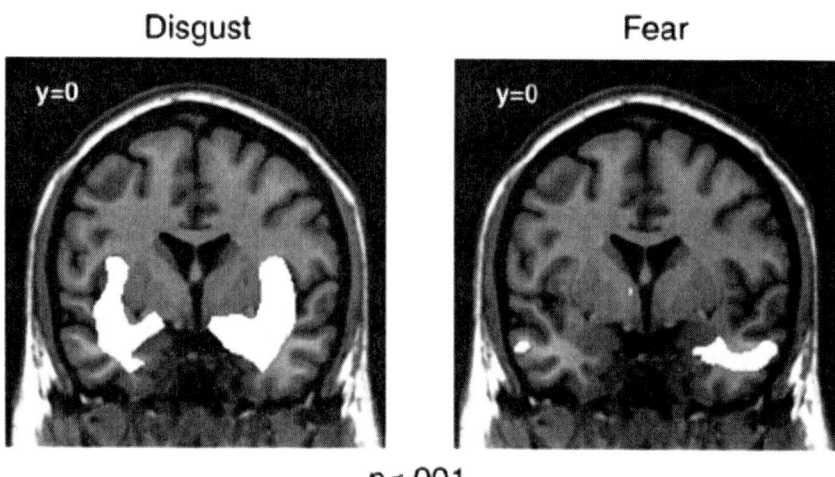

Abb. 6: Aktivierungsmuster der Studie von Stark et al. (2007) zum Unterschied zwischen Ekel und Angst. Bei Ekel zeigt sich eine Aktivität in der Insula, den Basalganglien und der Amygdala, während Angst sich nur in der rechten Amygdala zeigte (Abbildung aus der Publikation).

In einer Analyse der Korrelation bezüglich des Ausmaß der Ekelreaktion konnte die Arbeitsgruppe (Schäfer et al. 2005) eine Korrelation zur Aktivierung in der linken Insula darstellen (siehe Abb. 7)

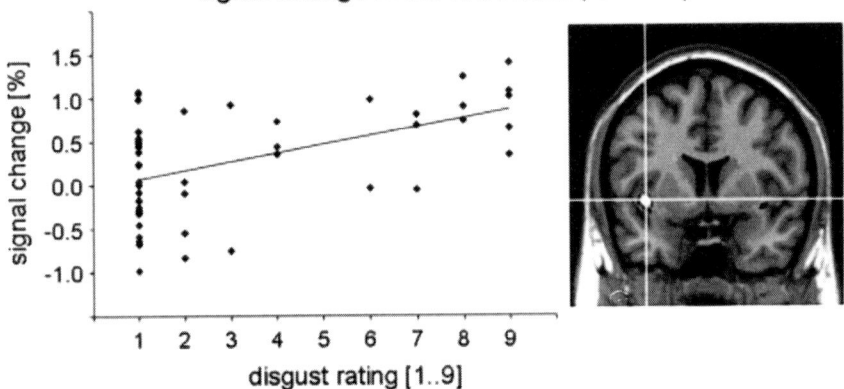

Abb. 7: Korrelation eines einzelnen Patienten in der Studie von Schäfer et al. (2007), die eine Korrelation des Ausmaß des Ekels mit der Signalaktivierung zeigt (Abbildung aus der Publikation)

Auch Fitzgerald et al. (2004) hatten bereits eine Aktivierung beider anteriorer Insula-Anteile durch Ekel darstellen können, fanden jedoch auch im linken Caudatum eine Aktivierung.

Um die klinische Relevanz von Ekel zu untersuchen, wurde von Schienle et al. (2005) Probanden mit einer Spinnenphobie entsprechende Bilder von Spinnen gezeigt um die Ekelreaktion im fMRI zu erfassen. Sie untersuchten 10 Spinnenphobiker und 13 gesunde Kontrollpersonen im Vergleich. Die Spinnenphobiker rateten bei Spinnen mehr Angst und mehr Ekel als die Kontrollpersonen und im fMRI zeigten sich höhere Aktivitäten im visuell assoziativen Cortex, der Amygdala, im rechten dorsolateralen Präfrontallappen und im rechten Hippocampus. Bei der Präsentation der Ekel-Bilder zeigte sich eine höhere Aktivität in der Amygdala.

Ekel in der Psychotherapie

In der Psychotherapie spielt Ekel eine offenbar deutlich größere Rolle als bisher angenommen. Die Untersuchungen von Krause, die in diesem Buch in seinem Kapitel dargestellt sind, untermauern die hohe Bedeutung des Ekels für die Psychotherapie. In einer Studie von Beutel und Rasting (2005) konnten die Autoren beim Rating von erfolgreichen und nicht erfolgreichen Psychotherapien durch die Analyse der Mimik-Interaktion zwischen Patientinnen und Therapeuten darstellen, dass eine zu hohe gleichzeitige Affinität der Mimik zwischen den beiden Personen eher kontraproduktiv ist. Eine adäquate aber doch auch differente Mimik des Therapeuten, unter anderem auch in Bezug auf Ekel-Mimik, schien in dieser Studie ein Prädiktor für den Erfolg einer Psychotherapie zu sein (siehe Abb. 8).

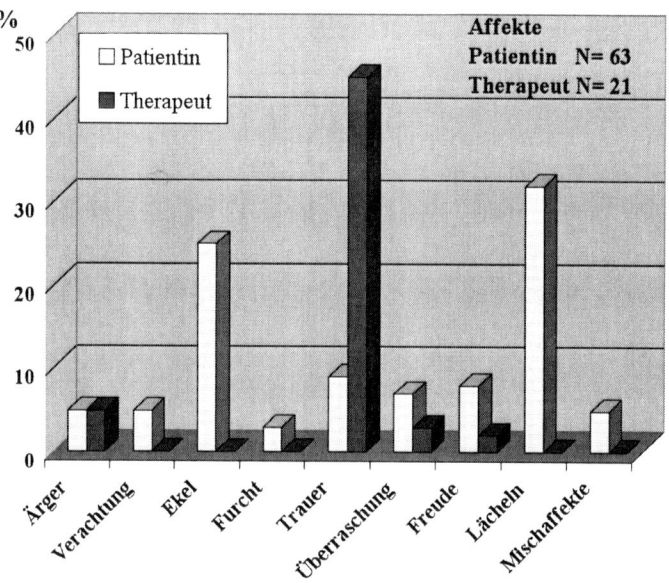

Abb. 8: Darstellung der Mimikanalyse einer im Ergebnis der Psychotherapie erfolgreichen Psychotherapiesitzung in der Studie von Beutel und Rasting (2005), in der die Unterschiede zwischen Patientin und Therapeut dargestellt werden. Insbesondere die mimische Interaktion in Bezug auf Ekel unterscheidet sich deutlich zwischen Patientin und Therapeut, der die Ekelmimik der Patientin nicht aufgenommen hat (Abbildung mit freundlicher Genehmigung durch Prof. M. Beutel).

Die Berücksichtigung von Ekel im Rahmen der Psychotherapie scheint nach diesen Studien eine besondere Relevanz zu haben und sollte bei künftigen Analysen des Erfolgs einer Psychotherapie berücksichtigt werden.

Ekel in der Psychosomatik am Beispiel der körperdysmorphen Störung

Die körperdysmorphe Störung ist eine psychosomatische Erkrankung, die im ICD-10 unter den somatoformen Störungen bei Hypochondrie kodiert ist (ICD-10: F 45.2). Mit zunehmenden Körperkult in den Medien ist die Störung offenbar häufiger geworden und mehr und mehr Patienten wenden sich an die Psychotherapie um eine Hilfe zu erhalten. Die Häufigkeit wird in den vorliegenden epidemiologischen Erhebungen zwischen 0,7% in Italien (Faravelli et al. 1997) und 0,9–1,7% für Deutschland (Stangier et al. 2002; Rief et al. 2006) angegeben in den repräsentativen Erhebungen. Sie ist definiert als die subjektive Annahme, hässlich und entstellt zu sein verbunden mit einem mangelnden Selbstwertgefühl und sozialem Rückzug trotz der Versicherung von Nahestehenden und Ärzten, das es sich nicht oder kaum objektivieren lässt. Typisches Verhalten der Betroffenen ist:

- Kontrollrituale (»mirror checking«)
- Verbergen (»camouflaging«)
- Ekel vor sich selbst/der Hautveränderung
- Suche nach Rückversicherung, dass das Aussehen »normal« ist
- Manipulationen an der Haut (Exkoriationen: »skin picking«)
- Vermeidung visueller Exposition
- Fixierung auf unangemessene kosmetisch-chirurgische und differentiell dermatologische Behandlungen
- Selbstbehandlungen (Lifestyle-Medikamente, Cortison)

Die von den Betroffenen angegebenen Kognitionen sind:

- »Mein ... (*Körperteil)* ist hässlich.«
- »Ich ekelige mich vor meinem Makel«
- »Andere finden mich wegen ... (*Makel)* abstoßend.«
- »Nur wenn ich makellos aussehe, bin ich akzeptabel.«
- »Wenn ich unattraktiv bin, ist das Leben nicht lebenswert.«

Ekelgefühle spielen bei dem Krankheitsbild eine entscheidende Rolle, da sich in der Auseinandersetzung mit dem eigenen Spiegelbild die fokussierte Störung als ekelbehaftet herauskristallisiert und von vielen Patienten auch spezifisch als Ekel vor sich selbst bzw. dem eigenen Makel angesehen wird. Daher sollte in der Behandlung auf den Ekel auch eingegangen werden und dem Patienten vermittelt werden, dass diese Wahrnehmung von Ekel von Außenstehenden nicht in gleichem Maße gesehen wird und in der Regel überhaupt keine Rolle spielt.

Ekel in der Psychosomatik am Beispiel der Multiplen Chemikalien Sensitivität (MCS-Syndrom)

Das Multiple Chemical Sensitivity (MCS)-Syndrom ist durch unspezifische Symptome in verschiedenen Organsystemen gekennzeichnet, die von den Betroffenen als Reaktion auf diverse chemische Substanzen in der Umwelt angesehen werden. In wissenschaftlichen Untersuchungen ist es bisher **nicht** gelungen, ein abgrenzbares Syndrom mit einer zuzuordnenden Pathogenese zu beschreiben.

Generell scheint, dass die Unklarheit der Existenz und der Art des Beschwerdebildes ein direktes therapeutisches Vorgehen schwierig gestaltet. Primär besteht die klinisch psychologische bzw. psychotherapeutische Arbeit mit MCS-Patienten bisher in Beratung und Aufklärung im Sinne einer schweren Somatisierungsstörung (Gieler et al. 1998; 2001).

Für das MCS-Syndrom wird unter anderem das Wahrnehmungsmodell als möglicher Hintergrund der somatoformen Reaktion angenommen. Das Modell der Wahrnehmung stammt aus der Informationsverarbeitungstheorie und geht von einem differenzierten Konzept aus, das auf der einen Seite zwischen Reizen und auf der anderen Seite zwischen Reaktionen und verschiedenen Stufen der Informationsverarbeitung als Zwischenschritte unterscheidet. Der Reiz kann sowohl ein sinnlich wahrnehmbarer Umweltfaktor, wie z.B. Geruchsbelastung bzw. auch die Vermutung der Präsenz eines schädigenden Umweltfaktors wie z.B. einer Schadstoffbelastung. Dieser Reiz wirkt über Prozesse der Wahrnehmung, Bewertung und Verarbeitung und löst eine Reaktion aus. Unter Wahrnehmung ist die sinnliche Perzeption des Ereignisses zu verstehen, unter der Bewertung die emotionale Qualität (z.B. die Belästigung, die einem Reiz zugeschrieben wird) und unter Verarbeitung das gedankliche Durchspielen von Handlungsmöglichkeiten im Sinne von Bewältigungsreaktionen in bestimmten Situationen. Therapeutische Ansatzpunkte sind die Inhalte der Informationsverarbeitung und die Verarbeitungsstrategien.

Die Verknüpfung zwischen dem informationstheoretischen Modell der Informationsverarbeitung und dem Stressmodell besteht darin, dass die Stressreaktionen selbst, wie bereits von Lazarus und Folkman (1984) dargestellt, nicht nur von der Intensität und Qualität des Reizes, sondern wesentlich von Art und Muster der dazwischenliegenden kognitiven Reizverarbeitungsprozesse abhängt. Die Reaktionsebene ist gekennzeichnet durch Veränderungen sowohl im psychischen als auch im physischen, sozialen, mentalen und funktionalen Bereich. Interessant ist nun, dass nicht nur ein real vorhandener Belastungsfaktor als solcher wahrgenommen werden kann, sondern auch die Mitteilung darüber, dass er vorläge. Die Information selbst kann also zum Stressor werden und kann Reaktionen auslösen, die das ganze Spektrum der Stressreaktionen umfasst. Der Bedrohungscharakter, der in der Stressorbewertung und -verarbeitung enthalten ist, äußert sich als Gefühl der Angst oder des Ekels. Er kann sich aber auch in massiven körperlichen Phänomenen äußern wie dies z.b. bei der sogenannten Toxikopie (Tretter 1996) beschrieben wird. Der Begriff der Toxikopie besagt, dass Störungen auftreten können, ohne dass ein Agens vorhanden ist. Ähnliche Phänomene wurden auch bei Juckreiz und Hautausschlägen als epidemische Hysterie nachgewiesen (Robinson et al. 1984). Hinweise auf mögliche Mechanismen, die allein durch die Vorstellung eines Sachverhaltes auch körperliche Folgeprozesse beeinflussen können, sind auch aus bildgebenden Verfahren in der Neurologie zu entnehmen. Hier ist bekannt, dass in der Aktivität des Gehirns kein Unterschied besteht zwischen vorgestellten und durchgeführten Handlungen, ein Hinweis auf die bedeutende Rolle von Suggestionen bzw. Autosuggestionen. Zudem ist der Mechanismus der Angst bzw. des Ekels

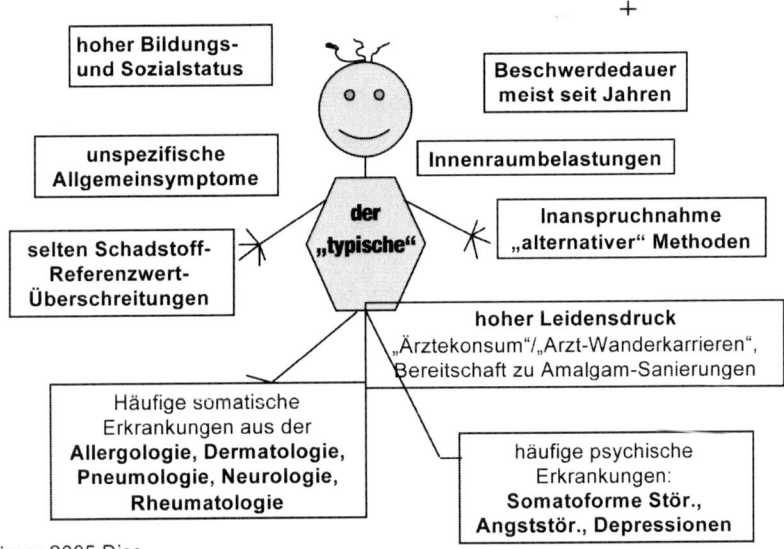

Abb. 9: Das MCS-Syndrom aus einer Erhebung im Rahmen der deutschen Multicentre-Studie (Eis et al. 2003)

für das Verständnis umweltmedizinischer Störungsbilder sowohl hinsichtlich der Auslösung als auch der Aufrechterhaltung der Symptomatik von Interesse. Die durchschnittliche MCS-Patientin zeichnet sich nach einer Dissertationsstudie von Körner (2005) wie in Abb. 9 dargestellt aus. Ekelgefühle werden auch von Patienten mit MCS häufig angegeben, offenbar ist durch die veränderte Wahrnehmung eine schnelle Ekelreaktion nach Geruchswahrnehmung konditioniert und wird von den Betroffenen als sehr unangenehm erlebt. Auch hier ist es in der psychosomatischen Behandlung empfehlenswert, die Ekelreaktion zu beachten und in die Therapie mit einzubeziehen.

Schlussbemerkung

Ekel spielt in der Psychosomatischen Medizin eine bisher eher unterschätzte Rolle. Die Zusammenhänge in den Fragebogenanalysen und in der repräsentativen Erhebung zeigen, dass Ekel eine relevante Emotion ist, die insbesondere in der Therapie psychosomatischer Störungen wie Hautkrankheiten, Körperdysmorphe Störung und MCS-Syndrom nicht unberücksichtigt bleiben dürfen. Zukünftige Studien mit diesen Patienten sollte die Emotion Ekel stärker berücksichtigen und erforschen.

Literatur

Angyal, A. (1941): Disgust and related aversions. Journal of Abnormal and Social Psychology; 26: 393–412.
Beutel, M.E. & Rasting, M. (2005): Affektive Interaktion zwischen Patienten und Therapeuten – zum Einfluss auf den psychotherapeutischen Behandlungserfolg am Beispiel stationärer Kurzzeittherapie. Psychotherapeut; 50: 100–106.
Beutel, M.E. (2009): Neurowissenschaften und Psychodynamische Psychotherapie, Zeitschrift für Psychiatrie, Psychologie und Psychotherapie; 57: 87–96.
Buske-Kirschbaum, A.; Geiben, A.; Wermke, C.; Pirke,K.M. & Hellhammer, D. (2001): Preliminary evidence for Herpes labialis recurrence following experimentally induced disgust. Psychother Psychosom. 70(2): 86–91.
Darwin, C.R. (1872): The expression of emotions in man and animal; Reprint: Chicago.
Dorsch, F. (1982): Psychologisches Wörterbuch. 10. Auflage, Hans Huber Verlag Bern, University of Chicago Press, 1965.
Eis D.; Mühlinghaus T.; Birkner, N.; Bullinger, M.; Ebel, H.; Eikmann, T.; Gieler, U.; Herr, C.; Hornberg, C.; Hüppe, M.; Lecke, M.; Lacour, M.; Mach, J.; Nowak, D.; Podoll, K.; Quinzio, B.; Renner, B.; Rupp, T.; Scharrer, E.; Schwarz, E.; Tönnies, R.; Traenckner-Probst, I.; Rose, M.; Wiesmüller, G.A.; Worm, M. & Zunder T (2003): Multizentrische Studie zur Multiplen Chemikalien-Sensitivität (MCS) – Beschreibung und erste Ergebnisse der »RKI-Studie«. *Umweltmed Forsch Prax*; 8: 133–145.

Ekman, P. (1971): Universal and cultural differences in facial expressions of emotion. In J. Cole (Ed.) Nebraska symposium on motivation; Lincoln; University Press.

Faravelli, C.; Salvatori, S.; Galassi, F.; Aiazzi, L.; Drei, C. & Cabras, P. (1997): Epidemiology of somatoform disorders: A community survey in Florence. Social Psychiatry and Psychiatric Epidemiology; 32: 24–29.

Fitzgerald, D.A.; Posse, P.; Moore, G.J.; Tancer, M.E.; Nathan, P.J. & Phan, K.L. (2004): Neural correlates of internally-generated disgust via autobiographical recall: a functional magnetic resonance imaging investigation. Neuroscience Letters; 370, 91–96.

Freud, S. (1923): Das Ich und das Es. Studienausgabe Fischer Verlag Stuttgart, Bd 3, p 273.

Freud, S. (1896): Zur Ätiologie der Hysterie, GW Bd I, pp 425–459.

Frijda, N.H. (1986): The emotions; Cambridge; Cambridge University Press.

Gieler, U.; Bullinger, M.H.; Behrendt; Eikmann, Th.; Herr, C.; Ring, J.; Schwarz, E.; Suchenwirth, R. & Tretter, F. (1998): Multiple Chemical Sensitivity (MCS): Therapeutische Aspekte des Multiple Chemical Sensitivity Syndroms. Umweltmed. Forsch. Prax. 3, 3–10.

Gieler, U.; Heudorf, U.; Beck, W.; Schopper-Jochum, S.; Teßmann R. & Th. Eikmann (2001): Werden Patienten in der Umweltmedizin »psychiatrisiert«? Ratschläge zum Umgang mit umweltbedingten Belastungsreaktionen. Hessisches Ärzteblatt 62, 59–64.

Grimm, J. & Grimm, W. (1854): Deutsches Wörterbuch, dtv, München.

Grolle, M.; Kupfer, J.; Brosig, B.; Niemeier, V.; Hennighausen, L. & Gieler, U. (2003): The Skin Satisfaction Questionnaire – an Instrument to Assess Attitudes toward the Skin in Healthy Persons and Patients; Dermatol Psychosom; 4: 14–20.

Hadshiew, I.M. et al. (2004): J Invest Dermatol 123: 455–457.

Hornstein, O.; Brückner, G. & Graf, V. (1973): Über die soziale Bewertung von Hautkrankheiten in der Bevölkerung – Methodik und Ergebnisse einer orientierenden Befragung;. Der Hautarzt; 24: 230–235.

Izard, C.E. (1977): Human emotions; New York; Plenum Press.

Jabbi, M.; Bastiaansen, J. & Keysers, C. (2008): A common anterior insula representation of disgust observation, experience and imagination shows divergent functional connective pathways. PLoS One. Aug 13; 3(8): e2939.

Jacobsen, E. (1978): Das Selbst und die Welt der Objekte. Frankfurt am Main; Suhrkamp.

Jungblut, J. (2005): Validierung und klinische Erprobung des Hautzufriedenheitsfragebogens (HautZuf-30) Promotionsschrift Universität Gießen.

Klein, M. (1972): Das Seelenleben des Kleinkindes und andere Beiträge zur Psychoanalyse. Rowohlt, Reinbek.

Kluitmann, A. (1999): Es lockt bis zum Erbrechen. Zur psychischen Bedeutung des Ekels. Forum Psychoanal; 15: 267–281.

Krause, R. (1993): Über das Verhältnis von Trieb und Affekt. Forum Psychoanal, 9: 187–197.

Lazarus, R.S. & Folkman, S. (1984): Stress, appraisal and coping. Springer-Verlag New York.

Phillips, M.L.; Young, A.W.; Senior, C.; Brammer, M.; Andrews; Calder, A.J.; Bullmore, E.T.; Perrett, D.I.; Rowland, D.; Williams, S.C.R.; Gray, J.A. & David, A.S. (1997): A specific neural substrate for perceiving facial expressions of disgust. Nature; 389: 495–498.

Phillips, M.L.; Senior, C.; Fahy, T. & David, A.S. (1998): Disgust – the forgotten emotion of psychiatry. British J of Psychiatry; 172: 373–375.

Plutchik, R. (1984): Emotion: a general psychoevolutionary theory; In: Scherer K; Ekman P (Eds.) Approaches to emotion. Hilldale, N.J.: Lawrence Erlbaum Associates, Publishers, p. 216.

Power, M. & Dalgleish (1997): Cognition and emotion. From order to disorder. Hove: Psychology Press Publishers.

Rief, W.; Buhlmann, U.; Wilhelm, S.; Borkenhagen, A. & Brähler, E. (2006): The prevalence of body dysmorphic disorder: a population-based survey. Psychological Medicine; 36: 877–885.

Robinson, P.; Szewczyk, M.; Haddy, L.; Jones, P. & Harvey, W. (1984): Outbreak of itching and rash. Epidemic hysteria in an elementary school. Arch Intern Med; 144: 1959–1962.

Rozin, P. & Fallon, A. (1987): A perspective of disgust. Psychological Review; 94: 23–41.

Schäfer, A.; Schienle, A. & Vaitly, D. (2005): Stimulus type and design influence hemodynamic responses towards visual disgust and fear elicitors. International Journal of Psychophysiology; 57: 53–59.

Scherer, K.R. & Wallbott, H.G. (1994): Evidence of universality and cultural variation of differential emotion response patterning. J Pers Soc Psychol 66: 310–328.

Schienle, A.; Stark, R.; Walter, B.; Blecker, C.; Ott, U.; Kirsch, P.; Sammer, G. & Vaitl, D. (2002): The insula is not specifically involved in disgust processing: an fMRI study, Neuroreport. 13: 2023–2026.

Schienle, A.; Schäfer, A.; Walter, B.; Stark, R. & Vaitl, D. (2005): Brain activation of spider phobics towards disorder-relevant, generally disgust- and fear-inducing pictures. Neuroscience Letters; 388: 1–6.

Stark, R.; Schienle, A.; Walter, B.; Kirsch, P.; Sammer, G.; Ott, U.; Blecker, C. & Vaitl, D. (2003): Hemodynamic responses to fear and disgust-inducing pictures: an fMRI study, Int. J. Psychophysiol.; 50: 225–234.

Stangier, U. (2002): Hautkrankheiten und körperdysmorphe Störung, Hogrefe, Göttingen.

Stark, R.; Zimmermann, M.; Kagerer, S.; Schienle, A.; Walter, B.; Weygandt, M. & Vaitly, D. (2007): Hemodynamic brain corellates of disgust and fear ratings. NeuroImage; 37: 663–673.

Schultz, J.H.: Zur medizinischen Psychologie des Ekels Normaler. Psychol Rdsch, 1:195–203.

Tomkins, S.S. (1963): Affect, imagery, consciousness II: The negative affects. Springer, New York.

Tretter, F. (1996): Umweltbezogene funktionelle Syndrome. Internistische Praxis; 36: 669–686.

Fremd-Körper – Berührungsangst und Ekel

Peter Joraschky & Ilona Croy

Einleitung

In der stationären Psychotherapie nimmt die Zahl der Patienten mit komplexen posttraumatischen Belastungsstörungen und Borderline-Persönlichkeitsstörungen zu, auch weil für diese Patientengruppen – ganz überwiegend Patientinnen – inzwischen störungsorientierte multimodale Therapieformen zur Verfügung stehen. Hierbei nimmt die Körperpsychotherapie einen immer größeren Stellenwert ein. Ätiologisch bedeutsam erwiesen sich bei diesen Störungen die Kindheitsbelastungsfaktoren emotionaler Missbrauch und Vernachlässigung, körperliche und sexuelle Grenzüberschreitungen. Sehr häufig treten diese Belastungsfaktoren kumulativ auf, wobei bei der frühen Vernachlässigung durch Über- und Unterstimulation körperlicher Bedürfnisse und gestörter interpersoneller Resonanz zwischen Säugling und Mutter affektive Dysregulationen die Folge sind, intersubjektive Erfahrungen, die im impliziten Gedächtnis abgelegt sind. Diese subjektive Vulnerabilität, auch modelliert durch genetische Resilienzfaktoren, bestimmt dann die Empfänglichkeit für Traumatisierungen bei sexuellem Missbrauch und Gewaltübergriffen. Leitaffekte bei Folgestörungen, wie Borderline-Persönlichkeitsstörungen, sind Scham und Ekel, Affekte die für die Regulation der Grenzen des Körper-Selbst zuständig sind.

Die Etablierung der Körpergrenzen erfolgt in den frühen Selbst-Objekt-Differenzierungsphasen zunächst auf dem Boden der resonanten Mutter-Kind-Beziehung mit Beruhigungsfähigkeiten bei Distress des Säuglings durch Wiegen, Stimmmodulation, Berühren und Integration dieser Elemente beim Trösten. Ab dem 2. Lebensjahr im Rahmen der Trotzphase finden nach Erikson (1961) die Abgrenzungsprozesse, Identitätsbildungsprozesse und Entwicklung der Scham statt. Durch häufige Grenzüberschreitungen, Entwertungen in der Trotzphase als emotionaler Missbrauch, Gewalt als körperlicher Missbrauch oder sexuelle Überstimulation in der phallischen Phase sind die Körpergrenzen labilisiert und Folge kann eine verstärkte Schamreaktion sein. Das Zusammenspiel zwischen Ekel und Scham ist für die Sicherung des Selbst entscheidend.

Es soll zunächst auf psychobiologische und entwicklungspsychologische Funktionen des Ekels eingegangen werden.

Psychobiologische Ekeltheorien

Ekel wird – neben Angst, Wut, Traurigkeit, Freude und Überraschung – den Basisemotionen zugeordnet. Nach dieser Konzeption ist der Ekel eine angeborene und kulturübergreifende Emotion beim Menschen, die sich schon bei Säuglingen beobachten lässt (Ekman 1992). Für Ekel als Primäraffekt gelten die Basisannahmen der biologischen Emotionstheorie:

- es gibt einen evolutionären Ursprung der Emotionen
- Emotionen sind Reaktionstendenzen, die den Organismus auf die Interaktion mit der Umwelt vorbereiten
- Emotionen erlauben es, die Ressourcen der Umwelt flexibel zu nutzen um individuelle Ziele zu erreichen
- der neuronale Schaltkreis der Emotionen erlaubt es, externe Signale extrem schnell zu verarbeiten und innerhalb von Millisekunden zu reagieren

Entsprechend steuert Ekel spezifische Interaktion mit der Umwelt. Ekel ist ein aversiver affektiver Zustand, der durch widerwärtige Reize hervorgerufen wird. Darwin (nach Rozin, Haidt et al. 2000) definiert Ekel: »something revolting, primary in relation to the sense of taste, as actually perceived or vividly imagined; and secondarily to anything which causes a similar feeling, through the sense of smell, touch and even eyesight«. Damit wird Geruch, Sehen und Berührung speziell auf den Ekelaffekt bezogen.

Evolutionärer Ursprung des Ekels
Ursprünglich war Ekel eine Emotion, die mit der Nahrungsaufnahme in Verbindung steht (gesundheitsbedrohliche Nahrung zurückweisen) (Vaitl, Schienle et al. 2005). Das ist an der typischen Mimik noch zu sehen, die den Brechreflex imitiert (Rozin und Fallon 1987). Bei Affen zeigte sich keine Entsprechung des Ekels. Ekel ist nur dem Menschen eigen (Rozin, Haidt et al. 2000). Es gibt adaptive Gründe für den Ekel, zum Beispiel den eigenen Bereich sauber zu halten. Bei Tieren ist das Essen von Fäkalien nicht ungewöhnlich. Auch Menschen scheinen keine initiale Abneigung gegen verwesende Substanzen zu haben. Eine zweite Bedeutung des Ekels ist, dass er für die Entwicklung der Kultur adaptiv ist. Über Ekel können kulturelle Normen machtvoll transportiert werden (Rozin und Fallon 1987).

Nach Rozin, Haidt et al. (2000) liegt **die Funktion des Ekels** primär in der Abwehr schädlicher Nahrung begründet und ist eng mit dem Mund als Verbindung zwischen Innerkörperlichem und Außenwelt verbunden. Der Mund ist der Eingang in das gastrointestinale System, der »Checkpoint« ehe etwas unwiderruflich in den Körper gelangt. Die Ekelintensität scheint höher zu sein, wenn etwas im Mund ist, als wenn es bereits im Körper ist. Psychobiologisch finden sich Verbindungen zwischen dem Ekel bei der Nahrungsaufnahme mit dem Ekel in der Beziehungsgestaltung. In vielen Kulturen gilt: Du bist, was Du isst.

Auslöser der Ekelreaktion
Auslöser der Ekelreaktion haben sich im Laufe der kulturellen Entwicklung generalisiert. Rozin und Haidt (2000) haben 5 aufeinander aufbauende **Stufen des Ekelerlebens** postuliert:

1. Distaste: Der Auslöser ist ein schlechter Geschmack, bzw. Geruch eines Objektes mit der Funktion dieses potentiell schädliche Objekt vom Körper fern zu halten. Ein typisches Beispiel ist der Ekel vor verdorben riechender Milch.
2. Core-Disgust: Der »eigentliche« Ekel wird von Lebensmitteln, Körperprodukten und Tieren ausgelöst und dient dazu, den Körper vor Krankheiten und Infektionen zu schützen. Ein typisches Beispiel ist der Ekel vor Würmern auf dem Essen.
3. Animal-Nature Disgust: Damit bezeichnen die Autoren den Ekel vor Dingen, die uns an unsere tierische Natur und damit auch an unsere Sterblichkeit erinnern. Beispiele hierfür sind der Ekel vor Sexualverkehr oder vor Menschen mit Verstümmelungen.
4. Interpersonal Disgust: Hier erhält der Ekel eine generalisierte soziale Funktion, nämlich die bestehenden sozialen Regeln und die Gemeinschaft zu schützen und Fremdes von der Gemeinschaft fernzuhalten. Beispiele sind »fremde« Menschen oder »Aussätzige«.
5. Moral: Nach den Autoren ist auch das Moralempfinden eine Spielart des Ekels, ebenfalls mit der Funktion, die Regeln der Gemeinschaft aufrecht zu erhalten. Beispiele hierfür sind der Ekel vor Verbrechen oder unfairem Verhalten.

Bedeutung des Ekels für die sozial-moralische Kategorienbildung
An dieser Stelle muss noch der, für das Verständnis des Ekels existenzielle Begriff der **Kontaminierung** eingeführt werden. Kontaminierung bedeutet, ein Objekt hat das Potential, ein anderes zu verunreinigen oder zu verderben. Wenn beispielsweise eine Made in einem Glas Saft ist, dann werden die wenigsten Menschen den Saft noch trinken wollen, auch wenn die Made entfernt wurde. Selbst wenn wir die Made im Glas nicht gesehen haben, sondern uns nur davon erzählt wurde, werden wir das Glas Saft nicht ohne weiteres trinken wollen. Das bedeutet, auch wenn der physische Grund des Ekels

nicht (mehr) wahrnehmbar ist, erfolgen Ablehnung und Ekelgefühl. Kontaminierung ist sehr wirkmächtig und begründet in den meisten Fällen die Verweigerung der Nahrung (Rozin und Fallon 1987).
Auch im zwischenmenschlichen Umgang sind wir weniger geneigt, Menschen die Hand zu geben oder sie in unser Haus einzuladen, von denen wir glauben, dass sie verunreinigt sind. Das scheint nicht nur für Menschen mit Krankheitsstigmata, wie AIDS zu gelten, sondern auch für »moralisch verunreinigte« Personen, wie Rozin und Haidt (2000) gefunden haben. Probanden in ihren Untersuchungen hatten eine Aversion dagegen, einen frisch gewaschenen Pullover anzuziehen, wenn dieser vor der Wäsche von einem »Erkrankten« oder von einem »Verbrecher« getragen wurde. Im Unterschied dazu kann der Pullover der Geliebten als Übergangsobjekt bei Trennung zur Tröstung benutzt werden.

Psychoanalytische Ekeltheorien

Unter triebtheoretischem Aspekt erfolgt in der analen Phase der Aufbau der Körpergrenzen im Rahmen der Trotzreaktionen, des Nein-Sagens. Die Innen-Außen-Grenze steht bei der Regulation der Ausscheidungsprozesse im Mittelpunkt der Aufmerksamkeit, wenn sich der Kot vom Körper trennt und in der Toilette »verschwindet«. Diese Trennungsprozesse unterliegen auch dem Einfluss des magischen Denkens wie auch der Kategorienbildung Gut – Böse, Schmutzig – Sauber im Kontext des Aufbaus des moralischen Urteils des Kindes. Diese Prozesse sind eng mit dem Körpererleben der analmotorischen Phase verbunden.
Kluitmann (1999) fasst zusammen, dass Ekel die Innen-Außen-Grenze schützt. Während Ekel den leiblichen Schutz sichert, zielt Verachtung auf die Erhaltung der Werte. Ekel wird durch Geruch und Geschmack ausgelöst (Nahsinne), Angst über die Fernsinne. Das ekelhaft Erlebte ist großteils im Laufe der individuellen Entwicklung kulturspezifisch erworben. Die Reaktionen, die mit Ekel verknüpft sind, werden körperlich erlebt und sind kognitiv kaum zu beeinflussen.

Die Entwicklung des Ekelaffektes beim Kind
Während der Ekelaffekt primär beim Säugling als mimisches Muster vorliegt, entsteht Ekel erst, wenn die etwa Dreijährigen Fäkalien mit Ekel assoziieren. Verwildert aufgewachsene Kinder zeigen kein Anzeichen des Ekels (Rozin, Haidt et al. 2000). Fäkalien, Erbrochenes oder Abfall sind potentielle Krank-

heitsträger, es wäre daher anzunehmen, dass es eine initiale Zurückweisung solcher Objekte gibt. Jedoch zeigt sich bei kleinen Kindern nicht diese Zurückweisung. Verwesungsgerüche werden erst ab ca. 3 Jahren abgelehnt. Das Toilettentraining ist hierfür vielleicht ausschlaggebend. Erst nach der Sauberkeitserziehung wächst diese Aversion. Man kann dabei primäre Prozesse (Ablehnung durch Reaktion der anderen erlernt) und sekundäre Prozesse (Generalisierung: Fäkalien-Schlamm, Konditionierung) unterscheiden. Die Sensibilität für Kontaminierung erfordert abstrakte kognitive Leistungen, daher dauert es bis zum 7. Lebensjahr, bis sich die Bewertungskategorien für ekelbesetzte Objekte entwickeln. Hier findet sich auch eine signifikante Verknüpfung zwischen der Ekelregulation der Eltern und des Kindes.

Ekel als aversiver Impuls kann entstehen, wenn die Bezugsperson nicht ausreichend auf die Distanzierungssignale des Säuglings eingeht (füttert, obwohl er sich abwendet). Daraus könnte sich eine Ekelgeneralisierung ableiten mit der Phantasie, jeder habe Zutritt zum Selbst. Verachtung ist das soziale Derivat des Ekels mit dem gleichen Signalanteil. Verachtung intendiert beim Anderen Scham und soll den Anderen dazu veranlassen, den eigenen Binnenraum zu verlassen. Selbstekel kann verstanden werden als Verinnerlichung einer vom Ekel dominierten affektiven Reaktion der Person auf die Lebensäußerungen des Kindes.

Zusammenfassend ergibt sich ein enges Wechselspiel zwischen der Basisemotion Ekel und Scham als selbstevaluativer Emotion, wobei dieses Wechselspiel noch genauerer entwicklungspsychologischer Analyse bedarf.

Klinische Aspekte des Ekels

Bei Essstörungen, Frauen mit Anorexie und Bulimie zeigt sich oft Ekel in Bezug auf die Nahrungsmittel, insbesondere solche mit Fett. Der Ekel richtet sich daneben auch auf die einzelnen Körperbereiche, das Übergewicht, schließlich den gesamten Körper (Schienle, Schäfer et al. 2009).

Patienten mit Zwangsstörungen, die sich auch unter den Anorektikerinnen in größerer Zahl finden, beschreiben sich als ekelempfindlicher als gesunde Kontrollpersonen (Vaitl, Schienle et al. 2005).

Blut- und Spinnenangst zeigen eine Verknüpfung mit Ekelaffekten (Cisler, Olatunji et al. 2009). Dabei scheint Ekel eine größere Rolle als Angst zu spielen (Rozin, Haidt et al. 2000). Neben den spezifischen Phobien vom Blut-Spritzen-Verletzungstyp, bei dem Ekel eine Rolle spielt, findet sich auch bei der sozialen Phobie neben der Scham die Basisemotion Ekel.

Trauma und Körpererleben

Bonanno, Keltner et al. (2002) untersuchten Frauen mit sexuellem Kindheitstraumata. Ekelaffekte zeigten sich besonders dann, wenn der sexuelle Missbrauch von Gewalt begleitet war. Frauen, die nicht offen darüber berichteten, zeigten primär Scham (Rahm, Renck et al. 2006).

In unseren Untersuchungen mit dem Dresdner Körperbildfragebogen konnten wir feststellen, dass die Selbstakzeptanz bei Patienten mit Traumatisierungen vor allem durch die Körperakzeptanz determiniert wird. Akzeptanzproblem dem Körper gegenüber finden sich besonders bei Patienten, die die Kombination von Berührungs- und Sexualaversion haben. Bei den in Abbildung 1 dargestellten Mittelwerten von Traumapatienten, die in allen Kategorien signifikant niedriger liegen als die klinische Vergleichsgruppe mit gemischten Diagnosen, findet sich etwa ein Drittel mit Extremwerten im Bereich Körperkontakt (hohe Berührungsaversion) und Sexualität. Diese Gruppe stellt eine Hochrisikogruppe für einen chronischen Verlauf mit extrem geringer Besserungsrate dar. Patienten schildern die Aversion gegen Berührung überwiegend mit dem Gefühl des Ekels, welches auch bei der meist schamtabuisierten negativen Einstellung zur Sexualität vorliegt.

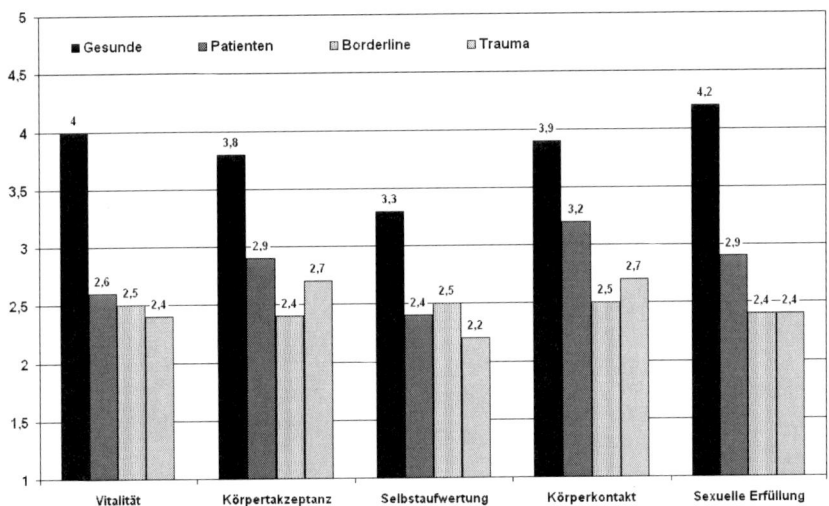

Abb. 1: Unterschiede in den Skalen des Dresdner Körperbildfragebogens zwischen Patientengruppen und Gesunden

Scham und Ekel als Grenzenwärter der Körper- und Selbstgrenzen bei Traumatisierten

Im Bereich der Kindheitsbelastungsfaktoren findet sich ein hoch signifikanter Zusammenhang zwischen Vernachlässigung, emotionalem Missbrauch (z.b. entwürdigende Kritik) und sexuellem Missbrauch mit dem Körpererleben. Vernachlässigung (z.b. taktile Deprivation), geringe emotionale Resonanz und Über- sowie Unterstimulation der Affektmodulation bilden eine Basis für Grenzenstörungen beim Kind. Am extremsten ausgeprägt finden sich diese bei Kindern mit maternaler Deprivation in Form von Jaktationen und Selbstverletzungen (Stoßen mit dem Kopf gegen die Wand). Klinische Hypothesen bestehen dahingehend, dass auf der Basis dieser emotionalen Vernachlässigung affektive Dysregulationen und geringe Affekttoleranzen bestehen, so dass später erfolgende Grenzüberschreitungen mit Gewalt oder sexuellem Missbrauch zu einer Potenzierung der Verletzbarkeit führen, zu starker emotionaler Vulnerabilität in Form von Depression und Suizidalität sowie Selbsthass. Die Aggression kann vor allem bei Mädchen kaum genutzt werden, um die Grenzen zu stabilisieren. Die traumatischen Erfahrungen werden im Körperselbst gespeichert und abgespalten. Wenn das Körpererleben insgesamt eine geringe Kohärenz und Stabilität hat, wie es bei frühen Vernachlässigungen die Regel ist, kann eine Desintegration des Körperselbst auftreten. Ekel bewirkt eine generalisierte Ausstoßungsreaktion auf jede Berührung und sexuelle Annäherung oder Phantasie. Das Selbstgefühl inklusive des Körpergefühls wird mit Schamaffekten negativ besetzt. So wird der ganze Körper abgelehnt, »zum Kotzbrocken«. Die Scham hat dann die Funktion, den Körper auszugrenzen und das Selbst abgespalten in seiner kognitiven Selbstregulation zu erhalten. Aufgrund dieser klinischen Befunde führen wir eine empirische Untersuchung zur Ekelempfindlichkeit bei Traumapatienten im Unterschied zu anderen stationär behandelten chronischen Patienten durch.

Empirische Untersuchungen zur Ekelempfindlichkeit bei traumatisierten Patienten

Als Instrument wurde der Fragebogen zur Erfassung der Ekelempfindlichkeit (FEE, nach Schienle, Walter et al. 2002) eingesetzt. Der Fragebogen besteht aus 32 Items, normiert in den fünf Unterskalen Tod, Körperausscheidung, Verdorbenes, Hygiene, orale Abwehr. In Tabelle 1 sind Beispiel-Items dargestellt.

FEE-Skala	Item	Aussage
Tod	13.	Sie berühren einen toten Körper.
Körperausscheidungen	25.	Eine Person mit starkem Mundgeruch spricht Sie an.
Verdorbenes	29.	Sie sehen Maden auf einem Stück Fleisch draußen in einem Mülleimer.
Hygiene	19.	Eine Person mit schmutzigen Fingernägeln reicht Ihnen ein Buch.
Orale Abwehr	3.	Sie riechen Erbrochenes.

Tab. 1: Fragebogen zur Erfassung der Ekelempfindlichkeit (FEE): Beispiel-Items zu den Skalen

Als Ergebnis konnten wir bei allen Patienten im Vergleich zu den Normwerten signifikant erhöhte Ekelaffekte in allen Skalen feststellen (Abb. 2). Es fand sich ein signifikant erhöhter Ekelaffekt bei Patienten mit Traumatisierungen als bei den anderen stationär behandelten Patienten (Abb. 3).

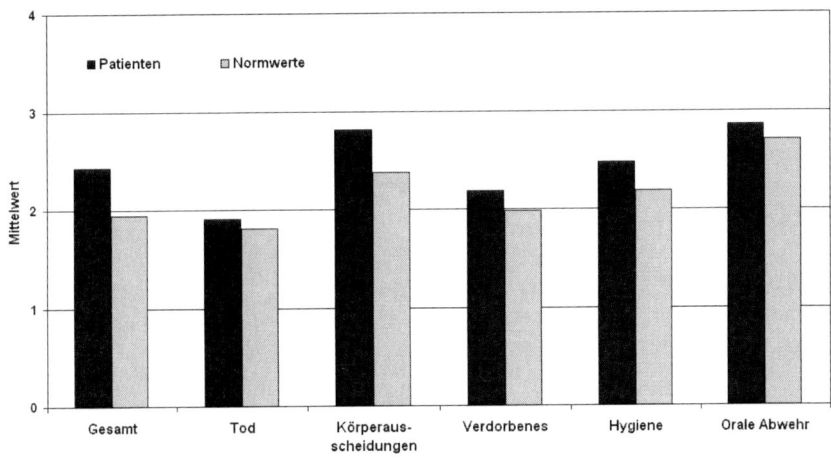

Abb. 2: Werte auf den Skalen des Ekelfragebogens: stationäre Patienten im Vergleich zur Normstichprobe

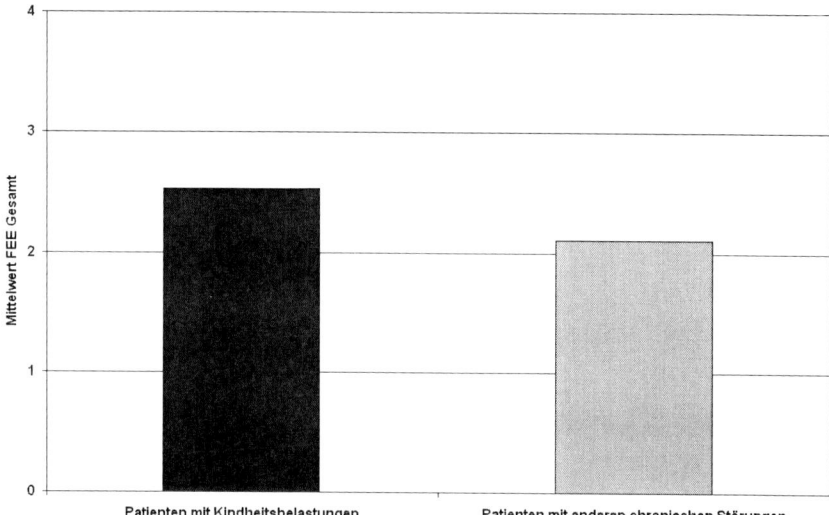

Abb. 3: Ekelempfindlichkeit bei Patienten mit komplexen posttraumatischen Belastungsstörungen und Patienten mit anderen chronischen Störungen

Zwanghaftigkeit und Ekelregulation

Neben dem sexuellen Missbrauch sind strukturelle Störungen, insbesondere die Zwangsstruktur, eng mit Ekeldysregulationen verbunden. Bei der zum Teil genetisch determinierten zwanghaften Persönlichkeitsstruktur findet sich eine enge Verbindung von Ekel zur Sauberkeitskontrolle, zu Ordnungskategorien wie auch eine erhöhte Schamsensitivität. Ekel hat die Aufgabe, vor Intrusionen die Grenzen zu schützen, aber auch die Gefährdung durch innere Triebimpulse zu kontrollieren. Dabei gibt es die klinisch häufig zu beobachtende phantasierte Verbindung von Analität und Sexualität, was zur Vorstellung der Schmutzigkeit der Sexualität beiträgt und schließlich zur Ausgrenzung sexueller Triebimpulse führt (charakteristisch z.b. bei Anorektikerinnen). Ergebnis ist bei zwanghaften Persönlichkeiten eine häufig zu findende Dissoziierung der Sexualität, die Ekelbesetzung und Ausstoßung aller mit Sexualität verbundenen Körperregionen unter Aufrechterhaltung eines idealen reinen schmutzfreien Körpererlebens, z.B. des Gesichtes. Diese Verbindung zwischen Zwanghaftigkeit und Ekel untersuchten wir zum einen mit dem Ekelfragebogen zur Erhebung der Ekelempfindlichkeit (FEE) wie mit einem Perfektionismusfragebogen (Frost Multidimensional Perfectionism Scale Revised, FMPS, Stöber 1998). Neben den signifikanten Zusammenhängen zwischen emotionalem Missbrauch (hohe Kritik) und Perfektionismus konnten wir auch erhöhte Ekelwerte im Zusammenhang mit Perfektionismus feststellen. Zusammenfassend bestätigen sich damit die Ergebnisse der klinischen Hypothesen, dass dem Wechselspiel von Scham und Ekel sowohl bei Traumatisierungen als auch bei strukturellen Störungen (Zwangsstrukturen) diagnostisch eine vermehrte Beachtung geschenkt werden sollte.

Fallbeispiel

An diesem Fallbeispiel soll das Wechselspiel von Scham-, Ekelaktivierung und die traumatische Grenzenverletzung dargestellt werden. Die Diagnostik des Körpererlebens ergab eine hohe Vulnerabilität im Berührungserleben und in der Sexualität, die auch trotz überwiegend erfolgreicher Therapie in der Essstörung und der Depression auch in der Katamnese noch nicht als erfolgreich behandelt angesehen werden kann.

Die 26-jährige Patientin leidet an einer ausgeprägten Bulimie und Borderline-Persönlichkeitsstörung mit massiven Selbstverletzungen. Nachdem im 16. Lebensjahr die Krankheit zunächst für 2 Jahre mit einer anorektischen Essstörung begann, wurde sie dann von einer Bulimie abgelöst. Die Patientin konnte vor 2 Jahren die Selbstverletzungen kontrollieren, hat jedoch bei Leeregefühlen suchtartige Brechzustände, die über Stunden anhalten und bei denen sich die Patientin völlig verausgabt. Schließlich tritt darunter der Spannungsabfall ein und die Hocherregungszustände werden beendet.

Die Patientin beschreibt sich in der Kindheit als Nähe meidend, bei Verlassenheitsgefühlen hat sie sich nicht tröstend in den Arm nehmen lassen. Wegen ihrer frühen Selbstständigkeit wurde sie gelobt. Im Sport hatte sie Erfolge als Judokämpferin. Die Anorexie begann, als sie den Judosport mit 14 abbrach, weil sie nach einem Griff am Unterleib panische Angst hatte, sich nicht schützen zu können. Erst sehr spät in der Therapie konnte sie den sexuellen Missbrauch mit 12 Jahren durch zwei Mitschüler, die sie vergewaltigten, bearbeiten. Mit 25 hat sie sich aus Torschlusspanik zum sexuellen Kontakt gezwungen, wodurch sie in dissoziative Zustände geriet und die Ekelanfälle sich verstärkten. Selbstberührungen waren ihr unmöglich, beim Duschen und Baden musste sie ihren Körper als Fremdkörper behandeln. Im Sitzen musste sie die Beine so extrem verknotet halten, um die Grenzen zu spüren, da sie ansonsten Angst hatte, dass ihr die Grenzen verschwimmen, was Dissoziationen auslöst.

Im Körperbildtest hatte sie massive negative Besetzungen der Problemzonen, sie schnitt sich in die Bauchdecke, Unterarme und Oberschenkel. An den einzelnen Körperzonen inszeniert sie im Sinne der Täter-Opfer-Thematik die Wendung von passiver Ohnmacht in aktive Kontrolle. Die Körperinszenierungen wiederholen auch die Missbrauchsszene und führen zu Fragmentierungserlebnissen, die durch Schneiden beendet wurden.

Die Patientin hat die Selbstdeprivation durch den mangelnden Körperkontakt im Rahmen der Therapie ändern können, sie kann zunächst über Kontakte mit Haustieren, dann auch mit dem Säugling ihrer Freundin, Körperkontakt aufnehmen und jetzt, im Rahmen der Körpertherapie, ihre Körpergrenzen durch den Umgang mit Objekten, von denen sie sich abgrenzen kann, an denen sie auch Aggressionen inszenieren kann, selbst ein besseres Schutzgefühl aufbauen.

Literatur

Bonanno, G. A.; Keltner, D.; Noll, J.G.; Putnam, F.W.; Trickett, P.K. & LeJeune, J. (2002): »When the face reveals what words do not: facial expressions of emotion, smiling, and the willingness to disclose childhood sexual abuse.« Journal of Personality and Social Psychology 83(1): 94–110.

Cisler, J. M.; Olatunji, B.O. & Lohr, J.M. (2009): »Disgust sensitivity and emotion regulation potentiate the effect of disgust propensity on spider fear, blood-injection-injury fear, and contamination fear.« Journal of Behavior Therapy and Experimental Psychiatry 40(2): 219–229.

Ekman, P. (1992): »Are there basic emotions?« Psychological Review 99(3): 550-3.

Erikson, E.H. (1961): Kindheit und Gesellschaft. Stuttgart: Klett.

Kluitmann, A. (1999): »Es lockt bis zum Erbrechen.« Forum der Psychoanalyse 15(3): 267–281.

Rahm, G. B.; Renck, B. & Ringsberg, K.C. (2006): »›Disgust, disgust beyond description‹ – shame cues to detect shame in disguise, in interviews with women who were sexually abused during childhood.« Journal of Psychiatric & Mental Health Nursing 13(1):100–109.

Rozin, P. & Fallon, A.E. (1987): »A perspective on disgust.« Psychological Review 94(1): 23–41.

Rozin, P.; Haidt, J. & and McCauley, C. R. (2000): Disgust. In Lewis, M. & Haviland-Jones, M. (Eds.), Handbook of Emotions (2nd ed.) New York: Guilford Press, pp. 637–653.

Schienle, A.; Schäfer, A.; Hermann, A. & Vailt, D. (2009): »Binge-Eating Disorder: Reward Sensitivity and Brain Activation to Images of Food.« Biological Psychiatry 65 (8): 654–661.

Schienle, A.; Walter, B. & Vaitl, D. (2002): Ein Fragebogen zur Erfassung der Ekelempfindlichkeit (FEE). Zeitschrift für Klinische Psychologie und Psychotherapie, 31(2): 110–120.

Stöber, J. (1998): The Frost Multidimensional Perfectionism Scale: More perfect with four (instead of six) dimensions. Personality and Individual Differences 24(4): 481–491.

Vaitl, D.; Schienle, A. & Stark, R. (2005): »Neurobiology of fear and disgust.« International Journal of Psychophysiology 57(1): 1–4.

Integrative Körperpsychotherapie und Emotionsregulation: am Beispiel Ekel

Manfred Thielen

Begriffsbestimmung

Ekel gehört neben Überraschung/Schreck, Wut/Ärger, Trauer/Schmerz, Furcht/Angst, Freude/Glück, Scham und Interesse/Neugier zu den Grundgefühlen. Ob auch Verachtung dazu gehört, ist umstritten. (vgl. Geuter/ Schrauth 2006, S. 557). Diese Grundgefühle kommen in der ganzen Welt in ähnlich charakteristischen Ausdrucksformen vor (vgl. Siegel, 2006, S. 180).

Ekel ist die Bezeichnung für die Empfindung einer starken Abneigung und von Widerwillen gegen Substanzen und Objekte wie Nahrung, Exkremente und verwesendes Material oder gegen Gerüche. Ekel kann auch gegenüber Personen oder Verhaltensweisen empfunden werden. Wie alle Gefühle drückt sich Ekel auch körperlich in Form von Naserümpfen, Gesicht verziehen, Oberlippe hochziehen, leichtem Schütteln u.a. aus. Ein weiterer somatische Marker ist eine Bewegung der Schultern nach vorne (vgl. Geuter/ Schrauth 2006, S. 557). Ekel kann sich auch durch starke körperliche Reaktionen wie Übelkeit, Brechreiz, Schweißausbrüche, sinkenden Blutdruck bis hin zur Ohnmacht äußern.

Zum Ekel liegen vier größere Studien vor, die phänomenlogische Studie von Aurel Kolnai von 1929, die empirisch-psychologische Aufsatzserie des Amerikaners Paul Rozin (1999), die soziologisch-politische Monographie von William Ian Millers (1997) und die sehr beeindruckende und umfassende Monografie des Prof. für Allgemeine und Vergleichende Literaturwissenschaft an der FU Berlin, Winfried Menninghaus: »Ekel. Theorie und Geschichte einer starken Empfindung« (2002). Eine weitere wichtige Quelle ist das Buch des amerikanischen Emotionsforschers Paul Ekman (2007): »Gefühle lesen« in dem sich ein hervorragendes Kapitel zu »Ekel und Verachtung« befindet.

1929 hat Aurel Kolnai eine phänomenlogische Studie zum Ekel durchgeführt, die in Husserls »Jahrbuch für Philosophie und phänomenologische Forschung« publiziert wurde. Da sie grundlegende Erkenntnisse über Ekel enthält, sollen ihre wichtigsten kurz zusammengefasst werden.

Ekel unterscheidet sich von Angst, Hass, Verachtung, Missfallen generell durch seine stärkere Unmittelbarkeit und seine physiologische Färbung. Er weist in relativ unbestimmter Form auf Angst hin. Im Unterschied zur Angst verbohrt sich Ekel in den Gegenstand und analysiert ihn gleichsam. Ekel kommt eine kognitive Rolle zu, die der Angst fehlt. »Das ist das Paradoxon des Ekels: er ist, gleich wie die Angst, eine echte passive Abwehrreaktion des Subjekts ... und doch sucht er – einmal hervorgerufen – dem Hasse ähnlich den Gegenstand in seiner ganzen Wesenheit auf, statt sich nach seinem eigenen Personenzustand hin zu entfalten. ... Als ekelhaft wird immer ein Ding empfunden, (...) das man weder vernichtet noch flieht, sondern vielmehr wegräumt.« (Menninghaus 2002, S. 29) ...« Alles Ekelhafte hat etwas zugleich Auffallendes und Schleierhaftes, einer giftigen roten Beere oder einer grellen Schminke Ähnliches.« (ebda, S. 29)

Kolnai ordnet den Ekel in absteigender Folge den Sinnen: Geruch, Tasten und Sehen zu. Er spricht von einem olfaktorischen Beziehungskreis: Ekel-Geruch-Fäulnis-Verfall-Absonderung-Leben-Nahrung, zu dem die haptischen Ekelsensationen: Schwabbeliges, Schleimiges, Breiiges sowie Klebriges, Halbflüssiges, zudringlich Anhaftendes und der an Geruch und Geschmack angeschlossene Sehekel, der durch Defigurationen des Körpers sowie überlebendigem Gekribbel und Gewimmel aktiviert wird, hinzutreten.

Die Ekelreaktion will uns vor Kontamination, Verunreinigung, Tod bewahren, das ist seine eigentliche Funktion. Kolnai unterscheidet weiter zwischen einem **prohibitiver Ekel:** der den Genuss von Speisen und sexuellen Handlungen ausschließt oder abbricht und einem *Überdrussekel*, der auf zu reichlichem Genuss von Süßigkeiten, Sex oder anderem folgt (vgl. ebda., S. 30).

Verlogenheit, Falschheit, Korruption und Heuchelei werden als die kardinalen Typen des »*Moralisch-Ekelhaften*« angesehen.

Kolnais Ausführungen gehen aber über den Ekel hinaus und enthalten ideologische Bewertungen von Gesundem und Krankem, die vollständig abgelehnt werden müssen. Er findet z.B. auch Befehlsverweigerung oder die verlangsamte Ausführung von Befehlen in der Armee ekelhaft, deshalb sieht Menninghaus aus historischer Sicht bei ihm auch die Gefahr der Diktatur als quasi-natürlich Reaktion auf »fäulnismäßige Zersetzung und Desorganisation oder als Ende der Korruptionsepoche« (vgl. ebda., S. 31). Seine kulturkonservativen und z.T. demokratiefeindlichen Auffassungen schmälern zwar seine Verdienste erheblich, aber seine Definition des Ekels hat trotzdem bleibenden Wert.

Der Juraprofessor William Millers hat 1997 ein Buch mit dem Titel: »The Anatomy of the Disgust« herausgebracht, in dem er auch grundlegende Ausführungen über das Phänomen Ekel macht. Er stellt u.a. fest, dass wir bei vertrauten Personen weniger Ekel empfinden als bei fremden, z.B. beim Windeln wechseln, Erbrochenes aufputzen, kranke Verwandte versorgen etc.

»Dasselbe Ausschalten von Ekel findet sich zwischen Sexualpartnern ... Einvernehmlicher Sex besteht in der gegenseitigen Überschreitung von ekelbewehrten Grenzen ... Sex ist nur eine Art der Grenzüberschreitung, die eine Form des Nacktseins beinhaltet. Es gibt andere Entblößungen, Zurschaustellungen und Kenntnisse über den anderen, auf die tiefe Vertrautheit sich gründet, die Vertrautheit einer langjährigen engen und liebevollen Beziehung.« (Ekman 2007, S. 245)

Nach Millers entsteht durch das Überwinden von Ekel Vertrautheit und eine Vertiefung der persönlichen Bindung.

Eine weitere wichtige Funktion des Ekels besteht darin, uns von dem Auslöser des Ekels zu entfernen, sei es eine verdorbene Speise oder unmoralisches Verhalten. In vielen Kulturen werden Menschen ausgegrenzt, die als körperlich abstoßend gelten, dazu können körperliche und geistige Behinderte zählen. Dies kann Ekman zur Folge zu gefährlichen Emotionen und zu unmenschlichen Verhaltensweisen gegenüber diesen Ausgegrenzten führen (vgl. ebda., S. 247)

Paul Ekman hat selbst zusammen mit Maureen O'Sullivan eine eigene Studie an amerikanischen StudentInnen zum Ekel durchgeführt, die sehr interessante Ergebnisse hervorgebracht hat. Die StudentInnen sollten aufschreiben, was sie für die schlimmste Ekelerfahrungen hielten, die ein Mensch nur machen könne. Ekman kam zur folgender Ekel-Hierarchie: »Der am häufigsten (in 62 Prozent der Fälle) benannte Auslöser für extremen Abscheu war die Konfrontation mit moralisch verwerflichem Handeln – wie es zum Beispiel die amerikanischen Soldaten erlebt haben müssen, als sie die Konzentrationslager der Nationalsozialisten entdeckten. Fast die Hälfte der in diesem Zusammenhang erwähnten moralische verwerflichen Handlungen betraf den Bruch von Sexualtabus, beispielsweise der Verkehr mit kleinen Kindern. Die letzte Reihe von Beispielen schließlich (von 18 Prozent der Beteiligten erwähnt) bestand in Formen von physischer Abstoßung, die aber nichts mit Nahrungsmitteln zu tun hatte – das Auffinden einer Leiche zum Beispiel, aus der bereits Maden kriechen.« (ebda., S. 242–243) Die Ergebnisse der Untersuchung von Ekman und O'Sullivan »... legen den Schluss nahe, dass es bei Erwachsenen zwischenmenschliche Auswüchse sind, und hier insbesondere das moralisch Verwerfliche, das sie für das Ekelhafteste halten, weniger der Urekel, der an die orale Aufnahme von etwas geknüpft ist.« (ebda, S. 243) Rozin unterscheidet bei zwischenmenschlichem Ekel vier Gruppen von erlernten zwischenmenschlichen Auslösern: das Fremde, das Kranke, das Unglückliche und das moralisch Verwerfliche.

Sehr viele Menschen ekeln sich der genannten Studie zur Folge also vor unmoralischen, menschlichen Verhaltensweisen. In Zeiten der kapitalistischen Finanzkrise sind die Zeitungen voll von Berichten über unmoralisches

Verhalten von Bänkern und Managern. Ein aktuelles Beispiel (6/09) ist der ehemalige Vorstandsvorsitzende von Karstadt (Thomas Middelhoff). Er hat erst in seiner Eigenschaft als Vorstandsvorsitzender von Karstadt eine Reihe wertvoller Immobilien verkauft und zwar an eine Gesellschaft, die seiner Frau und ihm gehört. Als neuer Vermieter hat er Karstadt dieselben Immobilien zu überhöhten Mieten vermietet. Diese überhöhten Mietforderungen sind einer der Gründe für die jetzige Insolvenz von Karstadt. Das Verhalten von Middelhoff ist unmoralisch und löst bei vielen ethischen und verantwortungsbewussten Menschen Ekel aus.

Phylogenetische Aspekte des Ekels nach Freud

Bereits Sigmund Freud (1856–1939) hat sich die Frage gestellt, wie der Ekel in der Stammesgeschichte des Menschen entstanden ist. Er hat dazu spannende und z.T. schlüssige Hypothesen entwickelt. Der »aufrechte Gang« war ein entscheidender Schritt des Menschen heraus aus dem Tierreich. Mit dieser Aufrichtung hatten sich Nase, Mund und Augen von den Sexualorganen entfernt, in der Folge verloren die Afterregion und die Mund-Rachen-Gegend an sexueller Bedeutung. Bei den Vierbeinern liegen sie noch näher beieinander und bei der Sexualität des Tieres herrscht der Geruch vor: »Solange der Geruch herrscht, wirkt Harn, Kot und die gesamte Körperoberfläche, auch das Blut sexuell erregend.« ... »Bei den Tieren bestehen diese Sexualzonen nach beiden Hinsichten in Kraft; wo sich das auch beim Menschen fortsetzt, entsteht – Perversion.« (Freud, Briefe an Wilhelm Fließ, zitiert nach: Menninghaus 2002, S. 279).Durch den aufrechten Gang wird der tierische Regelkreis von Geruch, Exkretion und Sexualität durchbrochen. (vgl. ebda., S. 278) Der Ekel entsteht nach Freud als »Geruchsekel«: »Die Ekelempfindung scheint ja ursprünglich die Reaktion auf den Geruch (später auch auf den Anblick) der Exkremente zu sein – ist die Geburt sowohl der Sexualverdrängung wie der ästhetischen und ethischen Ideale der Kulturentwicklung.« (ebda., S. 278–279) Weiter sind durch den aufrechten Gang, die Sexualorgane erst richtig sichtbar und damit anstößig geworden. Es findet nach Freud eine Verekelung der analen, oralen und exkrementellen Lust statt, die für ihn die Grundlage der Kulturentwicklung ist. »Kultur ist die permanente Erzeugung abjekter (verworfener – M.T.) Gegen-, Neben- und Unterwelten, ein ekelhaft, abscheulich und verwerflich machen, Ekel ist der Name dieser Affektverwandlung. Die Ambivalenz und die Kosten dieser Verwandlung machen das Unbehagen in der Kultur aus.« (ebda., S. 282) Freuds problematische Kulturtheorie (vgl. Fromm 1979) basiert auf der Sublimierung von libidinösen, vorwiegend sexuellen, Triebbedürfnissen in Kulturleistungen. Die Überschreitung von Grenzen in der Sexualität kann sowohl lustvoll als auch als eklig empfunden werden. Das stark körperlich erlebte Gefühl des Ekels steht in Verbindung mit dem ebenfalls stark körperlichen Gefühl der Sexualität. In der Ontogenese mit der anfänglich ekellosen kindlichen Sexualität findet nach Freud die fortwährende Wiederholung der Verekelung dieser oralen, analen und exkrementellen Lust statt.

Gesellschaftliche und kulturelle Aspekte des Ekels

Was in einer Gesellschaft als eklig bewertet wird, kann durchaus unterschiedlich sein. Ekman z.b. hat auch die Kulturabhängigkeit von Ekelreaktionen untersucht. Demnach reagieren Japaner und Amerikaner mit Abscheu auf Exkremente und die orale Aufnahme von Abstoßendem. In Japan erregt derjenige Abscheu, der sich nicht an die Sozialordnung anpasst oder andere in »unfairer Weise« kritisiert. Amerikaner reagieren angewidert auf Rassisten oder brutale Menschen (vgl. Ekman 2007, S. 244). Rozin hat festgestellt, dass Politiker in vielen Kulturen mit Abscheu betrachtet werden (vgl. ebda., S. 244). Ekel gehört zu den aversiven – unangenehmen – Gefühlen, die sowohl in der Gesellschaft als auch in der individuellen Entwicklung häufig vermieden, verdrängt oder abgespalten werden. In einer kapitalistischen und narzisstischen Gesellschaft wie der unseren, in der nicht das authentische Sein, sondern das Image an der ersten Stelle steht, geht es um äußerlichen Schein, um Erfolg, um Geld, um Schönheit, um Starksein, aversive und weiche Gefühle werden tendenziell abgelehnt bzw. abgewehrt (vgl. Thielen 2002). Ekel zu zeigen, ist hässlich, ein ekliges Gesicht sieht nicht ästhetisch aus, deshalb wird es lieber vermieden. Wer drückt schon offen seinen Ekel und seine Abscheu über die skrupellosen Verantwortlichen aus, die die größte strukturelle Weltwirtschaftskrise seit den 20 er Jahren mit ihrem Profitstreben, ihrer Gier und Skrupellosigkeit mit zu verantworten haben? Wut, Ärger, Empörung und Verachtung sind noch eher akzeptierte emotionale Ausdrucksformen, auch von Massenbewegungen wie Demonstrationen u.a. Ekelreaktionen finden eher im privaten Raum statt, obwohl sie durchaus eine adäquate emotionale Reaktion auch in der Öffentlichkeit wären.

Aber Ekel hat offensichtlich eine faszinierende Seite, von der z.B. auch Ekman und Rozin gesprochen haben. Sie nutzt der Künstler Prof. Gunter von Hagens mit seinen Ausstellungen »Körperwelten«. Er zeigt z.B. Leichen, Leichenteile u.a., die einen ansonsten ekeln, aber offensichtlich gleichzeitig faszinieren. Die Ausstellungen wurden in Deutschland von einigen

Millionen Menschen besucht.besonders Kinder und Jugendliche haben eine besondere Faszination für Ekel. Rozin erinnert daran, »dass Geschenkartikelläden überaus realistische Nachbildungen von Erbrochenem, Auswurf, Schleim und Fäkalien verkaufen und dass es vor allem kleine Jungen sind, die diese Dinge erstehen.« (Ekman 2007, S. 241) Das gesellschaftlich und auch in den Familien Tabuisierte, das Hässliche und Eklige übt also durchaus eine fast mythische Faszination aus. Es zeigt die Ambivalenz dieses Gefühls und seine ursprüngliche Verbundenheit mit der Sexualität und damit mit der Lust, obwohl Ekel gewissermaßen ihr Gegenpol ist.

Ontogenetische Aspekte des Ekels

Nach Ekman und anderen Ekelforschern entwickelt sich der Ekel in der Entwicklung des Kindes erst im Alter von 4–8 Jahren. Charles Darwin glaubte hingegen, dass sich schon ein Säugling ekele, da er bereits das Gesicht entsprechend verziehen könne.rozin hat eine Untersuchung über Ekel durchgeführt, in der er u.a. Kinder und Erwachsene bat, Schokolade zu berühren und zu essen, die wie Hundkot geformt war. »Bis zum Alter von vier bis sieben Jahren haben Kinder damit nicht die geringsten Probleme, die meisten Erwachsenen aber weigern sich.« (ebda., S. 241) »Ähnliches passiert, wenn Sie einen sterilisierten Grashüpfer in ein Glas Milch oder Saft geben: Kinder unter vier Jahren hält sein Anblick nicht vom Trinken ab.« (ebda., S. 241) Aber die Untersuchungen, um die Aussage zu untermauern, dass Kinder erst im Altern von 4–8 Jahren Ekel empfinden, sind m. E. nicht wirklich überzeugend. Ich gehe davon aus, dass Kinder bereits früher das Gefühl Ekel interiorisieren.In der individuellen Sozialisation ist Ekel, vielleicht noch stärker als Zorn, Wut und Ärger, ein tendenziell tabuisiertes Gefühl. Ekel ist eine angeborene Basisemotion, eine angeborene Disposition. Wie alle Gefühle entwickelt er sich in der Interaktion mit den primären Bezugspersonen.

Wie sich diese Interaktionen entwicklungspsychologisch aufbauen und gestalten und vom Säugling verinnerlicht werden, hat insbesondere Stern (1992) untersucht. Die gesamte Entwicklung des Säuglings verläuft nur durch und in Interaktion mit dem Anderen, den primären Bezugspersonen, das Selbst ist also ein »Self with others«. Dies betrifft sowohl die Selbstregulierung von Erregungszuständen und physischer Bedürfnisse als auch affektive Zustände. Von den Neurowissenschaften (vgl. Hüther 2006; Siegel 2006; Schore 2007) wurde in überzeugender Weise herausgearbeitet, dass sich auch das Gehirn und seine mentalen Zustände nur im Rahmen von interaktionellen und Bindungsprozessen herausbilden können.

Generalisierte Interaktionserfahrungen werden von dem Säugling in der präverbalen Phase als psychische Repräsentationen abgespeichert. Stern (1992, S. 143) bezeichnet sie als »generalisierte Interaktionsrepräsentationen« (RIGs – Representations of Interactions that have been Generalized). Dabei kommt den körperlichen Erfahrungen und nonverbalen Signalen eine ganz entscheidende Bedeutung zu, wie z.B. die Mutter bzw. die primären Bezugspersonen das Kind berühren, halten, wiegen und bewegen. Die Selbstregulation des Kindes vollzieht sich zunächst über die Ko-Regulation der primären Bezugspersonen. Sie gelingt, wenn sie in der Lage sind, sowohl auf die physischen oder organismischen Bedürfnisse des Säuglings als auch auf sein Erregungsniveau und vor allem auf seine affektiven Äußerungen angemessen einzustimmen. Stern (1992, S. 198ff.) bezeichnet den Prozess der affektiven Regulation als Affektabstimmung (affect attunement), Fehlabstimmungen als »missattunemt« (vgl. Thielen 2009b).

Die affektive Feinabstimmung findet bereits im Mutterleib, also prä- und perinatal, statt. Bereits der Fötus hat Affekte, er kann z.B. schon Angst erleben, wie Grof (1985), Janus (2000) u.a. nachgewiesen haben. Die Grundbasis der affektiven Feinabstimmung aufseiten der Pflege- und Erziehungspersonen ist vor allem die Fähigkeit zur Empathie und zur »verstärkenden Spiegelung«.

In diesen Interaktionen zwischen den Eltern und dem Kind, speziell in die affektive Feinabstimmung, nutzt das Kind alle Sinneskanälen – Tastsinn, Geruch, Gehör, Geschmack, Sehen – um seine Erfahrungen abzuspeichern.

Wenn die Erwachsenen keinen Begriff für Ekel hätten, würde das Kind ihn auch nicht lernen. Der Säugling lernt, Ekel zu empfinden, durch die Verbindung von charakteristischen Körperreaktionen, -empfindungen mit einem bestimmten affektiven Zustand und entsprechenden aversiven Objekten oder Situationen.

Bestes Beispiel ist die Reinlichkeitserziehung: z.B.: die Mutter reinigt ihr Kind von seinem Kot und sagt dabei » iihh« oder »eklig« und macht dazu ein angewidertes bzw. ekliges Gesicht. Das Kind lernt die Verbindung von Kot und Ekel und übernimmt diese schrittweise durch Gewohnheit und Generalisierung. Der Lernvorgang vollzieht sich früh auf der Lust-/Unlustebene, Ekel ist ein Gefühl, das Unlust produziert. Unlust ist mit entsprechenden Körperreaktionen verbunden. Im Falle von Ekel – Nase rümpfen, Oberlippe hochziehen, Mundwinkel nach unten ziehen – bei starkem Ekel entsteht Brechreiz oder der Würgereflex wird aktiviert. Man kann den Anblick des ekligen Objekts im wahrsten Sinne des Wortes zum »Kotzen« finden. Dazu passt dann auch die körperliche Empfindung, einen Klos im Hals zu haben, wie es einige PatientInnen beschreiben. Der Klos im Hals kann aber auch für andere aversive Gefühle stehen. Das Kind lernt, sich im wahrsten Sinne des Wortes zu ekeln. Der Säugling reagiert z.b. auf Kot nicht mit Ekel, sondern im Gegenteil freut sich unter Umständen über ihn, erforscht ihn und kann ihn als Leistung, als Geschenk an die Eltern betrachten. Auch andere Gegenstände, Situationen, Verhaltensweisen, die den Erwachsenen ekeln, ekeln den Säugling und das Kleinkind nicht. Erst durch die Herstellung der Verbindung zu Lauten wie: »Bäh« und Verboten wie: »das darfst Du nicht anfassen«, wird der Ekel aktiviert und verinnerlicht. Das Kind lernt sich zu ekeln, indem es die nonverbalen Attribute und wenn es bereits über die Sprache verfügt, auch die verbalen Bezeichnungen übernimmt und verinnerlicht. Die Objekte des Ekels sind kultur- und gesellschaftsabhängig und können sehr unterschiedlich sein. Der Ekel kann sich mental verselbständigen, allein die Vorstellung an z.b. Exkremente kann Ekelgefühle, auch körperliche, auslösen.

Ekel ist ein sehr gutes Beispiel dafür, wie sich alle Gefühle verkörpern und umgekehrt, dass Körperreaktionen somatische Marker von Gefühlen sind. Die somatischen Marker sind – vereinfacht ausgedrückt – körperliche Signale, die dem Gehirn (rechte Hemisphäre) körperliche Veränderungen und Empfindungen mitteilen (vgl. Damasio 2000). Diese Informationen werden vom Gehirn gelesen und bewertet, z.b. als gut oder schlecht, angenehm oder unangenehm, ob sich der Körper hin- oder wegbewegen soll (vgl. Thielen 2009a, S. 45ff.). Die somatischen Marker für Ekel wurden bereits erwähnt. Das Achten auf die somatischen Marker hat für den Körperpsychotherapeuten einen hohen Stellenwert, denn sie können häufig besser als Worte den Gefühlszustand des Patienten anzeigen. Wenn man die Theorie der Motivationssysteme zugrunde legt, gehören Ekelgefühle zum vierten Motivationssystem: dem Bedürfnis, aversiv zu reagieren – mit Antagonismus oder Rückzug. Die weiteren sind: Erstens das Bedürfnis nach psychischer Regulierung physiologischer Erfordernisse, zweitens das Bedürfnis nach Bindung und – später – Zugehörigkeit. Drittens das Bedürfnis nach Exploration und Selbstbehauptung, und fünftens das Bedürfnis nach sinnlichem Genuss und sexueller Erregung (vgl. Lichtenberg 2000, S. 13). Für viele Säuglingsforscher (Stern u.a.) und Selbstpsychologen, wie Lichtenberg u.a., hat die Theorie der Motivationssysteme die klassischen Freudsche Triebtheorie abgelöst. Im Unterschied zu den Trieben sind die Bedürfnisse zwar auch angeboren, doch sie entwickeln sich nur zu einem Motivationssystem durch die ständige Interaktionen des Kindes mit seinen primären Bezugspersonen.

Die Rolle des Ekels in der Körperpsychotherapie

In der Psychotherapie, speziell in der Körperpsychotherapie, mache ich häufig die Erfahrung, dass Gefühle für viele PatientInnen, insbesondere Frühgestörte, nicht oder schwer zugänglich sind, vor allem aversive Gefühle wie Wut, Ärger, Zorn, Trauer, Schmerz und auch Ekel. Wie und mit welchen Methoden und Techniken kommen wir nun an diese abgespaltenen, verdrängten und vermiedenen Gefühle heran? Bereits Wilhelm Reich (1897–1957), der Pionier der Körperpsychotherapie, hatte sich diese Frage gestellt. Er hatte als Psychoanalytiker bereits in den 20er und 30er Jahren die Erfahrung gemacht, dass viele Patienten, insbesondere die sog. Frühgestörten, mit Worten allein emotional nicht zu berühren waren. Für Reich war die Verdrängung nicht nur ein psychischer, sondern auch ein körperlicher Prozess, z.B. die Zurückhaltung des Darminhalts. Nach seiner klinischen Beobachtung und Erfahrung führten unausgedrückte Gefühle, die muskulär durch Kontraktion zurückgehalten bzw. unterdrückt wurden, zu einem Muskelpanzer (vgl. Reich 1989, S. 449ff.). Er dient dazu, unerwünschte Vorstellungen und Affekte vom Individuum fernzuhalten. Reich beobachtete weiter, dass die meisten PatientInnen durch eine flache Atmung oder gar ein Anhalten des Atems ihre Gefühle unterdrücken und zurückhalten. Als deutlichstes Beispiel für das Anhalten des Atems führte er die Bauchpresse an; Kinder, die geschlagen wurden, spannen den ganzen Körper, insbesondere die Bauchmuskeln, an, um den Schmerz nicht zu spüren. Reich kam auf Grund seiner Beobachtungen zu dem Ergebnis, dass jeder Neurotiker muskulär dystonisch ist, bei dem Rigiden sind die Muskeln chronisch hyperton und bei den zu unabgegrenzten Menschen eher hypoton.

Er richtete seine therapeutische Aufmerksamkeit neben der Beziehung auf die Atmung, den Muskeltonus, die Körperhaltung und die segmentären Panzerungen im Körper und entwickelte körperorientierte Interventionen, um die muskulären Verspannungen und vegetativen Blockaden und Stauungen zu lockern und in Verbindung mit der verbalen Arbeit die psychischen Probleme zu klären.

Reichs *Persönlichkeitsmodell* ging von drei Schichten aus: dem *Kern* der Persönlichkeit, dem ungepanzerten, genitalen Menschen, der zur Liebe und zum Orgasmus fähig ist. Darüber liegt eine *Mittelschicht* der versteckten Negativität, des verdrängten Unbewussten, die häufig aus Wut und aggressiven Impulsen besteht. An der *Oberfläche* zeigt sich die so genannte Maske, die Sekundärpersönlichkeit mit ihrer Fassade von Zurückhaltung, zwanghafter Höflichkeit, falscher Freundlichkeit und Nachgiebigkeit (vgl. Thielen 1998, S. 98ff.).

Nach Reich hat sich die Körperpsychotherapie in vielfältiger Richtung weiterentwickelt: Bioenergetik, Biodynamik, Core-Energetics, Biosynthese, Hakomi, Analytische Körperpsychotherapie, Konzentrative Bewegungstherapie, Funktionelle Entspannung, Integrative Leibtherapie, Downings Verbindung von Körper- und Beziehungsarbeit u.a. drücken diese Entwicklung aus. Die Integrative Körperpsychotherapie integriert die rationalen Kerne (vgl. Thielen 1984, S. 204ff.) dieser Weiterentwicklungen auf der Basis einer Dialektik von Beziehungs- und Körperarbeit (vgl. Thielen 2008).

Nach dem Persönlichkeitsmodell von Reich gehört der Ekel gehört zur Mittelschicht, die erfahrungsgemäß beim Patienten mit Worten emotional häufig schwer zu erreichen ist, aber mit Hilfe körperpsychotherapeutischer Interventionen zugänglich gemacht werden kann.

Wenn der Ekel nicht ausgedrückt wird, ist der Affektive Zyklus der PatientIn unterbrochen. Die Vorstellung eines Affektiven Zyklus geht ursprünglich auf die Begründerin der biodynamischen Körperpsychotherapie Gerda Boyesen (1922–2005; vgl. Boyesen 1987) zurück, die ihn *Emotionalvasomotorischen Zyklus* nannte. In diesem Zyklus vollzieht sich der Kreislauf von affektiven Erregungs- und Ausdrucksprozessen auf drei Ebenen des menschlichen Organismus:

- psychologische Ebene: Affekte, Emotionen, Gefühle, Kognitionen;
- muskuläre Ebene: Spannung, Entspannung, mimische und gestische Äußerungen,
- Körperhaltungen;
- vegetative Ebene: autonome Prozesse wie Bluthochdruck, Herzfrequenzveränderungen, Atmung, Reaktion der Verdauungsorgane, Stoffwechseländerungen, hormonelle Prozesse.

(vgl. Boyesen/Boyesen 1987, S. 99ff., Southwell 1988)

Der Zyklus vollzieht sich in zwei Phasen: der aufwärtsstrebenden und der abwärtsstrebenden Phase. In der ersten findet eine affektive Erregung in der Auseinandersetzung mit der Außenwelt statt. In der zweiten Phase wird das Gefühl sowohl psychisch, muskulär und vegetativ ausgedrückt, dann kann sich der Zyklus wieder schließen.

Wenn der *Affektive Zyklus* des Ekels aber blockiert oder unterbrochen ist, dann wird auf der psychischen Ebene der emotionale Ausdruck von Ekel gehemmt:Auf der muskulären Ebene zeigt sich die Hemmung in Form einer Kontraktion, z.B. einem Kloß im Hals, oder einem verspannten, erstarrten Gesicht, in dem der Ekel oder der latente Ausdruck von Abscheu eingefroren ist oder der Impuls der Arme, etwas wegzudrücken oder abzuwehren, ist gelähmt. Vegetativ kommt es zu einer erhöhten Erregung und einer verstärkten Innervation durch den Sympathikus.

Wenn der Ekel ausgedrückt wird, löst sich der Kloß im Hals, z.b. durch einen Laut wie »Igitt« o.ä., das Gesicht drückt Ekel aus, die Oberlippe zieht sich nach oben, die Stirn legt sich in Falten, insbesondere zwischen den Augen und die Arme strecken sich abwehrend nach vorne. Vegetativ entspannt sich die Erregung und die Innervation durch den Sympathikus wird durch den Parasympathikus abgelöst.

Geuter/Schrauth (2006, S. 559ff.) haben das Konzept des Emotionalvasomotorischen zum Affektiven Zyklus weiterentwickelt und seinen Objektbezug eingeführt, z.b. der Ekel ist entweder auf eine Person oder einen Gegenstand bezogen. Darüber hinaus haben sie sieben Unterbrechungsmöglichkeiten dieses Zyklus beschrieben.

Das Konzept des Affektiven Zyklus enthält bereits interpsychische Aspekte, muss aber noch konsequenter interpersonell zu einem interaktiven Modell erweitert werden, um auch den interpsychischen Charakter, z.b. der Interaktion zwischen dem Kind und seinen primären Bezugspersonen, noch adäquater abbilden zu können. Es geht also um den Affektiven Zyklus von zwei Personen. Dies trifft auch auf die therapeutische Beziehung zu, in der die Affektiven Zyklen von PsychotherapeutIn und PatientIn wechselseitig interagieren, sich beeinflussen und verändern können (vgl. Thielen 2009a, S. 43–44).

Der Umgang mit Ekel in der Integrativen Körperpsychotherapie anhand eines Fallbeispiels

Die Vorstellung einer kurzen Fallvignette führt zwangsläufig zu Verkürzungen und kann die Komplexität des körperpsychotherapeutischen Prozesses nur ausschnitthaft verdeutlichen. Vorausschicken möchte ich auch, dass sich mein Verständnis von therapeutischer Beziehung auf drei Ebenen bezieht:

    a.) die Ebene der somatischen und vegetativen Resonanz
    b.) die Ebene der Ich-Du-Beziehung, des authentischen Kontaktes
    c.) die Ebene der Übertragung und der Gegenübertragungsphänomene.

In unterschiedlichen Phasen des körperpsychotherapeutischen Prozesses kann jeweils eine entsprechende Ebene der therapeutischen Beziehung im Vordergrund stehen (vgl. Thielen 2002; 2008, S. 247ff.) Das Verhältnis zwischen Beziehungs- und Körperarbeit ist dialektisch zu verstehen, die Arbeit am und mit dem Körper ist immer in die Beziehungsarbeit – in die drei benannten Ebenen – eingebettet. Die Metapher des Tanzes ist ein schönes Bild für den ständigen Ebenenwechsel zwischen Beziehungs- und Körperarbeit.

In dem konkreten Fall litt die Patientin (Anfang 40 J.) zu Beginn der Therapie an sehr starken Schlafstörungen – häufig schlief sie ganze Nächte nicht – Depressionen, Selbstwertzweifeln und psychosomatischen Beschwerden – vor allem Magenschmerzen und chronischen Schmerzen im Schulter-Nacken-Bereich. Sie war seit über sechs Jahren Single und sehnte sich nach einer Partnerschaft. Sie hatte aber auch narzisstische Persönlichkeitsanteile, z.B. stellte sie hohe perfektionistische Ansprüche an sich selbst und an andere und unterlag dem narzisstischen Muster der Idealisierung und der Abwertung. Bei Misserfolgen wertete sie sich selbst bis zum Selbsthass ab, aber auch in nahen Beziehungen wertete sie in Konflikten den Anderen stark ab, drohte mit Abbruch oder brach die Beziehung tatsächlich ab. Sie hatte zunächst bei meiner Kollegin, mit der ich zusammen Gruppen leite, ca. zwei Jahre körperpsychotherapeutische Einzeltherapie, danach vier Jahre körperpsychotherapeutische Gruppentherapie bei uns beiden gemacht und nach Abschluss der Gruppenpsychotherapie ist sie weiter in Einzeltherapie bei mir.

Auf der Basis einer tragfähigen therapeutischen Beziehung sowohl zu beiden PsychotherapeutInnen kam sie im Verlauf der Gruppenpsychotherapie schrittweise, vor allem mit Hilfe von bioenergetischen Erdungs- (Grounding)- und körperpsychotherapeutischen Aggressionsübungen, in Kontakt mit ihren lange verdrängten aversiven Gefühle. Sie, die zu Beginn der Therapie mit Lachen, Lächeln und Freundlichkeit auch unangenehme Gefühlszustände überspielen konnte und vor der Therapie selten richtig wütend war, begann sich zu ärgern, wütend und zornig zu werden. Z.B. schlug sie zum ersten Mal mit viel Kraft auf einen Schaumstoffwürfel und fühlte dabei körperliche und psychische Erleichterung. Zunächst war diese Wut noch ungerichtet, doch im therapeutischen Prozess lernte sie, ihre Wut objektbezogen und biografisch zu richten.

Unter Aggression verstehe ich im ursprünglichen Sinne (lat. aggredi) des Wortes ein »Hinzugehen«, »Angreifen«, z.B. eines Konflikts, deshalb ist die Stimulierung des häufig verdrängten oder vermiedenen aversiv-aggressiven Motivationssystems bei den PatientInnen eine wichtige positive therapeutische Aufgabe. Das Wahrnehmen und Ausdrücken von Ärger, Wut, Zorn u.a. ist Teil dieses Motivationssystems. Wenn Aggression in Destruktion umschlägt, muss an einer konstruktiven Richtungsänderung der Aggression gearbeitet werden.

Mit Hilfe des biodramatischen Rollenspiels, bei dem neben dem psychodramatischen Anteil auf den affektiven und körperlichen Ausdruck fokussiert wird, richtete sich die Wut der Patientin gegen die grenzüberschreitende und manipulative Art ihrer Mutter. In diesem körperorientierten Rollenspiel spielte die Kollegin die Mutter und drückte ihre übergriffige Art dadurch aus, dass sie ihre Grenze, die sie mit kreisförmig, ausgelegten Kissen um sich herum symbolisiert hatte, auch körperlich überschritt. Die Patientin wehrte sich gegen die Mutterfigur und ihre Manipulationen, lernte, ihre Grenze zu verteidigen und die attackierende »Mutter« psychisch und körperlich zurückzudrängen.

Sie konnte ihre Wut gegen ihre Mutter gemäß dem Affektiven Zyklus auf allen drei Ebenen ausdrücken, insbesondere der körperliche Ausdruck – das Zurückdrängen – fühlte sich für sie erleichternd an.

Nach dieser Erfahrung fiel ihr eine Situation ein, die sie besonders wütend machte. Sie war vor vielen Jahren verheiratet gewesen und hatte zeitweise mit ihrem Mann im Haus ihrer Mutter gelebt. Als sie eines Abends nicht zu Hause war, hatte ihre Mutter ihren Freund erotisch angemacht. Darüber war sie sehr wütend und sie spürte die starken mütterlichen Konkurrenzgefühle. Ihre Mutter wollte die bessere und attraktivere Frau sein. Aber Ekelgefühle verspürte sie zum damaligen Zeitpunkt noch nicht.

Nachdem sie gelernt hatte, sich von ihrer Mutter mehr und besser abzugrenzen und auch im realen Kontakt mit ihr sich erwachsener und souveräner zu behaupten, hat sie sich in der körperpsychotherapeutischen Einzeltherapie mehr mit ihrem Vater auseinandergesetzt. Als Kind hatte sie ihn idealisiert und bewundert. Er sah gut aus, war sportlich und ehrgeizig. Sie fand ihn als Jugendliche, als Pubertierende, auch sexuell anziehend. Als Kind hatte sie große Angst vor seiner Cholerik, er hat sowohl die Mutter als auch ihre Geschwister und sie geschlagen.

Als sie 14 J. alt war, hatte er aus einer Mischung aus Cholerik und Alkoholkonsum das eigene Haus angesteckt, und die Familie musste in Todesangst zu den Nachbarn fliehen. Beide Eltern kamen danach für Wochen in die Psychiatrie, und ihre Schwester und sie wurden bei einer fremden Familie untergebracht. Diese schreckliche Erfahrung hatte für sie traumatischen Charakter gehabt.

Durch die relativ lange körperpsychotherapeutische Vorerfahrung verfügte sie psychisch und körperlich bereits über eine ausreichende Erdung und Stabilität, um sich direkter mit ihrem Vater konfrontieren zu können.

Wenn traumatische Erfahrungen im Hintergrund sind, muss der Therapeut mit körperorientierten, erlebnisaktivierenden Interventionen vorsichtig und klientenzentriert vorgehen, um einer möglichen emotionalen Überflutung und Dekompensation der Patientin vorzubeugen.

Die Patientin war durch ihre Vorerfahrungen in der Lage, auch Atemübungen und andere Körperübungen zu praktizieren, die einen emotionalen stimulierenden Charakter hatten. In deren Folge wurde sie auf ihren Vater sehr wütend. Anfangs hatte sie Schwierigkeiten mit Übungen zur Vertiefung der Amtung im Liegen, da sie häufig während der Übung Kopfschmerzen und Schwindelgefühle bekam. Die durch die intensivierte Atmung mobilisierte Energie stieg ihr in den Kopf. In der Gruppe hatten wir sie angeleitet, die Energie durch laufende Bewegungen, bei denen sie mit ihren Füßen auf die Matte stampfte, vom Kopf in die Füße zu leiten. Ihr Schwindel und ihre Kopfschmerzen nahmen dadurch deutlich ab, und stattdessen entwickelte sie Wut.

Diese steigerte sich im weiteren Verlauf zu »mörderischer Wut« auf ihren Vater, dem sie die schweren Verletzungen, Demütigungen und aggressiven Ausbrüchen, die er ihr und ihrer ganzen Familie angetan hatte, heimzahlen wollte. Sie drückte ihre Wut, ihren Zorn und ihre Rache gegen den Vater durch Schlagen auf den Schaumstoffwürfel oder auch mit Hilfe der Batakas (Schaumstoffschläger) direkt gegen die Vaterfigur aus. Nach meiner langen klinischen Erfahrung ist auch das Zulassen von Rachegefühlen hilfreich, damit es den PatientInnen möglich wird, den Affektiven Zyklus von Wut zu schließen.

Doch Ekelgefühle hatte sie zum damaligen Zeitpunkt ihm gegenüber noch nicht. Sie traten erst in biodramatischen Rollenspielen mit dem Vater auf, in dem Schlüsselszenen inszeniert und besonders verkörpert wurden. Sie spielte die Ambivalenz zu ihm nach. Ich war in diesem Rollenspiel der Vater und sollte auf ihre Anweisung hin zur Verkörperung ihrer Beziehung seitlich den Arm um sie legen. Darauf hin wurde ihr zunächst etwas schwindelig und dann schlecht. Sie verzog den Mund, die Oberlippe zog sich leicht nach oben und sie machte einen angewiderten Eindruck. Sie schüttelte sich leicht und sagte, dass sie sich vor dem Vater ekele, dass ihr der Kontakt viel zu nah und zu sexuell aufgeladen sei.

Es entstand das innere Bild des betrunkenen Vaters, der die körperliche Nähe zu ihr und phasenweise auch zur Mutter suchte. Sein Aussehen, sein Geruch, seine Stimme, seine Augen, alles fand sie eklig. Sie drückte diesen Ekel auch stimmlich durch ein lang gezogenes: »iiihhhh, uahh« aus. Ekel war in diesem Zusammenhang ein stark aversives Gefühl, dass ein Warnsignal gegen die potenziell übergriffigen, sexualisierten Nähebedürfnisse des Vaters war. Erst auf diesem Hintergrund war sie auch in der Lage, die Ekelgefühle gegen die Mutter, die weiter oben beschrieben wurden, zu fühlen.

Bei diesen Rollenspielen achten wir selbstverständlich genau auf die Übertragungsdynamik, deshalb halten wir die PatientInnen nach dem Rollenspiel an, uns aus der Rolle z.B. der »realen Vaterfigur« wieder zu entlassen. Wenn dies nicht so schnell oder nicht ausreichend gelingt, arbeiten wir an der noch vorhandenen Übertragungsdynamik psychodynamisch weiter.

Ekelgefühle hatte sie auch in der Gruppensituation, in einem anderen, aber sehr aufschlussreichen, Kontext. Sie machte eine biodynamische Massageübung mit einem männlichen Mitglied der Gruppe. Als sie sein Gesicht massierte und assoziierte, dass er sie sexuell attraktiv fand, bekam sie Ekelgefühle.

In der Einzeltherapie wurden diese Gefühle aufgearbeitet und es wurde deutlich, dass hinter ihrem Ekel ihr eigenes sexuelles Interesse an ihm verborgen war. Als ihr dies bewusst wurde, hat sie sich mehr auf seine Werbungsversuche eingelassen. Nach einer längeren Annäherungszeit sind sie mittlerweile ein Paar geworden, das auch sexuell gut harmoniert.

Der Ekel hatte hier die Funktion, die eigenen libidinösen und sexuellen Bedürfnisse der Patientin abzuwehren, sie wurden aus Vermeidungs- und Verdrängungsgründen in Ekelgefühle transformiert oder verschoben.

Im Verlaufe der körperpsychotherapeutischen Arbeit erinnerte sie eine weitere traumatische Situation, in der sie starke Ekelgefühle erlebt hatte. Im Alter von 12 Jahren wurde sie von einem älteren Nachbarjungen sexuell belästigt und missbraucht. Ihr starker Ekel entwickelte sich in der Folge als »natürliche« Reaktion auf die erlebte massive Grenzverletzung. Seitdem hat sie Ekelgefühle bei anzüglichen Witzen oder auch bei »anmachenden Blicken« durch fremde Männer. Der Ekel ist in diesem Fall eine Reaktion auf diese traumatische und eklig erlebte, sexuell missbräuchlich und grenzverletzende Erfahrung. In der Folge ist er zu einem Warnsignal, einem somatischen Marker, für unangenehme, sexualisierte Situationen (Blicke, Worte, Körperausdruck u.a.) geworden.

Auf Grund der therapeutischen Arbeit ist es ihr gelungen, die Funktion des Ekels zu erkennen und in ihr emotionales Wahrnehmungs- und Ausdrucksrepertoire zu integrieren. Das Zulassen des Ekels spielte im Gesamtverlauf der Körperpsychotherapie eine wichtige Rolle, er war in ihrer Sozialisation noch mehr als Wut tabuisiert gewesen, durch sein Zulassen wurde die subtil erotisch-sexuelle Atmosphäre zwischen ihrem Vater und ihr transparent. Das Wahrnehmen und der Ausdruck des Ekels halfen ihr, ihre besonders Beziehung zu ihrem Vater weiter zu klären. Im Rahmen des körperpsychotherapeutischen Gesamtprozesses wurde durch das Wahrnehmen, Zulassen und der Ausdruck des Ekels die affektive Selbstregulation der Patientin sehr befördert. Sie kam zu der Einschätzung, dass der Ekel das körperlichste Gefühl für sie ist, das kaum bzw. sehr schwer willentlich zu beeinflussen ist. Diese Einschätzung wurde auch von anderen PatientInnen, die ich mit einem Fragebogen zu Ekel befragt hatte, mehrheitlich bestätigt.

Meine eigene ursprüngliche Aversion gegenüber dem Gefühl Ekel wurde durch die Auseinandersetzung mit ihm durch Neugier und Interesse verändert. Dass Ekel das körperlichste Gefühl ist, war mir zuvor nicht wirklich bewusst gewesen. Diese Erkenntnis hilft mir, in meinen Körperpsychotherapien verstärkt auf körperliche Ausdrucksformen des Ekels zu achten und mit ihnen zu arbeiten.

Literatur

Boyesen, Gerda (1987): Über den Körper die Seele heilen. Biodynamische Psychologie und Psychotherapie. Eine Einführung. München, Kösel-Verlag, 2. Auflage.
Boyesen, Gerda & Mona-Lisa (1987): Biodynamik des Lebens. Die Gerda-Boyesen-Methode. Essen, Synthesis Verlag Gerken.
Damasio, Antonio (2000): Ich fühle, also bin ich. Die Entschlüsselung des Bewusstseins. München, List-Verlag.
Ekman, Paul (2007): Gefühle lesen. Wie Sie Emotionen erkennen und richtig interpretieren. Heidelberg, Spektrum Akademischer Verlag.
Fromm, Erich (1979): Sigmund Freuds Psychoanalyse – Größe und Grenzen. Stuttgart.
Geuter Ulfried & Schrauth, Norbert (2006): Die Rolle des Körpers bei seelischen Abwehrprozessen. Körperpsychotherapie und Emotionstheorie. In: Marlock, G. & Weiss, Halko (Hg.) Handbuch der Körperpsychotherapie. Stuttgart, Schattauer-Verlag, S. 554–563.
Grof, Stanislav (1985): Geburt, Tod und Transzendenz. Neue Dimensionen in der Psychologie. München, Kösel-Verlag.
Hüther, Gerald (2006): Wie Embodiment neurobiologisch erklärt werden kann. In: Storch, Maja& Cantieni, Benita& Hüther, Gerald& Tschacher, Wolfgang: Embodiement. Die Wechselwirkung von Körper und Psyche verstehen und nutzen. S. 73–97. Bern, Verlag Hans Huber, Hofgrefe AG.
Janus, Ludwig (2000): Der Seelenraum des Ungeborenen. Pränatale Psychologie und Therapie. Düsseldorf, Walter-Verlag.
Lichtenberg, Joseph D.& Lachmann, Frank M. & Fosshage, James L. (2000): Das Selbst und die motivationalen Systeme. Zu einer Theorie psychoanalytischer Technik. Frankfurt/M., Brandes& Apsel Verlag.
Menninghaus, Winfried (2002): Ekel. Theorie und Geschichte einer starken Empfindung. Frankfurt/M. Suhrkamp-Verlag.
Millers, William Ian (1997): The Anatmomy of Disgust. Cambridge/London, Havard University Press.
Reich, Wilhelm (1989): Charakteranalyse. Köln, Kiepenheuer & Witsch. (Original 1933).
Rozin, Paul, Haidt, J., McCauley, C.R. (1999): Disgust: The body and soul emotion. In: Dalglish, T., Power, M.J. (Hg.) Handbook of Cognition and Emotion. Chichester (U.K.), John Wiley and Sons.
Siegel, Daniel (2006): Wie wir werden, die wir sind. Neurobiologische Grundlagen subjektiven Erlebens & die Entwicklung des Menschen in Beziehungen. Paderborn, Junfermann Verlag.
Schore, Allan N. (2007): Affektregulation und die Reorganisation des Selbst. Stuttgart, Klett-Cotta-Verlag.
Southwell, Clover (1988): Biodynamische Psychologie. Gerda Boyesens Theorie und Methode. (Übersetzung und Vertrieb Johannes Petri). Die englische Originalfassung des Artikels erschien unter dem Titel: »Biodynamic Psychology. Gerda Boeysen's theory and methods.« In: Innovative Therapies in Britain. Open University Press.
Stern, Daniel (1992): Die Lebenserfahrung des Säuglings. Stuttgart, Klett-Cotta-Verlag.
Thielen, Manfred (1984): Sowjetische Psychologie und Marxismus. Geschichte und Kritik. Frankfurt/New York, Campus Forschung.
Thielen, Manfred (1998): Wilhelm Reichs Menschenbild. In: Energie und Charakter, 29 Jg, 17, S. 98–108.
Thielen, Manfred (Hg.) (2002): Narzissmus. Körperpsychotherapie zwischen Energie und Beziehung. Berlin, Ulrich Leutner Verlag.

Thielen, Manfred (2008): Körperpsychotherapie-Dialektik zwischen Beziehungs- und Körperarbeit. In: Vogt, Ralf (Hg.) Körperpotenziale in der traumaorientierten Psychotherapie. Aktuelle Trends in körperorientierter Psychotraumatologie, Hirnforschung und Bewegungswissenschaften. Gießen, Psychosozial-Verlag.

Thielen, Manfred (2009a): »Selbstregulationskonzepte in der Körperpsychotherapie.« In: Thielen, Manfred (Hg.) Körper – Gefühl – Denken. Körperpsychotherapie und Selbstregulation. S. 35–52. Gießen, Psychosozial-Verlag.

Thielen, Manfred (2009b): »Säuglingsforschung – Selbstregulation – Körperpsychotherapie.« In: Thielen, Manfred (Hg.) Körper – Gefühl – Denken. Körperpsychotherapie und Selbstregulation. S. 187–208. Gießen, Psychosozial-Verlag.

# Ekel – Psychodynamik, Beziehungsdynamik und kulturelle Bedeutung einer vitalen Empfindung

Hans-Jürgen Wirth

Einführung – eine persönliche Ekelerfahrung

Vor vielen Jahren besuchte ich in einem Museum in Frankfurt am Main eine Ausstellung, in der ein Labyrinth aufgebaut war, durch das man hindurch kriechen konnte. Es war etwa einen Meter hoch und innen vollkommen dunkel. Man konnte sich also nur auf Knien kriechend hindurchtasten. Ich nahm all meinen Mut zusammen, um meine Angst und das Gefühl der Unheimlichkeit zu überwinden. Tatsächlich musste ich beim Hindurchtasten alle möglichen undefinierbaren Dinge anfassen, vor denen ich automatisch zurückschreckte oder die merkwürdige Fantasien und Assoziationen in mir hervorriefen. Bleibend in Erinnerung ist mir die Erfahrung, in eine cremigweiche Substanz zu fassen, die bei mir automatisch die Fantasie auslöste, an die der Leser jetzt vielleicht auch denkt. Ein heftiges Ekelgefühl schüttelte mich. Am liebsten wäre ich sofort umgekehrt, um wieder ins rettende Freie zu gelangen. Damit hätte ich mich aber als Angsthase zu erkennen gegeben und einer Beschämung ausgesetzt. Ich hatte also die Wahl zwischen Szylla und Charybdis: Entweder musste ich dem Ekelgefühl standhalten oder ich musste mit meinem Schamgefühl fertig werden. Nebenbei bemerkt: Szylla und Charybdis sind zwei Monster aus der griechischen Mythologie, die nicht nur Angst und Schrecken, sondern auch Ekel hervorriefen.
Ich hielt einen Moment inne und beruhigte mich mit folgenden Überlegungen: Wenn meine Fantasie zuträfe, wäre dies zwar extrem unangenehm, aber so schlimm nun auch wieder nicht. Ich konnte mir ja hinterher die Hände waschen. Zudem war kein unangenehmer Geruch festzustellen. Wahrscheinlich handelte es sich doch eher um Schuhcreme oder Altöl. Schließlich war es extrem unwahrscheinlich, dass im Rahmen eines Museums Besucher derart brüskiert würden.
Ich unterzog mich mit diesen Überlegungen einem Prozess, den ich rückblickend als Mentalisierung meines Ekels bezeichnen würde. Dieser erlaubte mir, eine neue Grenze zwischen innen und außen zu ziehen, die beschmutzte Hand als nicht zu meinem Kernselbst zugehörig zu betrachten. Mein Gesicht, vor allem mein Mund, war nicht beschmutzt, die ekelerregende Substanz würde nicht in mich eindringen können und die Beschmutzung der Hand

würde ich später leicht wieder loswerden können. Dies relativierte mein zunächst überwältigendes Ekelgefühl und erlaubte mir, meine Reise durch das Labyrinth fortzusetzen. Tatsächlich stellte sich anschließend heraus, dass es sich weder um Schuhcreme noch um Altöl noch um die Substanz handelte, die als Ekelobjekt par excellence gilt, sondern um schneeweiße Niveacreme.

An meinem Ekelerlebnis werden bereits einige Aspekte des Phänomens Ekel deutlich, denen ich mich im Folgenden näher zuwende.

Ekel in der Kunst

Da ist zunächst die Tatsache, dass mein Ekelerlebnis in einem Museum stattfand und durch ein Kunstwerk ausgelöst wurde. Dies ist kein Zufall. Tatsächlich stellen zahlreiche Kunstwerke ekelerregende Objekte und Situationen dar, wollen gezielt im Rezipienten Ekelgefühle provozieren und bearbeiten das Thema Ekel unter den unterschiedlichsten Aspekten. Ekel zählt sogar zu den bevorzugten Sujets der modernen Malerei – speziell des Surrealismus –, des Films und der Literatur.

Seit systematisch über Kunst und Literatur nachgedacht wird, hat der Reiz, der vom eigentlich Unlustvollen ausgeht, Irritation ausgelöst. Nicht erst seitdem Kino, Fernsehen, Video und Internet zum exzessiven Konsum von Horror-, Grusel- und Ekelfilmen einladen, basiert die Anziehungskraft, die von Film, Kunst und Literatur ausgeht, auf der Faszination des an sich Unlustvollen, des Traurigen, des Schrecklichen und sogar des Ekelhaften (vgl. Anz 2003, S. 148). Schiller (1801) prägte dafür den Begriff der »gemischten Gefühle« und Balint (1972) fand die eingängige Formulierung von der »Angstlust«.

Der Literaturwissenschaftler Thomas Anz (1998, 2003) bringt die Lust am Ekelhaften mit einem Begriff aus der ästhetischen Theorie des 18. Jahrhunderts in Verbindung, nämlich dem des Erhabenen. Die Lust am Erhabenen entspringe einer geistigen und emotionalen Souveränität gegenüber gewaltigen, oft schreckenerregenden Phänomenen, die das Subjekt in seinem psychischen Fassungsvermögen zu überwältigen drohen. Für das Subjekt bedeutet es einen lustvollen Gewinn an Autonomie, »solchen Eindrücken standhalten zu können, ihnen gegenüber die eigene Überlegenheit beweisen zu können, sich über sie erhaben zu fühlen« (Anz 2003, S. 151). Jugendliche, die sich, ohne mit der Wimper zu zucken, den schrecklichsten Horrorfilm ansehen, brüsten sich ihrer emotionalen Stabilität, solch eine Mut- und emotionale Belastungsprobe unbeschadet überstehen zu können.

Der künstlerisch und insofern künstlich evozierte Ekel kann eine mitreißende oder auch überwältigende Kraft haben. Und doch bleibt klar, dass es sich nur um ein Spiel, ein Als-Ob, und nicht um Realität handelt. Die Gewissheit, dass man sich eigentlich in Sicherheit befindet, während man sich den schrecklichsten Ekelszenen aussetzt, ist nach Balint sogar eine zentrale Bedingung dafür, dass Film, Kunst, Literatur und Jahrmarktvergnügungen als eine Mischung aus Lust einerseits und Angst, Ekel und Schrecken andererseits genossen werden können.»Die Ekelgefühle, die das Ekelhafte im Rezipienten auslösen, sind durch das Wissen gemildert, dass das Dargestellte keine reale Präsenz hat. Dieses Wissen kann ungemein erleichternd sein. Es gleicht dem Moment beim Aufwachen aus einem Alptraum, in dem man aufatmend feststellt, dass das emotional nicht mehr Erträgliche nur das Produkt der Phantasie war« (ebd., S. 158).

Ein ähnliches Phänomen gibt es sogar in der Musik. Wie Umberto Eco ausführt, wurde im Mittelalter die Dissonanz des C-fis »als dermaßen störend empfunden, dass man sie als diabulus in musica bezeichnete« (Eco 2007, S. 421, Hervorhebung im Original). In späteren Zeiten empfand man diese Dissonanzen noch immer als dissonant, aber man interpretierte sie als erregend, betonte den dadurch bewirkten Spannungsaufbau und die Instabilität, die nach Auflösung dränge, und konnte so die Dissonanz geradezu genießen. Entsprechendes ließe sich auch über Ekel sagen. Ekelerfahrungen werden heute gesucht, um einen Spannungsbogen aufzubauen, eine Irritation zu erzeugen, eine Provokation zu landen, die erregend wirken. Dies gilt nicht nur, aber eben auch für die Kunst. Die innere Erregung, in die uns die Darstellung ekelerregender Phänomene versetzt, ist zudem noch in der Lage, uns die Langeweile und das Gefühl innerer Leere zu vertreiben.

Der spielerische Umgang mit dem Thema Ekel, die Als-ob-Situation der Kunst werden auch bei Dalís Bild Freuds polymorph Perverser (auch: Bulgarisches Kind beim Essen einer Ratte) deutlich. Es handelt sich um die drastische Darstellung einer ekelerregenden Situation. So richtig schütteln vor Ekel kann ich mich aber nicht. Die handwerkliche Perfektion der hyperrealistischen, glasklaren Darstellung von Baby und Ratte lässt die an sich deftige Ekeldarstellung künstlich erscheinen. Das Baby drückt weder perverse Lust noch Ekel aus. Es könnte genauso gut in einen Teddybären beißen, ohne seine Mimik ändern zu müssen. Dalís Bild ist eine intellektuell-künstlerische Spielerei. Dalí fühlt sich nicht ein in die Affekte, die das Baby haben könnte. Sein Bild ist vielmehr eine Illustration zu Freuds Theorie des polymorph perversen Kindes, keine Darstellung der perversen Lust oder des Ekels. Deshalb empfindet man nicht wirklich Ekel beim Betrachten.

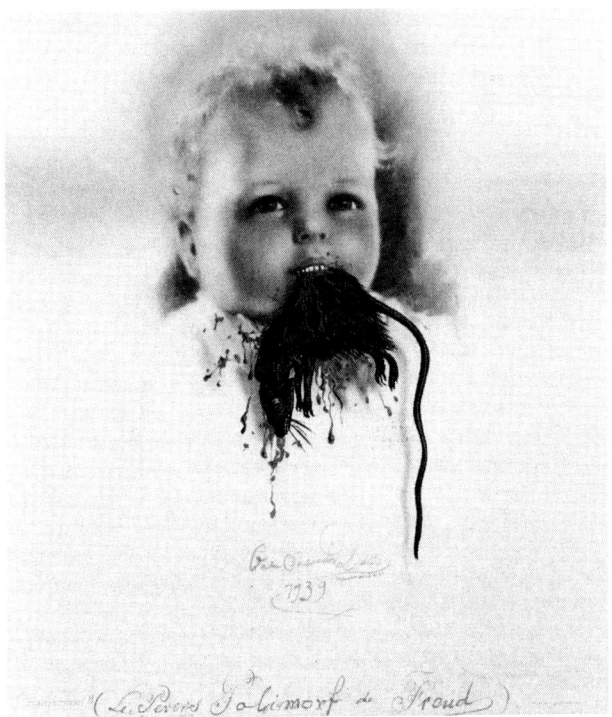

Salvador Dalí: »Freuds polymorph Perverser« © Salvator Dalí, Fundació Gala-Salvador Dalí/VG Bild-Kunst, Bonn 2009

Einem Diskussionsbeitrag von Irina Vogt folgend, könnte man die Ausdruckslosigkeit im Gesicht des Kindes aber auch als Zeichen einer dissoziativen Abspaltung des Ekelgefühls unter dem Eindruck einer traumatischen Erfahrung, die nicht als solche erlebt werden darf, interpretieren.

Ganz anders das Selbstbildnis von Egon Schiele: Es zeigt den typischen Gesichtsausdruck des Ekels mit der hochgezogenen Oberlippe, den entblößten Zähnen und der gerümpften Nase (Kick 2003). Gleichzeitig ist diese Figur selbst eine Erscheinung, die – zumindest leichte – Ekelgefühle auszulösen vermag. Man könnte versucht sein zu der verallgemeinernden Aussage: Wer sich ekelt, wirkt nicht gerade anziehend, sondern eher abstoßend, und kann sich leicht selbst in ein Objekt des Ekels verwandeln. Viele Zeitgenossen Schieles haben sein Bildnis als abstoßend empfunden. Das geht mir aus der heutigen Distanz anders: Ich sehe in dieser Figur den Versuch des Künstlers, den Affekt des Ekels darzustellen, und indem er ihn künstlerisch darstellt, die verschiedenen Dimensionen dieses Affektes auszuloten und sich in sie hineinzufühlen. Dieser Mensch fühlt sich in seinem Körper nicht wohl, er wirkt ungelenk, er empfindet Ekel vor etwas oder vor jemandem, vielleicht auch vor sich selbst. Das Bild mag mich auch an eigene Zustände erinnern, in denen ich mich nicht wohl in meiner Haut fühlte. Mit diesem Blick auf das Bildnis erscheint es mir nicht ekelerregend, sondern löst eher Interesse und eine gewisse Faszination bei mir aus.

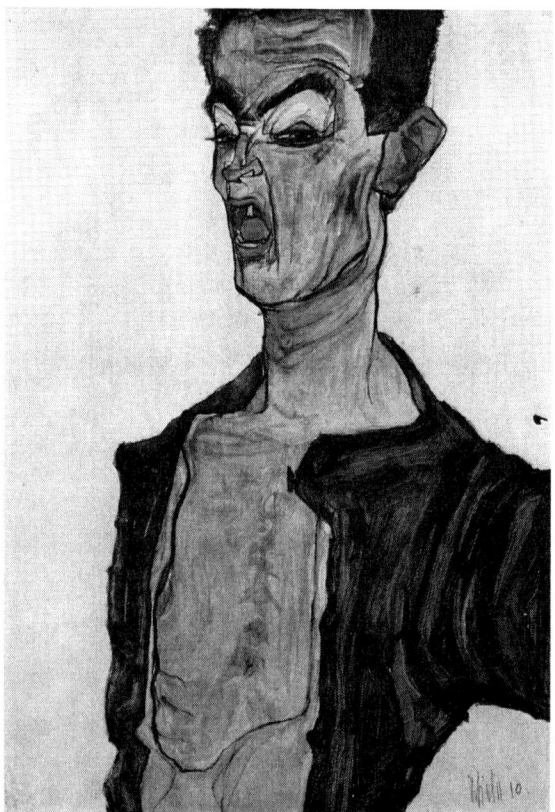

Egon Schiele: »Selbstprotrait, eine Grimasse schneidend«, 1910

Ekel als Basisemotion

Etymologisch ist das Wort Ekel erst im 16. Jahrhundert nachweisbar (Duden 2001). Es bedeutet so viel wie »Abscheu«, eigentlich »was zum Erbrechen reizt«. Bei Kluge (1989, S. 173) wird auch auf »Schande« als Ursprung verwiesen, was eine Verbindung zur Scham anzeigt, die auch schon in meinem eigenen Ekelerlebnis deutlich wurde. Im Grimm'schen Wörterbuch wird Ekel als »eins der auffallendsten Wörter unserer Sprache« (Grimm 1936, Bd. 3, S. 394) bezeichnet. Es sei ehemals ein »unerhörtes« Wort gewesen, das »auch in den übrigen deutschen Sprachen fast nirgends« auftrat, heute aber zum »feststehenden« Begriff geworden sei und sich insbesondere in der Verwendung als Adjektiv »zu feinen Unterscheidungen« eigne. Auf die »feinen Unterscheidungen«, von denen die Brüder Grimm sprechen, werde ich später noch einmal zurückkommen, wenn ich auf Pierre Bourdieus Theorie der »feinen Unterschiede« eingehe.

Die Tatsache, dass Ekel erst relativ spät, nämlich im Frühneuhochdeutschen, als Begriff auftaucht, heißt nicht, dass der Ekelaffekt eine neue Erfindung wäre, sondern nur, dass sich seine Repräsentanz in der Sprache erst spät entwickelt hat. Insofern hat die Nichtbeachtung des Ekels im psychotherapeutischen Diskurs schon eine längere Tradition.

Ekel hat eine starke körperliche Fundierung. Wir empfinden Ekel als einen Affekt, der so sehr mit körperlichen Reaktionen verlötet ist, dass man fast geneigt wäre, ihn als einen rein körperlichen, instinkthaften, von Natur aus angelegten Reiz-Reaktions-Mechanismus zu interpretieren, der gleichsam ohne kulturelle Überformung auskommt. Aber schon die Gebrüder Grimm unterscheiden zwischen dem Ekel als einem sinnlichen Widerwillen, einer körperlichen Abscheu, der sich auf verdorbene oder im Übermaß genossene Speisen und Getränke richtet einerseits und dem geistigen Widerwillen, dem Ekel der Seele andererseits. Auch Aurel Kolnai (1929) hebt in seiner facettenreichen Phänomenologie des Ekels hervor, dass der Ekel trotz seiner »Leibgebundenheit« (ebd., S. 9) ein Gefühl ist, das in allen Bereichen der menschlichen Psyche eine Rolle spielt und dem beispielsweise als »moralischer Ekel« eine »unersetzliche und legitime ethisch-kognitive Funktion« (ebd., S. 58) zugeschrieben werden muss. Der seelische Ekel ist demnach eine Eigenschaft, die den Menschen auszeichnet. Folgt man dem Neurowissenschaftler Antonio Damasio (2007, S. 50), entfalten die Gefühle ihre »vollständige und andauernde Wirkung« erst, wenn sie bewusst gemacht sind, wenn wir nicht nur Gefühle haben, sondern auch wissen, dass wir sie haben.

Gefühle sind unser ständiger Begleiter. Mehr oder weniger alle Objekte und Situationen in unserer Umgebung lösen mehr oder weniger starke Emotionen in uns aus. Wir können gar nicht anders, als emotional zu reagieren. Im gewaltigen Chor der Gefühle nimmt der Ekel die Stimme der Aversion, der Abneigung, des Sich-Abwendens, des Von-sich-Stoßens ein. Im direkten Kontakt mit unseren Mitmenschen übernimmt das Ekelgefühl die Funktion, uns vor unliebsamer, schädlicher, übergriffiger Nähe des anderen zu schützen. Beim Ekel geht es um die Zurückweisung, die Ausstoßung des schlechten Objekts, das dabei ist, die intime Grenze des Selbst zu verletzen, oder diese bereits überschritten hat.

Vor allem das sexuelle Begehren ist imstande, die Ekelschranke – zumindest zeitweise – außer Kraft zu setzen. In gewisser Weise gibt die Aufhebung des Ekels in der sexuellen Begegnung dieser »ihre spezifische Intimität: Sie gestattet, was ansonsten Ekel hervorriefe« (Liessmann 1997, S. 108). Dass die üblichen Schranken des Ekels – und übrigens auch der Scham – im sexuellen Begehren wegfallen können, stellt zwischen den beiden Menschen eine Intimität her, wie sie ansonsten kaum erreicht wird. »Dort aber, wo das Begehren in sich zusammenfällt, verliert sich auch der Schutz vor dem Ekel« (ebd., S. 109).

Neben dem sexuellen Begehren, dem Mitleid, der Sympathie und der Liebe gibt es auch noch andere Möglichkeiten, Ekelgefühle einzudämmen: Wenn ein Ekelobjekt in einen ordnenden Rahmen gestellt wird, verflüchtigt sich seine Ekelqualität. Beispielsweise verlieren Medizinstudenten den anfänglichen Ekel vor Blut, Körpersekreten, aufgeschnittenen oder eitrigen Wunden, Leichen usw. nicht nur und nicht primär durch Gewöhnung, sondern dadurch, dass diese Phänomene in die Struktur des medizinischen Wissens und Handelns eingeordnet werden. All die ekelerregenden Phänomene erhalten eine neue Rahmung und damit eine sachlichere, weniger persönliche Bedeutung, sodass die Schutzfunktion des Ekels überflüssig wird. Der Schmutz löst nur dann Ekel aus, wenn er mit dem persönlichen Selbst in Verbindung gebracht wird.

Die Signalfunktion des Ekels

Freud betrachtete den Ekel neben der Scham und der Moral als eine Kraft, die sich der ungehemmten Abfuhr der Libido in den Weg stellt (Kluitmann 1999). So verhindere der Ekel, dass Mund und After zum Triebziel genitaler Libido werden. Freud, der immer in Ambivalenzen dachte, schloss aus dem starken Widerwillen, der im Ekel zum Ausdruck kommt, auf die Existenz einer mindestens ebenso starken Anziehungskraft. Das anale Interesse des kleinen Kindes an seinen eigenen Ausscheidungen sah Freud als den ursprünglichen Triebwunsch, der durch die Sauberkeitserziehung zur Reaktionsbildung des Ekels führe. In der starken affektiven Erregung des Ekels vermutete er die Manifestation einer Kompromissbildung zwischen der ursprünglichen Schmutzlust und ihrer Abwehr. Insofern betrachtet Freud den Ekel als ein neurotisches Symptom, das auch in einer Kompromissbildung zwischen Abwehr und dem lustvollen Genuss des Verdrängten besteht.

Tatsächlich kann Ekel die Funktion eines neurotischen Symptoms annehmen, doch darf die Essenz des Ekelbegriffs nicht auf diese Funktion eingeschränkt werden. Das Gefühl des Ekels hat – ähnlich wie die Angst – eine Signalfunktion. In der Ekelempfindung kann das Subjekt erkennen, dass eine Grenze überschritten wurde. Mir fällt dazu eine neurotische Patientin ein, die in der Schlussphase ihrer sehr produktiven Analyse von Ekelgefühlen gegenüber ihrer Großmutter berichtet. Sie erinnert sich, dass sie es als Kind liebte, die langen weißen Haare ihrer Großmutter, die diese als Haarknoten trug, zu kämmen. Das sei eine ihrer Lieblingsbeschäftigungen gewesen. Aktuell liege die Großmutter im Krankenhaus und äußere wiederholt den Wunsch, die Patientin möge ihr doch die Haare kämmen. Die Patientin empfindet einen abgrundtiefen Ekel davor, die Großmutter zu berühren, sie körperlich zu pflegen oder ihr gar die Haare zu kämmen. Ihre Assoziationen führen zu der Erinnerung, wie sehr die Großmutter (väterlicherseits) die Mutter der Patientin unterdrückt und gegängelt habe. Die Patientin assoziiert zu ihrem Ekelgefühl einen ihrer Grundkonflikte, nämlich sich als Kind dafür verantwortlich gefühlt zu haben, die Spannungen zwischen ihren Eltern und die zwischen den Generationen auszugleichen. Möglicherweise nahm sie schon als Kind ein Zuviel an körperlicher Nähe zu ihrer Großmutter auf sich, um die Spannungen zwischen den Generationen auszugleichen. Dieses Zuviel an intimer Nähe wird ihr jetzt im Ekel bewusst.

Ekel ist in den meisten Fällen eine basale Gefühlsreaktion auf eine Situation unliebsamer, unangemessener, illegitimer Nähe. Dem Ekel kommt also eine wichtige, das Subjekt schützende Signal- oder Warnfunktion zu. Diese Sichtweise ergänzt Freuds Auffassungen um die beziehungsdynamische bzw. relationale Bedeutung des Ekels (Miller 1986, 1993). Gerade weil es so schwer ist, über eigene Ekelgefühle zu sprechen, müssen Ekeläußerungen von Patienten in der therapeutischen Situation als wahrscheinlich zutreffende Gefühlsreaktionen ernst genommen werden. Im ersten Schritt sollten Patienten immer ermutigt werden, weiter über ihre Ekelgefühle zu sprechen. Erst im zweiten Schritt sind Deutungen vom Stile: »Vielleicht fühlen Sie sich ja auch angezogen von dem, was Sie ekelt«, angemessen. Werden solche Deutungen zu früh gegeben, missverstehen sie in aller Regel die emotionale Situation des Patienten und haben eine pathogene Wirkung.

Der Ekelaffekt kommt zwar »aus den Tiefen der Eingeweide des Menschen« (Liessmann 1997, S. 102) und ist ein basaler physiologisch fundierter Affekt, aber der Ekelbegriff kann auch als Metapher, d.h. als Sinnbild benutzt werden. Beide Seiten sind durchaus miteinander verbunden. Meine Patientin, die vor dem Hintergrund von Missbrauchserfahrungen häufig über massive Ekelgefühle spricht, neigt dazu, auch bei relativ harmlosen Konflikten ihre Irritationen und ihr Missfallen mit der Mimik des Ekels auszudrücken. Dabei blickt sie mich an. Sie will wissen, ob ich ihr Ekelgefühl nachvollziehen und teilen kann. Sie benutzt also den mimischen Ausdruck des Ekels als Metapher für relativ harmlose Unlustgefühle und Missfallensäußerungen. Mit ihr versuche ich herauszufinden, wann sie sich ekelt und wann sie eher Ärger, Enttäuschung oder andere Gefühle empfindet.

Ekel und Scham

Leider existiert eine Theorie der Affekte bislang nur rudimentär. Diese hätte u.a. das Verhältnis der verschiedenen Affekte zueinander zu klären. Der Ekel steht insbesondere mit der Scham in einem engen Verhältnis.

Ekel und Scham sind beides negative, averse Gefühle, die das Subjekt von etwas Schädlichem fernhalten wollen. Insofern sind es gleichgerichtete Gefühle. Ekel richtet sich primär gegen das Fremde, während Scham primär das Eigene zum Gegenstand hat. Man ekelt sich vor etwas Fremden, während man sich für das Eigene schämt. Man ekelt sich vor dem Mundgeruch des anderen, während man den eigenen gar nicht riecht. Man ekelt sich vor dem Schweißgeruch des anderen, während man den eigenen – wenn man ihn denn bemerkt – zwar als unangenehm empfindet, sich aber nicht davor ekelt. Aufgrund der menschlichen Fähigkeit zur Reflexion und Selbstreflexion können beide Gefühle allerdings auch in der jeweils anderen Richtung empfunden werden. Man kann sich auch vor sich selbst ekeln und sich stellvertretend für einen anderen schämen.

Ekel und Scham sind sehr körpernahe Affekte. Man empfindet Scham in Bezug auf die eigene Körperlichkeit in den Augen anderer. Wenn man mit seiner eigenen Körperlichkeit anderen zu nahe gerückt ist, empfindet man Scham. Umgekehrt empfindet der andere, dem man ungebührlich nahe gekommen ist, Ekel. Scham betrifft die eigene Leiblichkeit, Ekel die des Fremden (Michel 1997, S. 31).

Man könnte das Verhältnis von Scham und Ekel auch so definieren: »Scham ist die Angst, durch sozial falsches Verhalten bei einem zweiten Menschen Ekel auszulösen« (Penning 1984, S. 6). Umgekehrt könnte man sagen: Das Zeigen von Ekel ist der Versuch, den anderen so einzuschüchtern und zu entwerten, dass er sich schämt. Wenn der Beschämte dann beginnt, die negativen Zuschreibungen in sein Selbstbild zu übernehmen, verwandelt er sich nach und nach in das ekelhafte Ungeheuer, zu dem ihn seine Mitmenschen machen wollen. Wie ein solcher Prozess ablaufen und schließlich zur Selbstverekelung und zum Verlust der menschlichen Identität führen kann, zeigt Kafkas Gregor Samsa in der Erzählung Die Verwandlung. Der Protagonist verwandelt sich Schritt für Schritt in ein Insekt, von dem sich der Rest der Familie voller Abscheu abwendet (Menninghaus 1999). Das erinnert mich an eine Gruppe von Punks, die ich vor fast 30 Jahren interviewte und in meinem Buch *Die Schärfung der Sinne. Jugendprotest als persönliche und kulturelle Chance* im Kapitel »Jenseits des Ekels« (Wirth 1984, S. 144–188) beschrieben habe. Einer von ihnen hatte den Namen Gregor Samsa auf seine Jacke gesprüht. Die bewusste Identifikation mit dieser ausgestoßenen Ekelfigur sollte die Gesellschaft provozieren und ihr zugleich den Spiegel vorhalten – getreu dem Punk-Motto: »Ihr könnt uns nicht vernichten, denn wir sind ein Teil von euch!« Doch anders als Gregor Samsa, der daran zugrunde geht, dass er den Ekel der anderen übernimmt und sich schließlich vor sich selbst ekelt, drehen die Punks den Spieß um und ignorieren die konventionellen Ekel- und Schamschranken. Indem sie sich Ratten als Haustiere halten und wie streunende Hunde auf der Straße leben, entwickeln sie eine Lebensphilosophie, die der Philosoph Perter Sloterdijk (1983) unter Rückgriff auf den griechischen Philosophen Diogenes als »kynische Vernunft« bezeichnet hat. Diogenes, so Sloterdijk, sei »der einzige westliche Philosoph, von dem wir wissen, dass er bewusst und öffentlich seine animalischen Geschäfte verrichtete« (ebd., S. 289). Dies deute auf eine »Naturbewusstsein hin, das die animalischen Seiten des Menschlichen positiv wertet und keine Abspaltung des Niederen oder Peinlichen« – und, so möchte ich ergänzen: des Ekelhaften – »gestattet« (ebd.).

Scham ist ein Affekt, der im sozialen Verkehr der Menschen miteinander sehr eng mit Narzissmus und Macht verknüpft ist. Scham ist Ausdruck eines mangelhaften Selbstwertgefühls angesichts eines anderen, der über mehr Macht verfügt. Einen anderen lächerlich zu machen, ihn zu beschämen, ist ein Mittel, um die eigenen Überlegenheit, die eigene Macht zu demonstrieren oder zu festigen. Wie aber beschämt man einen anderen Menschen besonders wirkungsvoll? Indem man ihn als minderwertig, als verachtenswert und im Extremfall als ekelhaft darstellt. Da der Ekelaffekt auf intensiven körpernahen Prozessen basiert, ist dies eine besonders wirkungsvolle Form, einen anderen zu beschämen. Nicht umsonst appellierte der nationalsozialistische Antisemitismus an den Ekelaffekt, indem er die Juden als Ungeziefer, Parasiten, als Brut, als Abschaum etc. darstellte und damit die ganze Palette der Ekelattribute ansprach.

Scham wie auch Ekel kommen sowohl in passiver als auch in aktiver Form vor: Wir werden von etwas oder jemandem beschämt oder angeekelt, aber wir können auch jemanden beschämen oder anekeln. Interessanterweise kann der Mangel an Scham – also Schamlosigkeit – beim anderen Ekel auslösen, wie dies bei der Perversion der Fall ist.

Ekel in der Gegenübertragung

Treten heftige Ekelreaktionen in der Gegenübertragung auf, müssen diese ebenfalls als Warnsignal verstanden werden, denn eine solch basale Aversion steht in Widerspruch zur therapeutischen Grundhaltung, mit der wir unseren Patienten üblicherweise begegnen. Dazu eine Fallvignette:

Meine Frau berichtet mir von einem kurzen telefonischen Erstkontakt mit einem Patienten. Dieser hatte frühmorgens bei uns zu Hause angerufen und sich gleich als privat versichert vorgestellt. Meine Frau beendet das Gespräch recht schnell mit dem Hinweis, er solle sich doch später unter unserer Praxisnummer wieder melden. Dieses nur wenige Sekunden dauernde Gespräch löst bei meiner Frau eine heftige, aversive Gegenübertragung aus. Sie schildert den Patienten als übergriffig und klebrig. Sie habe sich geekelt und das Gefühl gehabt, er krieche ihr unter die Haut. Sie selbst wolle ihm keinen Termin geben und könne mich nur warnen, auf alles gefasst zu sein, falls ich mich auf ihn einlassen wolle.

Einerseits nehme ich diese auffallend affektive Warnung ernst, andererseits ist mein wissenschaftliches Interesse geweckt, zumal ich gerade an dem Ekel-Vortrag arbeite. Nachdem er nochmals auf unserer privaten Telefonnummer anruft, kommt ein reguläres Erstgespräch zustande. Es erscheint ein großer, schwerer Mann mit groben Gesichtszügen in Sweatshirt und Trainingshose. Während des ganzen Gesprächs spielt er unablässig mit seinem BMW-Schlüssel. Er entpuppt sich als höchst erfolgreicher Versicherungsvertreter, der, aus einfachen Verhältnissen kommend, eine Menge Geld gemacht hat und eine große Villa und Ferienhäuser in Florida und der Schweiz besitzt. Er selbst habe eigentlich keine Probleme. Sein Problem sei seine Frau, die sich von ihm getrennt habe. Zwar sei er kein Kind von Traurigkeit und habe in den letzten Monaten der Trennung zahlreiche sexuelle Kontakte mit anderen Frauen gehabt, trotzdem sehne er sich nach seiner Frau zurück und wolle deshalb mit ihr zusammen eine Ehepaartherapie machen. Heute sei er alleine da, um die Lage zu sondieren. Im Übrigen sei er privat versichert und das sei sicherlich auch für mich von Vorteil. Meinen Hinweis, dass Paartherapie keine Kassenleistung sei, wischt er vom Tisch mit der Feststellung, als Versicherungsmann kenne er sich da aus und er werde sicher einen Weg finden, die Krankenkasse zur Kasse zu bitten. Er schließt dieses Thema mit der Andeutung ab, wenn ich mich in dieser Frage kooperativ verhalte, könne ich in den Genuss kommen, von ihm als Gast in eine seiner Ferienwohnungen eingeladen zu werden.

Ich fühle mich von diesem Patienten überwältigt. Ich kann mich seiner Dominanz, seiner Aufdringlichkeit, seinen Vereinnahmungsversuchen und seiner Übergriffigkeit kaum erwehren. Ich fühle mich regelrecht überflutet von einem Gemisch aus Vereinnahmungs- und Funktionalisierungsversuchen, Entwertungen, Bestechungsangeboten und Drohungen. Nur mit größter Mühe gelingt es mir, meine Mentalisierungsfähigkeit aufrechtzuerhalten.

An diesem Menschen erscheint mir einfach alles eklig: die Massigkeit seiner körperlichen Erscheinung, die Grobheit seiner Gesichtszüge, der Protz, mit dem er seine Besitztümer auflistet – sein Auto, sein Geld, seine Villa, seine Ferienwohnungen, seine Frau, seine sexuellen Affären –, die abgrundtiefe Verachtung, die er für einen seiner beiden Söhne empfindet, während er den anderen idealisiert, die Schamlosigkeit, mit der er die Korrumpierbarkeit aller Menschen – und damit auch die meinige – als Selbstverständlichkeit voraussetzt.

Für den weiteren therapeutischen Prozess sehe ich eine Chance darin, meinen Ekel zu überwinden, indem ich zu den schwachen, abgewehrten Persönlichkeitsanteilen des Patienten Zugang gewinne. In dem Maße, in dem es mir gelänge, mit seinen schwachen Seiten in Kontakt zu treten, hätte er es vielleicht weniger nötig, sich so eklig darzustellen, und dann würden in meiner Gegenübertragung auch andere Gefühlsqualitäten auftauchen können.

Zur gesellschaftlichen Bedeutung des Ekels

Ähnlich wie die Scham hat auch die Ekelempfindung, obwohl sie ein so persönliches, so sehr mit dem eigenen Körper und dem eigenen Seeelenleben verbundenes Phänomen ist, doch zugleich eine hohe kulturelle, soziale und gesellschaftliche Bedeutung. Norbert Elias (1939) hat in seinem Werk über den Prozess der Zivilisation das stetige Vorrücken der Peinlichkeits- und Ekelschwellen beschrieben. Die zunehmende Kontrolle der Affekte wird nötig, weil die Menschen immer enger zusammenrücken müssen und immer stärker in das Geflecht wechselseitiger Abhängigkeiten eingebunden werden. Viele Triebäußerungen werden aus der Öffentlichkeit verbannt und der gesamte Affekthaushalt einer zunehmenden Kontrolle unterworfen. »Zivilisation ist insofern die Privatisierung und Ritualisierung peinlich gewordener Verhaltensweisen, zum Beispiel solcher, die das deftige Lutherwort ›Warum rülpset und furzet ihr nicht, hat's euch nicht geschmacket‹ noch als erlaubt, ja erwünscht kennzeichnete« (Michel 1997, S. 31).

Elias Theorie hat immer wieder Einwände hervorgerufen. Hans-Peter Duerr (1988) hat in einem fünfbändigen Werk über den »Mythos vom Zivilisationsprozess« unzählige historische und ethnografische Belege dafür zusammengetragen, dass die Affekte Ekel und Scham in allen Kulturen vorkommen, also keine rein soziale Erfindung des Zivilisationsprozesses sind.

Diese Belege werden durch die Affektforschung (Krause 1993, 1997, 1998) bestätigt, sind aber noch kein grundsätzliches Argument gegen ein historisches Anwachsen der Scham- und Ekelschwellen.

Ein schwerwiegenderes Argument gegen Elias ist die Beobachtung, dass seit den 60er Jahren eine zunehmende Sexualisierung des öffentlichen Raumes, der Werbung, der Medien, der individuellen Selbstinszenierung in der Öffentlichkeit stattgefunden hat. Man kann eine Rückkehr des Körpers in den öffentlichen Raum konstatieren. Dies spricht eher für ein Durchlässigerwerden der Scham- und Ekelschwellen. Aber es ist nicht der gleichsam natürliche, der rülpsende und furzende Körper, der zurückkehrt, sondern der geschönte, der nach allen Regeln der Kunst gestylte Körper. Nach welchen Regeln der Kunst des Auftakelns, des Tätowierens, des Piercens, des Antrainierens, des Aufblasens oder des Herunterhungerns der Körper gestylt wird, ist von den Schönheitsidealen der jeweiligen Bezugsgruppe abhängig. Innerhalb der jeweiligen Bezugsgruppe, Kultur oder Subkultur wirken Scham, Ekel und Verachtung nach wie vor als höchst wirksame intrapsychische und interpersonale Kontrollmittel.

Hier gilt auch unvermindert, was der Soziologe Sighard Neckel (1991) über die Scham als Herrschaftinstrument ausführt. Derjenige, der über Macht und Ansehen verfügt, festigt diese, indem er den weniger Mächtigen mit dem Folterinstrument der Beschämung droht. Aus Angst vor Beschämung hält sich der Unterlegene oder auch der Untergebene mit vorlauten Äußerungen zurück, lässt den Oberen den Vortritt, passt sich an die Gruppenideale und Normen an und fügt sich in die soziale Hierarchie ein.

Traditionell dienten Ekelgefühle den Eliten dazu, ihre Distanz zu den unteren Schichten zu rechtfertigen und zu festigen. Der Soziologe Pierre Bourdieu (1982) schreibt den »feinen Unterschieden« in Fragen des Geschmacks – des Geschmacks in den Bereichen Essen, Trinken, Kleidung, Musik, Wohnungseinrichtung usw. – eine zentrale Rolle bei der Ausdifferenzierung und Abgrenzung gesellschaftlicher Klassen, Schichten, Kulturen und Subkulturen zu. Dem Ekel kommt dabei eine wichtige steuernde Funktion auf der Affektebene zu, weil das Ekelgefühl – wie schon die Gebrüder Grimm erkannten – die feinsten Geschmacksunterschiede sensibel registriert. Wie Pierre Bourdieu in seiner Theorie über die »feinen Unterschiede« herausgearbeitet hat, ekelt sich die feine Gesellschaft vor der Primitivität der niedrigeren Schichten und festigt so ihr narzisstisches Überlegenheitsgefühl und ihren Herrschaftsanspruch. Das narzisstische Selbstwertgefühl des Individuums, aber auch die narzisstische Gruppenidentität werden durch die feinen Unterschiede des Geschmacks – und seinen affektiven Wächter, den Ekel – abgesichert.

Allerdings gilt es heute nicht als political correct, Ekelgefühle zu zeigen. Als höchste Tugend wird die Toleranz gegenüber abweichendem Verhalten aufgefasst. Gefühle wie Ekel und Verachtung zu empfinden und vor allem zu äußern, gilt als extrem verpönt (Krause 2006).

Meine These ist, dass der »Prozess der Zivilisation« in eine neue Phase eingetreten ist, indem die Verhaltenskontrolle über Ekel und Scham nicht mehr so sehr im öffentlichen Raum praktiziert wird, sondern im Binnenraum der Bezugsgruppen, der Kulturen und Subkulturen. Scham und Ekel entzünden sich heute nicht mehr daran, den eigenen Körper, die eigene Sexualität zu freizügig zu präsentieren, sondern daran, dass der eigene Körper nicht den Schönheitsidealen der jeweiligen Bezugsgruppe entspricht. Im Kontakt mit konkurrierenden, aber nahe stehenden Individuen und Gruppen ist nach wie vor Freuds »Narzissmus der kleinen Differenzen« von Bedeutung. Im Außenverhältnis der verschiedenen gesellschaftlichen Gruppierungen untereinander gilt hingegen der Grundsatz der Toleranz, der Ekelverleugnung und des Beschämungsverbots. Deshalb sind es in der Mediengesellschaft nicht mehr automatisch die ökonomisch und politisch Mächtigen, die auch bestimmen, was kulturell zum guten Geschmack gehört.

»Kein Affekt kommt, im wörtlichen Sinne, so aus den Tiefen der Eingeweide des Menschen wie der Ekel« (Liessmann 1997, S. 102). Daher rührt die Stärke (Menninghaus 1999) und die Schärfe (Wirth 1984) dieser Empfindung und ihre gleichsam diagnostische Treffsicherheit. Friedrich Nietzsche hat sich des Ekelgefühls häufig bedient, um den menschlichen und moralischen Schwächen auf die Schliche zu kommen. Sein intellektueller Ekel richtete sich gegen die verlogene Moral der Theologen ebenso wie gegen den Missbrauch moralischer Argumente durch die politisch Ohnmächtigen.

Trotz seiner Verankerung in der Physiologie ist der Ekel enorm variabel und kann in den unterschiedlichsten sozialen Situationen einen warnenden Hinweis auf Unbekömmliches, Giftiges und Falsches geben (Wilson 2002). Er kann uns aber auch täuschen, beispielsweise wenn er auf falschen Voraussetzungen beruht, wie es bei meinem Eingangsbeispiel der Fall war. Und er schlägt dort in Inhumanität um, »wo er den Menschen überhaupt nur mehr unter der Perspektive des Ekelhaften« (Liessmann 1997, S. 109) wahrnimmt. In der Propaganda der Nazis gegen den Erzfeind Frankreich und gegen den Kommunismus war Hass das affektive Leitmotiv. Diese Feinde sollten bekämpft, geschlagen oder gar vernichtet werden. »Der Gehasste wird noch im Hass als Gleicher akzeptiert« (ebd., S. 107). Hingegen war der grundlegende Affekt der Nazis gegen die Juden nicht der Hass, sondern der Ekel. »Damit dies möglich wurde, mussten Menschen ihres Menschseins beraubt und gewaltsam unter die Gattung ekelerregender Substanzen subsumiert werden« (ebd., S. 109).

Literatur

Anz, Thomas (1998): Literatur und Lust. Glück und Unglück beim Lesen. München (C.H. Beck).

Anz, Thomas (2003): Unlust und Lust am Ekelhaften in Literatur und Kunst. In: Kick, Hermes A. (Hg.): Ekel. Darstellung und Deutung in den Wissenschaften und Künsten. Hürtgenwald (Guido Pressler Verlag), S. 148–159.

Bourdieu, Pierre (Hg.) (1982): Die feinen Unterschiede. Kritik der gesellschaftlichen Urteilskraft. Frankfurt am Main (Suhrkamp).

Damasio, Antonio R. (2007): Descartes' Irrtum. Fühlen, Denken und das menschliche Gehirn. Berlin (List).

Duden (2001): Das Herkunftswörterbuch. Etymologie der deutschen Sprache. Mannheim (Bibliographisches Institut).

Duerr, Hans Peter (1988): Nacktheit und Scham. Der Mythos vom Zivilisationsprozess. Frankfurt am Main (Suhrkamp).

Eco, Umberto (Hg.) (2007): Die Geschichte der Häßlichkeit. München (Hanser).

Elias, Norbert (1939): Über den Prozess der Zivilisation. Soziogenetische und Psychogenetische Untersuchungen. Bd. 1: Wandlungen des Verhaltens in den weltlichen Oberschichten des Abendlandes. Frankfurt am Main 1978 (Suhrkamp). Bd. 2: Wandlungen der Gesellschaft. Entwurf zu einer Theorie der Zivilisation. Frankfurt am Main 1979 (Suhrkamp).

Grimm, Jacob & Wilhelm (1936): Deutsches Wörterbuch von Jacob und Wilhelm Grimm. Nachdruck 1984, München (dtv).

Kick, Hermes A. (2003): Eros, Pathos, Ekel: Ambivalenz und Gestaltungskraft im Werk von Egon Schiele. In: Kick, Hermes A. (Hg.): Ekel. Darstellung und Deutung in den Wissenschaften und Künsten. Hürtgenwald (Guido Pressler Verlag), S. 136–147.

Kluge, Friedrich (1989): Etymologisches Wörterbuch der deutschen Sprache. Berlin (de Gruyter).

Kluitmann, Annette (1999): Es lockt bis zum Erbrechen. Zur psychischen Bedeutung des Ekels. Forum der Psychoanalyse 15(3), 267–281.

Kolnai, Aurel (1929): Der Ekel. In: Kolnai, Aurel (2007): Hochmut. Haß. Zur Phänomenologie feindlicher Gefühle. Frankfurt am Main (Suhrkamp).

Krause, Rainer (1993): Über das Verhältnis von Trieb und Affekt am Beispiel des perversen Aktes. Forum der Psychoanalyse 9(3), 187–197.

Krause, Rainer (1997): Allgemeine Psychoanalytische Krankheitslehre. Bd. 1: Grundlagen. Stuttgart, Berlin, Köln (Kohlhammer).

Krause, Rainer (1998): Allgemeine Psychoanalytische Krankheitslehre. Bd. 2: Modelle. Stuttgart, Berlin, Köln (Kohlhammer).

Krause, Rainer (2006): Verachtung, Ekel und Ärger des Therapeuten. In: Kernberg, Otto F.; Dulz, Birger & Eckert, Jochen (Hg.): WIR: Psychotherapeuten über sich und ihren »unmöglichen« Beruf. Stuttgart, New York (Schattauer).

Liessmann, Konrad Paul (1997): »Ekel! Ekel! Ekel! – Wehe mir!« Eine kleine Philosophie des Abscheus. Kursbuch 129, 101–110.

Menninghaus, Winfried (1999): Ekel. Theorie und Geschichte einer starken Empfindung. Frankfurt am Main (Suhrkamp).

Michel, Karl Markus (1997): Leib an Leib. Über die Schrecken der Nähe. Kursbuch 129, 27–37.

Miller, Susan B. (1986): Disgust: Conceptualization, Development and Dynamics. Int. R. Psycho-Anal. 13, 295–307.

Miller, Susan B. (1993): Disgust Reactions – Their Determinants and Manifestations in Treatment. Contemp. Psychoanal. 29, 711–734.

Neckel, Sighard (1991): Status und Scham. Zur symbolischen Reproduktion sozialer Ungleichheit. Frankfurt am Main, New York (Campus Verlag).

Penning, Lothar M. (1984): Kulturgeschichtliche und sozialwissenschaftliche Aspekte des Ekels. Dissertation Johannes Gutenberg-Universität, Mainz.

Schiller, Friedrich (1801): Über das Erhabene.

Sloterdijk, Peter (1983): Kritik der zynischen Vernunft. Frankfurt am Main (Suhrkamp).

Wilson, Robert Rawdon (2002): The Hydra's Tale. Imagining Disgust. Edmonton (The University of Alberta Press).

Wirth, Hans-Jürgen (1984): Die Schärfung der Sinne. Jugendprotest als persönliche und kulturelle Chance. Frankfurt am Main (Syndikat).

2 Therapiekonzepte, Behandlungsmethoden, und Fallberichte zum professionellen Umgang mit Ekelgefühlen

Ekel als Abwehr – Abwehr des Ekels

Mathias Hirsch

Einleitung

Ekel ist ein Affekt, ein Primäraffekt wie Angst – im Gegensatz zum Angst-Thema finden sich aber in der psychoanalytischen Literatur nur wenige Gedanken zum Ekel. Am ehesten hat sich noch Freud in den *Anfängen der Psychoanalyse* mit dem Thema Ekel als Teil der Psychodynamik der Hysterie beschäftigt, als er die Verführungstheorie noch nicht aufgegeben hatte und seine Auffassung des Wesens psychischer Störung auf der Erkenntnis einer verdrängten Traumatisierung, vornehmlich eines sexuellen Traumas, beruhte. Kluitmann (1999) hat einen Überblick über die psychoanalytische Literatur gegeben; neben Freud haben sich lediglich Landauer (1936), Abraham (1916) und auf ihn aufbauend Edith Jacobson (1964) mit dem Ekelaffekt beschäftigt, in neuerer Zeit Rainer Krause (1983; 1990; 1993).

Aber ist denn wirklich der Ekel selbst der Gegenstand der psychoanalytischen Untersuchung? Sind es nicht viel mehr weit überwiegend die Affekt-Äquivalente des Ekels, die mehr oder weniger phobischen Verhaltensweisen bzw. die Konversion in die Körpersymptomatik, die als psychoneurotische Symptome die Aufmerksamkeit der Analytiker erregt und ihren Ehrgeiz geweckt haben, ihre unbewusste Dynamik zu ergründen? In den *Studien über Hysterie* schildert Freud (1895d) in Form einer wunderbaren Fallnovelle die Begegnung mit Katharina auf der Rax, einem Bergmassiv an der Grenze von Niederösterreich und Steiermark. Katharina leidet unter den Symptomen Angst, Atemnot, Druck auf der Brust, Schwindel und Erbrechen. Der Ekel selbst ist also kein Symptom. Geekelt hatte sie sich allerdings, als sie ihren Vater beim Beischlaf mit ihrer Cousine, seiner Nichte also, ertappte. Diese

Beobachtung hatte ihre Wirkung: »Mir war die ganze Zeit recht schlecht, ich hab immer nachdenken müssen [...], und am Montag früh, da hab ich wieder den Schwindel gehabt und hab erbrochen und bin zu Bett geblieben und hab drei Tage fort und fort gebrochen.« (Freud 1895d, S. 188f.) Schwindel und Erbrechen als »hysterische Symptomatologie« werden von Freud als »Bilderschrift« verstanden und prompt wie mit Hilfe eines Wörterbuchs in den entsprechenden Affekt übersetzt: »In diesem Alphabet bedeutet Erbrechen Ekel. Ich sagte ihr also: ›Wenn Sie drei Tage später erbrochen haben, so glaub ich, Sie haben sich damals, wie Sie ins Zimmer hineingeschaut haben, geekelt.‹ – ›Ja, geekelt werd' ich mich schon haben‹, sagt sie nachdenklich. ›Aber wovor denn?‹« (ebda, S. 189) Es stellt sich nun heraus, dass Katharina erstens ihre Beobachtung der Mutter mitgeteilt hatte, woraufhin die Mutter sich trennte und später die Scheidung einreichte, und dass zweitens der Vater Katharina selbst in der Vergangenheit mehrmals sexuell bedrängt hatte und sie sich jeweils nur mit Mühe seiner Übergriffe hatte erwehren können. Diese traumatisierenden Vorfälle waren zusammen mit dem Schuldgefühl und den Affekten von Angst und wohl auch Ekel verdrängt worden.

Auch im *Bruchstück einer Hysterie-Analyse* (Freud 1905e) trat der Ekel während des Übergriffs durch den älteren Mann gegen die 14-jährige Dora auf, als Abwehr der eigenen sexuellen Erregung, die durch den sexuellen Angriff erzeugt worden sein könnte, wie Freud meinte – man kann wohl eher vermuten, dass der Ekel den Übergriff selbst abwehren sollte. Auch hier ersetzt das Symptom den Affekt – und zwar durch Affektverkehrung, Verschiebung von unten nach oben, vom Genitalbereich also zum Thorax, der mit unlustvollen Engegefühlen reagiert (wie auch schon bei Katharina). Freud konstruiert also wieder eine Abfolge: Der Ekel wehrt die verpönte Erregung ab, das Körpersymptom den Ekel. An dieser Stelle versucht Freud zu erklären, warum Sexualität Ekel erzeugen kann, obwohl dieser Affekt doch primär aus der analen Zone – Ekel vor den Exkrementen – herrühre: Es liege eine Verknüpfung der »exkrementellen Funktionen« (Freud 1905e, S. 189) vor mit der Harnentleerung mittels eben demselben Organ des Mannes, das auch den sexuellen Aufgaben dienen muss: »So gelangt der Ekel unter die Affektäußerungen des Sexuallebens.« (ebda, S. 190) Man sieht, Freud konstruiert nun eine ausschließlich intrapsychische Dynamik, eventuelle traumatisierende Einwirkungen der sozialen Umwelt kommen nicht mehr vor. Eine einfachere und plausiblere Möglichkeit zu erklären, warum Sexualität Ekel erzeugen kann, fand Freud (1896c) dagegen neun Jahre früher in seinem Vortrag Zur *Ätiologie der Hysterie*: »Eine andere Reihe überaus gemeiner hysterischer Phänomene, [... wie] Störungen der Darmtätigkeit, das Würgen und Erbrechen, Magenbeschwerden und Speiseekel ergab sich in meinen Analysen gleichfalls [...] als Derivat derselben Kindererlebnisse zu erkennen und erklärte sich mühelos als konstante Eigentümlichkeiten derselben. Die infantilen Sexualszenen [d.h. der sexuelle Missbrauch, M.H.] sind nämlich arge Zumutungen für das Gefühl eines sexuell normalen Menschen, sie enthalten alle Ausschreitungen, die von Wüstlingen und Impotenten bekannt sind, bei denen Mundhöhle und Darmausgang missbräuchlich zu sexueller Verwendung gelangen.« (S. 451f.) Darmausgang und Mundhöhle sind ja nun die Orte, die mit dem Ekel eng verknüpft sind: Was aus dem Darm herauskommt, weckt den Ekel, der ebenso entsteht, wenn etwas in den Mund nicht hineinkommen soll.

Der Ekel also bekämpft die Erregung – aber doch nur, wenn Sexualität entweder einem strengen Über-Ich-Verbot unterliegt oder wenn es sich um sexuelle Traumatisierung handelt, wie in den von Freud beschriebenen Fällen. Und so wird man heute eher denken, dass nicht die eigene Erregung, sondern vielmehr die sexuelle Gewalt als solche abgewehrt werden muss. Unter durchschnittlicheren Bedingungen ist der Trieb bzw. das sexuelle Begehren aber umgekehrt in der Lage, Ekelgefühle nicht zu erzeugen, sondern sie vielmehr zu unterdrücken: In den *Drei Abhandlungen zur Sexualtheorie* (Freud 1905d, S. 51) beschreibt Freud, wie Lust und Begehren stärker sein können als ein sonst entstehender Ekel: »Wer etwa mit Inbrunst die Lippen eines schönen Mädchens küsst, wird vielleicht das Zahnbürstchen desselben nur mit Ekel gebrauchen können, wenngleich kein Grund zur Annahme vorliegt, dass seine eigene Mundhöhle, vor dem ihm nicht ekelt, reinlicher sei als die des Mädchens. Man wird hier auf das Moment des Ekels aufmerksam, welches der libidinösen Überschätzung des Sexualobjekts in den Weg tritt, seinerseits aber durch die Libido überwunden werden kann.«

Ekel schafft Grenzen

In der Objektbeziehungstheorie, die Edith Jacobson (1964/1973, S. 111) entwickelt hat, scheint der Ekelaffekt ein Teil der nichtpathologischen Selbst-Objekt-Differenzierung im Säuglingsalter zu sein. Das Kind empfindet die Mutterbrust – wie später den eigenen Kot – als Teil seiner selbst, bis es wohl schmerzlich erfahren muss, dass ihre Anwesenheit und eben auch Abwesenheit außerhalb der omnipotenten Kontrolle des Säuglings liegt. Es entsteht eine Frustration, die, wie Jacobson meint, eine Wendung vom Passiven ins Aktive bewirkt, der Säugling grenzt sich nun aktiv, und zwar mit Hilfe des Ekels, ab. Was vorher der Gegenstand der Verschmelzung war, wird nun abgelehnt, der Ekel zieht eine Grenze zwischen Selbst und Objekt; nach dem Abstillen entwickelt der Säugling der Milch gegenüber Ekelgefühle, die lange persistieren können. In der weiteren Entwicklung von der oralen zur analen Phase komme es zu einer Verschiebung von der Nahrung zum Kot, also vom in sich Aufzunehmenden zum Auszuscheidenden, und auch das Erbrochene wird ausgeschieden, so dass eine Verdichtung von Kot und Erbrochenem stattfindet. Interessanterweise steht Jacobson vor demselben Problem wie Freud in seiner Frühzeit (nach 1923 hat sich Freud nicht mehr mit dem Ekel, auch überhaupt mit dem Körper nicht mehr beschäftigt), den Zusammenhang der verschiedenen Körperzonen (Darmausgang, Mundhöhle, Genitalien) in Bezug auf den Ekel zu erklären. Wenn es bei Jacobson scheint, dass der Ekel vor der Brust und der Milch eine ubiquitäre, von innen kommende Erscheinung ist, wendet sich Krause (1993, S. 190) dem realen Verhalten der Mutter bzw. Pflegeperson zu. Die Entwicklung jedenfalls übertriebenen Ekels hängt von den mangelnden empathischen Fähigkeiten der Pflegeperson ab; die Pflegeperson, die distanzierende Affektsignale wie Ärger, Interesselosigkeit und auch Ekel nicht empathisch verstehen kann und nicht entsprechend reagiert, wird als schlechtes Objekt aufgenommen, woraus Übelkeit entstünde. Kluitmann (1999, S. 277, die Krause referiert): »Ekele man sich vor allem und jedem, so werde man von der Phantasie gequält, alle und alles andere haben freien Zugang zum Selbst. Ekel ist also hier ein Indikator für die Aufhebung der Grenzen zwischen Selbst und Objekt, bei gleichzeitiger Bewertung dieses Objekts als schädlich.« Ich würde ergänzen, dass Ekel nicht nur die Aufhebung der Grenzen aufzeigt, sondern auch diese Aufhebung abwehrt und Grenzen zieht, ein Selbst-Objekt-Grenzen-Surrogat herstellt, denn der Ekel bewirkt die Ausstoßung des schlechten Objekts bzw. den Rückzug von ihm.

Es folgt ein klinisches Beispiel, in dem der Ekel Grenzen setzt, dieselbe Funktion aber auch die Scham übernimmt, so dass zwischen Ekel und Scham Parallelen zu entdecken sind. Es würde noch die phobische Angst in diese Reihe der Mechanismen passen, die alle pathologische Grenzen dem Bedrohlichen oder Verpönten gegenüber aufrichten.

Ekel und Scham – Berta C.

Eine fast 40-jährige Patientin, Frau C., die ursprünglich wegen eines unerfüllten Kinderwunsches nach einer Fehlgeburt und darauf folgender Depression mit der Psychotherapie begonnen hatte, berichtet: Der Vater hat angerufen, wieder betrunken, sie solle ihm gefälligst zuhören, was ihr einfiele, ihn so abzuweisen. Sie war nach ihrem letzten Besuch bei den Eltern auf Distanz gegangen, weil der Vater, auch damals betrunken, hinter ihr hergerufen hatte, was für einen »schönen Arsch« sie habe. Jetzt empfindet sie nur Ekel und ansonsten eine Gefühlskälte dem Vater gegenüber, sie erschreckt vor sich selbst. Als Jugendliche, als sie noch in ihrer Heimatstadt lebte, hat sie gedacht, die Ablehnung durch beide Eltern liege daran, dass sie die Eltern nicht genug liebe. Als Kind war sie einmal im Krankenhaus, die Mutter kam zu Besuch und hat ihr den Rücken mit Alkohol eingerieben. Da ekelte sich die Mutter vor der Tochter. Die Mutter ekelte sich wohl auch vor dem Vater, aber Frau C. denkt voller Schuldgefühl in der Identifikation mit dem Aggressor, dass es der Vater nicht verdient habe, dass die Mutter so ein Gefühl entwickelt. Gleichzeitig kann sie realisieren, dass sie selbst es als Kind auch nicht verdient hatte, dass die Mutter so ein abweisendes Gefühl hat: Der Ekel fungiert hier als Selbst-Objekt-Grenzen-Ersatz, der aber verpönt ist, ähnlich wie sie sich nicht abgrenzen darf, indem sie sich nicht meldet, worüber der Vater sich am Telefon beschwert hatte. Sie schämt sich für diesen Ekel. Der Vater fordert Dankbarkeit, sie hat ihm Geld geschickt, das mindert das Schuldgefühl, nicht aber die Scham. Nach ihrer Flucht aus der DDR (kurz vor dem Mauerfall über Ungarn) hat sie ihre Familie verleugnet, überhaupt ihre Herkunft verheimlicht, sich aber dieser Verleugnung geschämt. Also eine doppelte Scham: Zuerst schämte sie sich der Familie und verleugnete sie, dann schämte sie sich er Verleugnung. Andererseits tut ihr der Vater Leid, auch die Mutter, denn beide Eltern tragen »auch keine Liebe in sich«. Ich sage, Mitleid ist aber eine Schwächung der Grenze, da man ja genauso leidet wie der Andere. Du tust mir leid, ich leide mit dir. Keine Grenzen, kein Nein, aus Mitleid. Die Patientin kann ja auch nicht sagen: Mit jemandem, der »Arsch« hinter mir herruft, rede ich nicht, schon gar nicht, wenn er betrunken ist. Aber der Ekel ersetzt die Grenze. Als Jugendliche wurde sie öfter sexuell bedrängt; einmal hat sie im Ausbildungsheim einen Schrank vor die Tür gestellt, einmal ist sie aus dem Fenster geflohen. Das sind Versuche, Grenzen aufzurichten. Als Kind wurde ihr »eingebläut«, die Eltern nicht zu enttäuschen. Man darf dem Vater gegenüber keinen Ekel empfinden. Nach dem Gespräch mit dem Vater drängte sich ihr ein Bild auf: Alle zusammen stehen an seinem Grab, sie hat keinerlei Gefühle – vor ihrer Gefühlskälte war sie ja selbst erschrocken – die ganze Familie zeigt auf sie, sie ist ausgestoßen. Jetzt erst kann sie sich vorstellen, dass eigentlich jeder Ekel empfinden muss, wenn der Vater obszöne Lieder singt, anzügliche Bemerkungen macht und mit seinen sexuellen außerehelichen Abenteuern prahlt. Der Ekel ist also die Abwehr des intrusiven, übergriffigen Objekts, er wehrt den sexuellen Angriff ab und zieht eine Grenze. Wenn eine Mutter sich vor ihrem Kind ekelt, zieht der Ekel auch hier eine Grenze und bedeutet Ablehnung des Objekts, in diesem Fall aber steht man auf der Seite des abgelehnten Kindes, die Grenze ist sozusagen illegitim, während sie im ersten Fall legitim erscheint. Die Scham zieht auch eine Grenze, wieder eine legitim erscheinende, und andererseits eine illegitime:

Die Patientin schämt sich ihrer Familie, das ist eine Grenzziehung der lieblosen, die Kinder funktionalisierenden, missbräuchlichen Familie gegenüber. Eine Scham aber, die die Abwehr durch den Ekel missbilligt, schwächt die Grenzziehung wieder. Die Verleugnung der Familie ist ein kaum gelingender Versuch, sich von ihr zu unterscheiden, die Scham über die Verleugnung aber schwächt wiederum diese Grenzziehung.

In der heutigen Zeit, in der über intrafamiliären sexuellen Missbrauch gedacht werden kann und Erinnerungen sehr vieler Patientinnen an mehr oder weniger drastische Übergriffe möglich sind, kommt auch der Ekel vor den doch geliebten Elternobjekten sehr häufig vor, derselbe Ekel, den Freud beschrieben hat. Eine andere Patientin hat sich als Kind geekelt vor dem Vater, wenn er nur mit seiner feingerippten Unterwäsche bekleidet auf dem Sofa lag, geekelt, wenn er ihr seine wechselnden Frauen vorführte, nachdem die Mutter sich getrennt hatte, auch wenn er ihr Fotos dieser Frauen zeigte und sie um Rat fragte, für welche er sich denn entscheiden solle. Sie hat sich auch geekelt, wenn er ihr erzählte, wie toll er wieder einmal im Bett gewesen sei. Sie hat sich aber seiner geschämt, wenn er in dieser Art und Weise vor anderen Leuten in der Öffentlichkeit prahlte. Der Ekel grenzt sich gegen den übergriffigen Vater ab, die Scham ähnlich: Zu einem solchen Vater möchte man nicht gehören.

Wieder zurück zu Frau C: Nach der »Ekel-Sitzung« hatte sie gehofft, »dass es raus kam, aber es kam nichts«. Frau C. meinte ihre Tränen, die nicht kamen, aber es klang für mich wie ein Erbrechen-Wollen und nicht Können. Sie redet so leise und vor allem undeutlich und in Satzfragmenten, dass ich mich ganz konzentrieren muss und neben dem Hören meine Gedanken nicht entwickeln kann. Endlich sage ich es ihr: Warum reden Sie so leise? Ich erkläre ihr auch, wie sie es schafft, dass ich sie nicht verstehen kann, sie also nicht in Kontakt zu mir kommt. Sie antwortet, ich sei nicht der Erste, der ihr das sagt. Ich möchte keinen Vorwurf machen und Schuldgefühle erzeugen, deshalb erkläre ich ihr, welchen Sinn ich darin sehe: Ihre Angst, sich zu zeigen, Scham und auch Schuldgefühl. Also sind nicht nur die Tränen nicht herausgekommen, sondern auch das Schlechte, das in ihr ist und dessen sie sich schämt, das sie selbst hier in der Therapie nicht zeigen kann, und wenn es nicht herauskommt, muss es eben drin bleiben, wie verdorbener Mageninhalt, den man nicht erbrechen kann. Dieser Gedanke erinnert an Karl Landauer (1936/1988, S. 263), der differenziert zwischen Ekel und dem Würg-Reflex, mit dem verdorbene Nahrung »unlustvoll ausgewürgt wird. [...] Aber der Ekel ist kein Würgreflex. Bei diesem ist ein Gegenstand in die Mundhöhle gelangt, hat aufgehört, selbständig zu sein, ist Teil der Person geworden, und soll aus ihr wieder entfernt werden. Beim Ekel dagegen gelangt das Bild von einem Gegenstand durch Auge oder Nase in den Menschen.

[...] Ein Objekt wahrnehmen, heißt ja nur, das Bild von ihm mittels der Sinne aufnehmen. Da trifft es auf die Erinnerungen früherer Einverleibungen und ihrer Folgen und unserer Reaktionen auf sie. [...] Wahrnehmungen entstehen nur durch Verzicht auf Einverleibung. Und Ekel ist das [sic!] Kompromiss zwischen der Intention der Einverleibung, dem Verzicht darauf und der Wahrnehmung des Objektes und der Wiederausstoßung des in der Wahrnehmung Verinnerlichten.«

Abwehr des Ekels

Kann der Ekel selbst nicht ertragen werden, da er zu nahe an der verpönten Bedeutung seiner Ursache wäre, muss auch er abgewehrt werden. Das kann durch Somatisierung geschehen, entweder durch Ohnmachtsanfälle, die die Konfrontation mit dem Ekelerregenden völlig umgeht, oder durch Übelkeit, dem körperlichen Äquivalent des Ekelaffekts. Die Abwehr kann auch ins Psychosomatische gehen, z.B. kann die Zurückweisung eines verpönten Objekts oder einer Person durch eine ekzematöse Hautreaktion erfolgen – ironischerweise müsste sich diese Person nun ihrerseits vor dem Ekzem ekeln. Hier ein Beispiel: Eine Patientin, die als Kind jahrelang von ihrem Vater sexuell missbraucht worden war und der ihr damals immer nahe gelegt hatte, das Sperma in ihrer Hand zu verrühren, das täte gut, entwickelte ein Ekzem an der Innenfläche der linken Hand. Es stellte sich heraus, dass das Ekzem immer dann auftrat, wenn sie einen neuen Mann kennen gelernt hatte, den sie mit dem Symptom auf Abstand halten konnte, so dass das Ekzem die Abwehr einer zu großen – auch sexuellen – Nähe enthielt. Und tatsächlich, jedes Mal, wenn die Patientin sich nach stets kurzer Zeit getrennt hatte, verschwand auch das Symptom wieder. Somatisierungssymptome, insbesondere Übelkeit und Erbrechen, wehren also den Ekel ab und es gibt überdies eine häufige Abwehr dieser Somatisierung, also eine zweite Abwehr, nämlich die oft heftige und hartnäckige phobische Angst vor eben diesen Symptomen. Ist es die phobische Angst vor dem Erbrechen, hat sie heute einen Namen: »Emetophobie«. Zuerst ein Beispiel für letztere Abwehrstrategie:

Angst vor Erbrechen als Ekeldeckaffekt – Cordula S.

Die 17-jährige Cordula wollte eine Psychotherapie machen, weil sie seit über einem Jahr unter Übelkeit litt. Viel schlimmer aber sei ihre große Angst vor dem Erbrechen. Das Symptom habe begonnen, nachdem sie die Pille genommen habe; es sei nicht weggegangen, obwohl sie das Präparat schon mehrmals gewechselt habe. Sie habe auch große Verdauungsprobleme, einen »zu großen Darm«, deshalb leide sie ab und zu unter starker Verstopfung. Ja, sie habe einen Freund, seit einem halben Jahr, sie kenne ihn schon lange, sie könne sehr gut mit ihm reden, er habe auch Probleme, bisher habe es keine körperliche Nähe gegeben. Den Charakter der Symptomatik als Behinderung ihrer Identitätsentwicklung scheint sie zu ahnen, wenn sie in den biographischen Fragebogen schreibt: »Wenn mir nicht schlecht ist, kann ich tun, was ich will und was ich muss. Sobald ich Angst habe, dass mir schlecht wird oder mir schlecht ist, kann ich nur noch daran denken.« Was sie tun könnte, wenn sie das Symptom nicht hätte? Ich denke, sie könnte erwachsen werden, Sexualität haben, eine Berufsausbildung machen, eine berufliche Identität erwerben, und zwar als Frau. Die Mutter ist hier kein Vorbild. Alle Brüder der Mutter sind Akademiker geworden, sie aber war Verkäuferin in der Bäckerei ihrer Eltern. Die Mutter wurde streng katholisch erzogen, und deshalb geriet sie in Panik, als sie in der Zeit zwischen der standesamtlichen und der kirchlichen Hochzeit entdeckte, dass sie – mit der Patientin – schwanger war. Das spielte sich Mitte der 60er Jahre des letzten Jahrhunderts ab (Cordulas Therapie begann Anfang der 80er Jahre). Bis zur Hochzeit hatte die Mutter bei den Eltern gewohnt, und obwohl schon 24 Jahre alt, konnte sie den Eltern nur unter schweren Schuldgefühlen und voller Scham von der Schwangerschaft berichten. In den Wochen bevor sie das schaffte, litt sie unter schwerem Schwangerschafts-Erbrechen. Drei Jahre später kam ein Junge auf die Welt, der Bruder der Patientin, seitdem leidet die Mutter unter Anfällen von schwerer Migräne mit heftigem Erbrechen. Für die Mutter schien es klar zu sein: Sexualität vor der kirchlichen Trauung ist Sünde. Deren Frucht muss wieder hinaus! Und zwar durch das Erbrechen, wie die Bulimikerin das inkorporierte Böse unbedingt wieder ausstoßen muss. Die Geburt des zweiten Kindes, eines Jungen, bedeutet wieder: Cordulas Eltern hatten Sexualität; eigentlich müsste das dreijährige Kind – ödipal – dagegen protestieren, aber soweit ist es noch nicht. Die Mutter reagiert, so kann man spekulieren, auf das Geschlecht des Zweitgeborenen: Ein Junge wie ihre Brüder; eigentlich müsste sie ihr Schicksal zum Kotzen finden und eine Mordswut auf ihre Eltern haben, die sie als Mädchen in den Betrieb steckten, während die Brüder selbstverständlich »etwas Besseres« werden sollten und auch die Möglichkeit dazu bekamen.

Cordula ist eher anal fixiert, wie man sagt, das kann man an ihrer Symptomatik ablesen: Schon als kleines Kind hat sie sich auf der Toilette eingeschlossen und sich mit ihrem Stuhlgang abgemüht. Noch heute leidet sie unter Verstopfung, man hat bereits ein Megakolon diagnostiziert. Jetzt als Jugendliche hat sie nicht etwa die typischen Ängste, die Brüste seien zu groß oder zu klein oder sonst stimme etwas nicht mit ihrem sexuellen Körper, vielmehr hat sie Angst, ihren Hintern zu zeigen. Sie hält die Hände davor, erreicht aber natürlich das, was sie vermeiden will: Die anderen Jugendlichen hänseln sie als die, »die ihre Hände davor hält.« Auch ihr Charakter hat etwas Anales: »Ich war früher oft beleidigt, wenn ich meinen Willen nicht bekommen habe. Einmal habe ich mich deshalb bei Kälte auf den Balkon gesetzt und gewartet, bis jemand kam. Wenn ich bei Gesellschaftsspielen mal verlor, habe ich genauso reagiert.« Jetzt streitet sie heftig mit dem Vater und dem Bruder: Machtkämpfe, sie will Recht haben, sie sei »dickköpfig«, sagt sie selbst.

Zum Vater hatte sie ein gutes Verhältnis, aber nur bis zur Pubertät, da hat er sie praktisch fallen gelassen, sie interessierte ihn scheinbar überhaupt nicht mehr. Jetzt sagt sie: »Mein Vater ist ein Dickkopf«, und merkt gar nicht, dass sie sich selbst so bezeichnet hat. »Andere Leute würden wohl kaum für möglich halten, dass er so rücksichtslos zu seiner eigenen Familie ist, da er sich ihnen gegenüber immer rücksichtsvoll benimmt. Wenn er zum Psychologen müsste, würde er wohl sehr in Verlegenheit geraten, da vielleicht etwas herauskommt, was er nicht wahrhaben will.« Dass er sie nicht mehr beachtet, ihr überhaupt nichts zutraut und gleichzeitig enttäuscht ist, dass sie in der Schule nicht mehr leistet, muss sie sehr kränken, aber sie sieht es gar nicht. Die Adoleszente richtet ihre Kritik gegen die Mutter: »Meine Mutter ist unheimlich empfindlich! Man kann ihr eigentlich nie sagen, wenn einen an ihr etwas stört, sie fasst es immer als Beleidigung auf und versucht, sich zu rechtfertigen. Auch leidet sie sehr darunter, dass ihre Mutter sie vor ihren Geschwistern als Sündenbock benutzt, z.B. weil sie nicht so tolle, außergewöhnliche Kinder hat oder z.B. nur Nur-Hausfrau ist. Ich habe oft das Gefühl, dass sie mehr an ihre Kinder denkt als an sich selber. Wir werden von ihr verwöhnt, ohne dass sie besondere Gegenleistungen fordert, aber hinterher ist sie frustriert, weil wir nichts dafür getan haben.«

Eine Aufgabe der Therapie war, der Jugendlichen die verschiedenen Identifikationen bewusst zu machen: Einerseits ist sie mit dem Vater und seiner »Dickköpfigkeit«, seiner Durchsetzungsfähigkeit und seinem Machtanspruch in der Familie identifiziert, andererseits mit der Symptomatik der Mutter, die ja eng mit ihrem Konflikt mit der weiblichen Identität und der Mutterschaft zusammenhängt. Cordula hat offenbar große Angst vor Sexualität, wie sie auch in den 80er Jahren allgemein nicht mehr so groß gewesen sein dürfte. Sie hat Angst besonders vor einer Schwangerschaft. Der Beginn der Symptomatik, die ihre unbewusste Angst enthielt, fiel zusammen mit dem Beginn der Konzeptionsverhütung. Das war wohl ein Zeichen für sie, nun ein erwachsenes, sexuelles weibliches Wesen zu sein oder sein zu müssen. Dass sie mit der Pille kaum schwanger werden konnte, war ihrem Unbewussten offenbar einerlei. Wie die Mutter es ihr vorgeführt und auch auf geheimnisvollen Kanälen transgenerational weitergereicht hatte, bedeutete Schwangerschaft Übelkeit und Erbrechen, und die Angst vor dem Symptom war eigentlich die Angst vor einer Schwangerschaft. Obwohl Cordula den biographischen Fragebogen bereitwillig und ausführlich ausgefüllt und, besonders was die Familiendynamik betraf, eine bemerkenswerte psychologische Intelligenz bewiesen hatte, ließ sie doch die Frage zur sexuellen Aufklärung und zu sexuellen Erfahrungen und Wünschen einfach unbeantwortet. Die Angst verschob sich ins Hypochondrische, als nicht ihr platonischer Freund, sondern ein anderer Junge sich ihr eindeutiger näherte, als ihr lieb war. Kurz vor einer Sitzung, die Therapie dauerte schon über zwei Jahre, ruft sie in Panik an, sie könne nicht kommen, sie sei herzkrank, ihr Herz habe ausgesetzt, sie habe Herzstolpern, sicher auch hohen Blutdruck, jetzt habe sie auch noch Schmerzen in den Beinen. Sie habe sich ins Bett gelegt, morgen wolle sie zum Arzt. Ich sage ihr barsch, sie soll sofort herkommen, sich auf ihr Fahrrad setzen, auch wenn es gerade regnet. Sie weint, kommt aber. Sie erzählt, ein Junge, in den sie bereits vor zwei Jahren verliebt gewesen war, habe ihr gesagt, er wolle mit ihr schlafen. Da hätte das mit dem Herzen angefangen; voller Angst habe sie den Waschzettel ihrer Pille gelesen, und da seien genau diese Symptome als Nebenwirkungen aufgeführt worden, und danach seien die Schmerzen in den Beinen aufgetreten, das sei sicher der Beginn einer Thrombose, das wurde auch als Nebenwirkung beschrieben. Sie müsse die Pille absetzen! – Dann kann sie nicht mit dem Jungen schlafen, sage ich. – Mit ihm schlafen bedeutet für sie die Angst, ihr Körper und ihr Verhalten würden abgelehnt. Sie lässt die Jungen nur so weit an sich heran, dass sie gut gefunden wird; mehr Nähe erzeugt Angst, abgelehnt zu werden. Wenn sie wirklich krank wäre, würde sie – das ist ihre Phantasie – von ihrem platonischen Freund, mit dem sie zwei Jahre zusammen war und von dem sie sich gerade getrennt hat, gepflegt werden.

Ein handfestes Trauma konnte in über zwei Jahren analytischer Jugendlichentherapie nicht entdeckt werden. Die Kindheit schien insoweit im Gleichgewicht, als sie den Vater als triangulierenden Dritten, als narzisstisch aufwertenden Verbündeten angesichts einer zutiefst identitätsunsicheren Mutter zur Verfügung hatte. Der ödipale, auch von Seiten des Vaters latent inzestuöse (vgl. Hirsch 1993) Charakter der Beziehung erwies sich erst, als der Vater sie mit Beginn der Pubertät abrupt beendete. Cordula beschreibt die relativ sorglose Zeit der Kindheit so: »Am besten kann ich mich eigentlich aus dieser Zeit an die Situationen erinnern, in denen ich erbrochen habe und es mir wohl nichts ausgemacht hat. Auch kann ich mich daran erinnern, meinen Eltern öfter ein Fünfmarkstück geklaut zu haben. Davon habe ich mir Süßigkeiten gekauft und diese mit anderen geteilt.« D.h. unbeschwert von den Problemen weiblicher Identität kann sie sich sogar das gestatten, was später, nach der Entwicklung ihrer Symptomatik, der Horror wäre: Erbrechen, ohne dass es ihr etwas ausmacht. Probleme bei der so genannten Reinlichkeitserziehung wurden von den Eltern nicht berichtet und von der Patientin natürlich nicht erinnert. Anale Charakterzüge – Recht haben wollen, Macht beanspruchen, besonders die Präokkuppation mit dem entsprechenden Körperteil und den Körperfunktionen – lassen sich als Kampf um die Anerkennung als Tochter bzw. Frau stellvertretend für die Mutter verstehen. Die Übernahme der Symptomatik der Mutter, mit der diese Schwangerschaft und Mutterschaft quittiert hatte, bedeutet eine Identifikation mit dem Identitätskonflikt der Mutter und gleichzeitig eine vermeidende Weigerung es ihr gleich zu tun. Aus diesem Grunde könnte die Patientin einen Ekel vor Sexualität entwickelt haben, der zu ihrer Vermeidung führen würde, so dass die gefürchtete, sie auf eine problematische weibliche Identität festlegende Schwangerschaft nicht eintreten könnte, stattdessen fürchtet sie das Erbrechen.

Sexualität allein wird heute nicht mehr eine derartige Abwehranstrengung nötig machen, wie es Freud damals erlebte. Ich denke, inzwischen wird Sexualität eher deshalb bedrohlich, weil sie mit der Trennung von Kindheit und Elternhaus verknüpft wird, ebenso wie eine Schwangerschaft diese Bedeutung enthält. Wir haben gesehen, wie schwer sich die Mutter von Cordula von ihren Eltern und deren Ansichten trennen konnte, und auch Cordula selbst hatte zentrale Probleme der Loslösung und Individuation zu bewältigen. Aber der Ekel vor Sexualität und Schwangerschaft wäre zu nahe an der Bedeutung, die sie haben, es wäre der Patientin zu sehr bewusst, was sie vermeiden muss, so dass sie mit ihrem Identitätskonflikt zu sehr konfrontiert wäre. Deshalb wird auch der Ekel-Affekt abgewehrt, an seine Stelle tritt die phobische Angst, etwas Ekelhaftes – das Erbrechen – zu produzieren. Und dass das Erbrechen nach dem Vorbild der Mutter mit der Schwangerschaft und diese mit der problematischen weiblichen Identität eng verknüpft ist, muss erst einmal unbewusst bleiben.

Ekel und Ohnmacht – Anita O.

Eine andere Möglichkeit aus dem hysterischen Formenkreis den eigentlich zu erwartenden Ekelaffekt abzuwehren, ist die Ohnmacht, ein Symptom, das zahlenmäßig im Vergleich zu Freuds Zeiten natürlich zurückgetreten, aber doch immer wieder anzutreffen ist. Eine 35-jährige Patientin, Frau O., war wegen Arbeitsüberlastung und Depressionen in einer psychosomatischen

Klinik behandelt worden und dort mit Berichten anderer Patientinnen von sexuellem Missbrauch in Berührung gekommen. Deshalb hatte sie ihre ältere Schwester gefragt, ob denn so etwas in ihrer Familie vorgekommen sei. Die Schwester sagte, sie habe es bisher nicht mitteilen wollen, aber der Vater habe sie selbst mehrfach missbraucht, nicht aber die jüngere Tochter, die Patientin. Ihr erster Gedanke, verbunden mit Erschrecken, war, warum denn der Vater zur Schwester gegangen sei und nicht zu ihr.

Seit dem 24. Lebensjahr litt die Patientin in größeren Abständen an Anfällen, die nach einigem diagnostischen Hin und Her als Grand-Mal-Epilepsie diagnostiziert worden waren. Jetzt dachte sie, wenn der Vater sie nicht missbraucht habe, warum habe sie dann ihre Anfalls-Symptome? Wenn sie sich doch erinnern könnte – sie hätte gern ein richtiges, erinnerbares Trauma. Nach der Mitteilung der Schwester konnte sie die Unsicherheit nicht ertragen und unternahm einen schweren Selbstmordversuch, es folgte eine zweimonatige psychiatrische Klinikbehandlung. Die Patientin fragt sich: Hat sie den Selbstmordversuch unternommen, weil sie das auch bekommen hat, was die Schwester bekommen hat vom Vater, nämlich die missbräuchliche Liebe, oder weil sie es nicht bekommen hat? Die Anfälle könnten bedeuten: »Nein, nein, geh weg!« Oder aber: »Nimm mich, ich will es auch, ich liege ja schon!« Frau O. findet es gemein, dass die Anfälle immer gerade dann auftraten, wenn es ihr gut ging. Den ersten Anfall hatte sie, kurz nachdem sie zum ersten Mal mit einem Freund zusammengezogen war.

Auch nach Therapiebeginn ging die Patientin, genau wie ihre drei älteren Geschwister, regelmäßig zum Sonntagsessen zu den Eltern. Die Familie war wortlos über den Suizidversuch hinweggegangen, sicher sei es genetisch bedingt, denn der Sohn eines Bruders des Vaters habe sich ja auch suizidiert. Eine heile Familie; niemand fand etwas dabei, dass der Vater schon einmal plötzlich vom Esstisch aufstand, hinter die Schwester trat und ihr mit den Worten: »Du bist ja ganz verspannt!« ohne ihre Zustimmung den Nacken massierte. Niemand hatte eine Ahnung von dem von der Schwester berichteten Missbrauch, und Frau O. geriet im Laufe der Therapie immer mehr unter Druck, das Schweigen endlich brechen zu müssen, auch wenn die Schwester weiter schweigen wollte, deren Aufgabe das Aufdecken doch eigentlich gewesen wäre.

Ein Hauptabwehrmechanismus der Patientin war Dissoziation, wenn sie in Stress geriet. Bei den Familienbesuchen zum Beispiel fühlte sie sich, als stände sie neben sich, würde sich beobachten, beurteilen, oft genug verurteilen. Oder sie sagt: »Ich hatte gedacht, ich müsste mich gut fühlen, aber mein Körper fühlte sich nicht gut an.« Der Gedanke an den Tod durch Selbstmord damals erfüllte sie mit großer Erleichterung, alle Spannung fiel von ihr ab, sie hatte keine Angst und keine Schuldgefühle mehr: »Es ist gut so«, dachte sie.

Frau O. kann sich selbst gegenüber gar keine Gefühle haben, erst wenn sie Freundinnen von ihrem Selbstmordversuch erzählt und die entsetzt sind oder traurig, kann sie selbst weinen. »Erst wenn andere traurig sind, erkenne ich überhaupt, dass es Trauer ist; genauso geht es mit Ärger oder Verzweiflung oder Hoffnungslosigkeit ...« Sonst sagt sie statt »Angst« eher: »Dann habe ich wieder die vegetativen Symptome ...« Andere, zu denen sie in Kontakt steht, haben die Affekte, die sie selbst abgespalten und weggelegt hat. Dieses Phänomen findet sich häufig in der analytischen Gruppenpsychotherapie – Frau O. befindet sich in kombinierter Einzel- und Gruppenpsychotherapie – sie berichtet in der Gruppe: Der Vater habe eine Bypass-Operation hinter sich, wie er da so liegt im Krankenhausbett, erbärmlich, so schwach, mit seiner großen Thoraxwunde ... Auch die Mutter täte ihr Leid, sie seien doch alle eine Familie, wie sie da alle um das Bett stünden, sie liebe ihren Vater doch auch ... Die Schwester habe es hinter sich, sie müsse nicht mehr an den Missbrauch denken, gehe unbefangen mit der Familie um. Sie selbst dagegen kriege es nicht mehr aus dem Kopf ... Ein anderes Gruppenmitglied, Frau B., reagiert heftig auf diese Erzählung: »Also wie du das so erzählst, so tonlos, tut mir Leid, aber ich empfinde eine mächtige Wut in mir aufsteigen, wenn ich mir das vorstelle, und du weißt nicht einmal, ob er dich nicht auch angefasst hat, also da kriege ich eine derartige Wut, und eigentlich ekle ich mich auch vor dem Körper von dem Alten, wenn ich mir das so bildlich vorstelle, und ich glaube, dass das eigentlich deine Wut ist, die du nicht haben kannst, und wo ist denn eigentlich dein Ekel?!«

Frau O. hat jetzt wieder einen Freund, eine »richtige« Beziehung. Im Hinblick auf den sich abzeichnenden Kinderwunsch denkt sie an ihr Anfallsleiden und eine mögliche Vererbbarkeit, sie möchte Klarheit. Zwar kämen die Anfälle selten, aber vor kurzem sei sie wieder »umgekippt«, gänzlich weggetreten, ohne Erinnerung, auf einem Hochzeitsfest einer Kollegin, zu dem sie mit ihrem Freund eingeladen war. Die phantasmatische Verbindung des Beginns ihrer Anfälle – sie war damals erstmals mit einem Mann zusammengezogen – mit ihrer neuen Beziehung und der Identifikation mit der Kollegin, die heiratet, liegt auf der Hand. Frau O. fasst den Entschluss, die Diagnose noch einmal in einer Spezialklinik überprüfen zu lassen. Nach Absetzen der Medikamente – Frau O. hatte zwölf Jahre lang Antiepileptika genommen – und mehreren Tests sagt die Oberärztin lakonisch: »Sie haben keine Epilepsie.« In der Gruppe wird sie von Frau B., ihrer Gruppenschwester in Übertragung und Gegenübertragung, angesprochen: »Sag mal, hast du eigentlich was gegen mich?« Sie kriegt einen furchtbaren Schreck und stottert: »Na ja, wenn du so scharf wirst, da kann ich glatt umkippen ...« In der Einzelsitzung bespricht sie die Situation, sie habe sich ertappt gefühlt, eine große Angst entwickelt, denn sie empfindet eine Art Neid und Eifersucht

Frau B. gegenüber, die sei schlank und sehe gut aus, werde von der Gruppe mehr gemocht (und von mir, sage ich), eigentlich wie meine Schwester. Ich sage: »Genau, der Vater liebt die Schwester mehr als Sie!« Jetzt reagiert Frau O. heftig körperlich, hyperventiliert, ringt die Hände, hält es vor Unruhe auf dem Stuhl kaum aus, sie könne nicht denken, sei blockiert. Ich sage streng: »Bitte hier keinen Anfall!« Sie beruhigt sich. Unter heftigem Weinen erzählt sie, sie halte die Eltern nicht aus, sie müsse ihnen endlich etwas zum Missbrauch sagen, aber sie kann es nicht. Sie entwickle großen Abscheu, geradezu körperlichen Ekel, fast Übelkeit, wenn der Vater auf sie zukommt, sie halte ihn mit gestrecktem Arm auf Abstand, ihr würde schlecht, wenn er sie umarmte, oder gar, wie früher, auf den Mund küsste! Frau B. hatte recht, eigentlich hätte sie schon vor dem jämmerlichen Körper im Krankenhausbett den Ekel entwickeln müssen, den sie erst jetzt erleben kann.

Frau O. hat den Eltern gesagt, dass sie mit ihrem Freund zusammengezogen ist. Der Vater sagt: »Dann sehe ich dich ja gar nicht mehr.« Als ob er eine Art Besitzanspruch hätte. In der Therapie nimmt die Frage, ob sie in der Familie endlich den Missbrauch aufdecken müsse, für wen sie das tun wolle, ob es für sie gut wäre, ob die Familie sie ausstoßen würde oder ganz auseinander fallen würde, einen großen Raum ein. Schließlich wächst die Erkenntnis, dass das große Nein der Familie gegenüber, der Eklat, nicht unbedingt nötig ist, dass es vielmehr um ihre innere Abgrenzung geht. Als sie der Familie mitteilt, dass sie heiraten wolle, sagt der Vater: »Wie lange wird das denn gut gehen ...« Manifester Missbrauch oder nicht – jedenfalls beweisen die subtilen Übergriffe des Vaters die Dynamik des latenten Inzests (vgl. Hirsch 1993). Die Gruppe bangt mit der Patientin, ob sie bei ihrer Hochzeit, zu der sie ihre Familie geladen hat, einen Anfall erleidet – stolz berichtet sie, dass alles gut gegangen sei, und übrigens, sie sei schwanger.

Ein Ekelgefühl wäre der Ausdruck einer offenen, für alle sichtbaren Ablehnung der Familie, insbesondere des übergriffigen Vaters. Das war der Patientin nicht möglich. In ihrer Verstrickung zwischen Abscheu vor dem Missbrauch der Schwester und dem undenkbaren Verlangen, der Vater möge doch auch sie so geliebt haben, hatte sie ja sogar den Tod vorgezogen. Neben Gefühlen der Wut und insbesondere auch der Scham musste sie den Ekel abwehren (der Affekt, der ihr am ehesten möglich war, war Schuldgefühl, ein sozialer Affekt, Damasio 1999). Ein zentrales Therapieziel war, die dissoziierten und so abgelegten und verleugneten Affekte wiederzugewinnen und sie als berechtigte Reaktion auf grenzüberschreitende Beziehungserfahrungen anzuerkennen. Der Ekel ist ja in seiner Abwehrfunktion der Scham verwandt, wie erwähnt; die Scham richtet eine Grenze auf zwischen dem Ideal, dem man entsprechen möchte, und dem realen So-Sein, wenn beide nicht übereinstimmen (vgl. Hirsch 2008). Die Scham markiert auch eine Grenze zwischen Täter und Opfer, wie Amati (1990) das für den Gefolterten beschrieben hat: Der Folterer empfindet natürlich keine Scham, aber auch der Gefolterte verliert sie, die Grenze schwindet zwischen beiden. Die unterwerfende Identifikation mit dem Aggressor verhindert die Scham des Gefolterten, denn er ist lebensnotwendig angewiesen auf den einzig Mächtigen, der irgend noch eine Aussicht auf Rettung enthält, tragischerweise den Folterer selbst (vgl. Eissler 1968). Und so beschreibt Amati für die Therapie von Folteropfern als wichtigen Schritt die »Rückgewinnung der Scham«, die diesen vom Folterer in einem ersten Schritt der Entwicklung aus dem Foltersystem und der Identifikation mit ihm trennt. Entsprechend ging es in der Therapie von Frau O. um die Rückgewinnung des Ekels, der eine adäquate Grenze zwischen dem Inzestvater und dem Opfer, der Patientin, hätte bilden müssen, lange aber aus übergroßer Loyalität, Trennungsangst und Trennungsschuldgefühl nicht erlebt werden konnte. Vielmehr wurde der Ekelaffekt abgewehrt durch die Ohnmachtsanfälle, mit denen sich die Patientin den sowohl bedrohlichen als auch konfliktuösen Situationen entzog, wie sie sich ja auch im Großen durch den Selbstmord entziehen wollte. Es ist also wie bei der Scham eine Abfolge anzunehmen: Der Ekel würde das Toxisch-Bedrohliche abwehren; ist aber der Ekel nicht möglich, muss er selbst wiederum abgewehrt werden, hier durch Ohnmacht, sonst durch die Somatisierung, in der die Abwehrbedeutung erst einmal verborgen bleibt, oder der phobischen Angst vor der Körperreaktion. In der isolierten Angst vor dem Erbrechen ist dann gar nicht mehr erkennbar, was denn abgewehrt werden soll.

Schlussbemerkung

Nimmt man an, dass der Ekel ursprünglich das Aufnehmen unverträglicher Stoffe in den Körper verhindern sollte, sich dann auch gegen eigene und fremde Exkremente richtete, so wurde schließlich auch Sexualität das Objekt der Abwehr durch Ekel. Mit dem Freud der frühen Psychoanalyse, der regelmäßig realen sexuellen Missbrauch an der Wurzel psychischer Störung ausmachte, können wir auch heute noch die Abwehrfunktion des Ekels gegen sexuelle Übergriffe erkennen. Es ist zu vermuten, dass Sexualität allein nicht mehr so abgewehrt werden muss wie im ausgehenden 19. Jahrhundert, aber ihre Bedeutung insbesondere als Ausdruck von oder Aufforderung zur Loslösung und Individuation, zum Erwerb einer eigenen, auch geschlechtlichen, Identität in der Adoleszenz, kann bedrohlich sein und Abwehr erfordern. Oft genug aber wird nicht der Ekel selbst als Abwehr eingesetzt, sondern seine Äquivalente wie Übelkeit, Erbrechen oder die phobische Angst vor dem

Erbrechen (Emetophobie), so dass die Bedeutung des Abgewehrten noch weiter verdeckt bleiben kann. Die Wiedergewinnung des Ekelaffekts in der Therapie geht oft einher mit der Aufdeckung dieser Bedeutung zusammen mit der mit ihr verbundenen Beziehungsdimension.

Literatur

Abraham, K. (1916): Untersuchungen über die früheste prägenitale Entwicklungsstufe der Libido. In: Ges. Schriften, Bd. II, Fischer, Frankfurt am Main, 1982.

Amati, S. (1990): Die Rückgewinnung des Schamgefühls. Psyche – Z. Psychoanal. 44, S. 724–740.

Damasio, A. R. (1999): Ich fühle, also bin ich. Die Entschlüsselung des Bewusstseins. List, Berlin, 2004.

Eissler, K. R. (1968): Weitere Bemerkungen zum Problem der KZ-Psychologie. Psyche – Z. Psychoanal. 22, S. 452–463.

Freud, S. (1896c): Zur Ätiologie der Hysterie. G. W. I.

Freud, S. (1905d): Drei Abhandlungen zur Sexualtheorie. G. W. V.

Freud, S. (1905e): Bruchstück einer Hysterie-Analyse. G. W. V.

Freud, S. (1926d): Hemmung, Symptom und Angst. G. W. XIV.

Freud, S., Breuer, J. (1895d): Studien über Hysterie. G.W. I.

Hirsch, M. (1993): Latenter Inzest. Psychosozial 16, S. 25–40.

Hirsch, M. (2008): Sein und Tun – Scham und Schuld. Psychotherapeut 53, S. 177–184.

Jacobson, E. (1964): Das Selbst und die Welt der Objekte. Suhrkamp, Frankfurt, 1973.

Kluitmann, A. (1999): Zur psychischen Bedeutung des Ekels. Forum Psychoanal. 15, S. 267–281.

Krause, R. (1983): Zur Onto- und Phylogenese des Affektsystems und ihrer Beziehungen zu psychischen Störungen. Psyche – Z. Psychoanal. 37, S. 1016–1043.

Krause, R. (1990): Psychodynamik und Emotionsstörungen. In: Scherer, K. (Hrsg.): Enzyklopädie der Psychologie. Motivation und Emotion, Bd. 3. Hogrefe, Göttingen.

Krause, R. (1993): Über das Verhältnis von Trieb und Affekt. Forum Psychoanal. 9, S. 187–197.

Landauer, K. (1936): Die Affekte und ihre Entwicklung. Imago 22, S. 275–291. Auch in: Psyche – Z. Psychoanal. 42, S. 258–274 (1988).

Das Behandlungskonzept für komplex-traumatisierte, dissoziative Störungen (SPIM-20-KT) und die Bewältigung von Ekelgefühlen

Ralf Vogt & Irina Vogt

Einführung zur Bedeutung von Ekelgefühlen in der Psychotherapiepraxis

Die Beschäftigung mit dem Thema Ekel ist in unserem Psychotraumainstitut durch eine Vielzahl von Supervisionsfällen als auch in unserer eigenen ambulanten Praxis erst allmählich im Verlauf der letzten 5 Jahre zunehmend in den Fokus unseres Interesses gerückt.

Wir haben zunächst Themen wie Angst, Panik, Aggression und Gewalt durchweg das Hauptaugenmerk in Bezug zu schweren Psychotraumata geschenkt (vgl. Vogt, 2004, 2007a, b, 2008a, b, c). Der Ekel war irgendwie nur teilbewusst und auch in unserer eigenen Psychotraumaausbildung eher schweigend und ratlos abgehandelt worden.

In der Gesellschaft erleben wir ebenso eine tabuisierte Hilflosigkeit beim Umgang mit diesem Grundgefühl des Menschen.

Ein Nachschlagen in den uns bekanntesten Wörterbüchern für Psychologie, Psychoanalyse und Körperpsychotherapie der letzten 30 Jahre ergab, dass zum Thema Ekel merkwürdigerweise gar nichts oder nur sehr verkürzt etwas zu finden war (vgl. Clauß et. al, 1981; Laplanche & Pontalis, 1991; Müller & Müller, 2003; Roudinesco & Plon, 2004; Marlock & Weiss, 2006 u.v.a.). Die umfangreichsten Erklärungstexte fanden wir jeweils zu Formen von Angst, Aggression und Trauer. Weniger fanden wir zu den Themen Freude, Lust und Neugier und kaum etwas – oder eben gar nichts – zu Ekel, obwohl es zweifelsfrei zu den Grundgefühlen des Menschen gehört (vgl. Krause, 2001, 2002). In der Psychiatriegeschichte fanden wir durch Peters (Hg., 1984, S. 154) den frühesten Hinweis auf eine – wenn man so will – ekelbezogene Körpertherapie für psychisch Kranke nach Horn 1818: Die »Ekelkur« mit Brechweinstein, welche – wenn sie mehrfach zur Anwendung kommt (Zitat): ... »eine höchst wohltätige Erschütterung des Nervensystems« ... bewirken solle. Ein Hinweis also, dass nach starken Ekelreaktionen spürbare Befindlichkeitsveränderungen einsetzen können.

In älteren Lexika findet sich der Hinweis, dass Ekel wohl erst ab dem 4./5. Lebensjahr aufbaue (vgl. Arnold, Eysenk, Meili, 1993, S. 447), weil Kinder bis dahin noch unbefangen mit ihren Exkrementen spielen würden. Neuere Auffassungen nach Krause (2006) besagen, dass Ekelaffekte nach Beobachtungen der Säuglingsforschung bereits ab dem vierten Monat nachweisbar seien; Geburtspsychotraumatologen wie Hochauf (2007) meinen sogar, dass die Grundreaktionen der Abwendung-von-etwas bereits im Uterus durch moderne technische Hilfsmittel zu sehen sei usw.

Insgesamt glauben wir aufgrund unserer langjährigen beruflichen Erfahrung, dass alle Gefühle im Grundtypus vom Beginn unseres zellulären Lebens an prinzipiell in Attraktions- und Aversionsdimensionen angelegt sind und sich im Laufe unserer psychophysischen Entwicklung zunehmend differenzieren, auffächern und spezialisieren; vom alternativ angelegten Impuls über den oft mehrstufig angelegten Affekt bis hin zum komplex verzweigten Gefühl bzw. den vernetzten Mischgefühlen. Prinzipiell kann wie Krause (in diesem Band) hervorhebt, jedes Gefühl des Menschen vorgelagert, zwischengeschaltet oder Resultat von anderen Gefühlen sein. Psychoanalytisch gesehen kann nach Hirsch (in diesem Band) auch Ekel ein so genanntes Deckgefühl oder ein abgewehrtes Basisgefühl usw. sein.

Trotz jüngster Veröffentlichungen und Untersuchungen, die die reale Beziehung zwischen Computerspielen und jugendlicher Gewaltzunahme bestätigen (vgl. Koglin, Witthöft, Petermann, 2009 sowie Schuhler, Vogelsang, 2009), stellen wir als Psychotraumatologen jedoch wie oben erwähnt insgesamt ernüchternd fest, dass gerade dem Ekelgefühl viel zu wenig Beachtung geschenkt wird im Ensemble der anderen Grundgefühle, obwohl wir im Alltag oft ambivalente Neigungen bemerken, Ekel unbewusst zu provozieren und gleichermaßen bewusst rationalisierend zu übergehen.

Als ein kurzes Beispiel möchten wir das derzeit für uns zugängliche Computerspiel »Resident Evil 4« erwähnen, wo die »Spieler« den mit einem »Virus« infizierten Dorfbewohnern ständig Köpfe abschießen müssen, aus welchem dann wieder Tierköpfe u.ä. Ekelangreifer emporschießen, die ebenfalls sofort getötet werden müssen, um zu überleben usw. Nach unserer Ansicht spiegelt das Konstruktionsprinzip solcher Spiele ein Psychotraumaschema von als übermächtig erlebten Gewalttätern wider, wo die vermeintlichen Opfer (Spieler) selbst zu ekelhaften Tätern werden müssen, indem sie brutale Täterintrojekte und -implantate übernehmen, um nicht vernichtet zu werden. Fahrlässig finden wir diese Verbreitung solcher Spiele für Jugendliche bzw. jedermann deshalb, weil hier – zumindest unbewusst – Traumastress induziert und traumatisierende Gewalt fahrlässig trainiert wird. Psychotherapeuten wissen, dass Menschen ihre unreflektierten Symptome ausagieren, um auf ihre Störung aufmerksam zu machen. Man kann diese Verknüpfungsbrücke bis zum Amoklauf von Erfurt oder Winnenden zu Ende denken ...

In unserer Praxisarbeit bemerken wir bei Patienten ähnliche Gefühlsknüpfungen und Handlungsimpulse als Verhaltenshintergründe in Bezug zu Ekelsymptomen. Psychotraumapatienten scheinen wesentlich stärkere Ekelpräsentanzen zu besitzen als andere Patienten – andererseits erlebten wir bei uns als Psychotherapeuten aufgrund der durch Psychotraumaexpositionsarbeiten hervorgeholten Traumaereignisse ebenfalls vielfach neuartige, schwere Ekelgefühle, die wir bis dato gar nicht für möglich hielten (vgl. auch Forschungsergebnisse bei Vogt, R. in diesem Band).

Zur empirischen Verknüpfung von Ekel und Psychotrauma

Die oben genannten Erkenntnisse aus dem Psychotherapeutenalltag veranlassten uns auch gerade bei Psychotraumapatienten genauer auf die Berichte zum Ekelerleben sowie in der Gegenübertragung auf das Auftreten von Ekelgefühlen zu achten.

Uns wurde sehr bald klar, dass Ekelaffekten bei der Psychotraumaentstehung eine entscheidende Bedeutung zukommt, weil gerade durch traumageladene Handlungen beim Menschen regelhaft Grenzen des Erträglichen überschritten werden und die Chancen zur Abwehr des Ekelhaften zumeist aus der Perspektive des Opfers minimal sind. Traumaprägungen entstehen im Kern der Traumafixierung dadurch, dass Menschen oft bei vollem Bewusstsein über viele unerträgliche Minuten oder Stunden eine widerwärtige Handlung, die oft schon mit Erwartungsangst verbunden ist, ohnmächtig genauestens erspüren und meistens ohne Gefühlsausdruckschance aushalten und später schamvoll verleugnen müssen. Wenn also der angeborene archaische »Ekel-Selbstschutz« des Menschen systematisch übergangen wird, ist das Auftreten von Ekeltriggern überzufällig relevant für die Psychotraumadiagnostik.

Starke und häufig wiederkehrende Ekelerlebnisse sind nach unserer beruflichen Erfahrung also möglicherweise ein sensibler Indikator für eine – eventuell bisher nicht erkannte – Psychotraumatisierung.

Im Gegensatz dazu kann unter Umständen das »auffällig gute Ertragen von Ekelgefühlen« für ein erworbenes Traumakompensationsschema oder/und für die fortgeschrittene Chronifizierung von Täterintrojekten/Täterimplantaten stehen.

Fast ebenso häufig fanden wir als Begleitsymptomatik von traumabedingten Ekelkompensationen psychophysiologische Somatisierungsstörungen bzw. Psychosomatikbefunde, da der körperliche Kontext nicht vollständig abgewehrt werden kann. Wir erleben gerade bei Psychotherapieanfängern, dass die Wahrnehmung von Ekelsymptomen meist ein größeres Problem ist.

Das mag zum einen durch die allgemeine Tabuisierung von Ekelgefühlen begründet sein (vgl. Krause, 2006) – andererseits aber meines Erachtens auch für das traumaphobische Verhalten von Patienten stehen (vgl. Van der Hart, Nijenhuis, Steele, 2008). Therapieanfänger projizieren ihre Ekelgefühle eben unbewusst mehr nach außen in die Übertragung, wie in der Studie von Vogt (in diesem Band) belegt werden kann.

Handlungsorientierte analytische Einzel- und Gruppentherapiesettings helfen nach unserer Erfahrung gerade bei schwierigen Beziehungs- und Bindungssymptomen – wie sie u.a. auch gerade durch Ekelerleben entstehen können – diese zwischenmenschlich relativ effektiv zu überwinden.

Aspekte der Berücksichtigung von starken Abgrenzungsbedürfnissen – wie Ekel – im SPIM-20-KT-Konzept

Modifikation des Therapiemanuals

Die körperliche und psychotraumatische Relevanz von Ekelgefühlen für das menschliche Traumagedächtnis und (unbewusst gesteuerte) Verhalten ist in den obigen Abschnitten herausgestellt worden bzw. entspricht den Grundaussagen von Krause, Gieler und Hirsch in diesem Band.

Insofern lag es für uns im Rahmen des Behandlungsprogramms SPIM-20-KT zunächst nahe, dass die o.g. Aspekte des Ekels bzw. der Indikatorfunktion von Ekel in Psychodiagnostik und -therapie Eingang in die umfangreichen Psychoedukationsmaterialien finden (Vogt, 2007b). Hier wird in der neuen Ausgabe vom Merkblatt für komplextraumatisierte/dissoziative Patienten als auch in der Lebenslaufgliederung für PatientInnen auf das besondere Problem des Ekels hingewiesen und Verhaltensauffälligkeiten dazu abgefragt.

Settings zur Ekelbewältigung in der Psychoedukations- und Stabilisierungsphase

Ekel ist explizit ein Bedürfnis nach Wahrung von Grenzen, Abstand und Sicherheit.

Deshalb dominieren in der ersten Therapiephase im SPIM-20-KT auch diverse Kontakt- und Vertrauenssettings. Die Therapiemedien werden hier zumeist als intermediäre Therapiemittel eingesetzt (vgl. Vogt, 2007a und b).

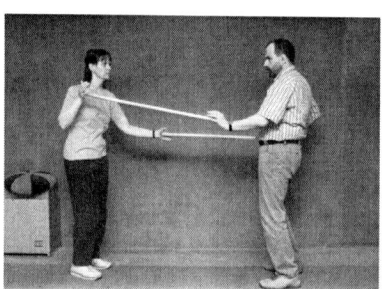
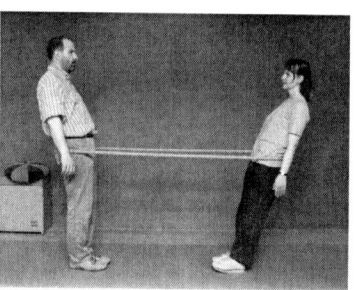

Abb. 1: Kontaktstäbe-Setting:
Ermöglicht für die Klienten die Erforschung von Führungs- vs. Abhängigkeitswünschen

Abb. 2: Tauwippe-Setting:
Ermöglicht für die Klienten die Erforschung von derzeitigem Halt und psychophysischer Belastbarkeit

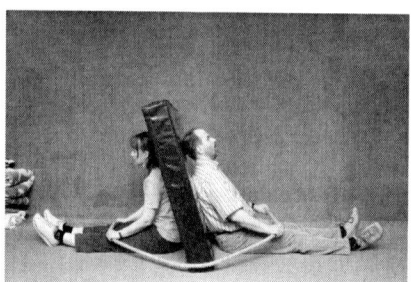
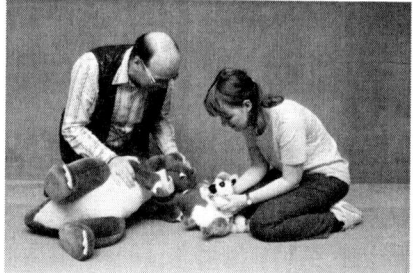

Abb. 3: Rückenmatte-Setting:
Ermöglicht für die Klienten die Erforschung von Differenzen zwischen Halt-geben und Halt-nehmen in der Beziehung

Abb. 4: Stofftiere-Setting:
Ermöglicht für Klienten die Erforschung von spielerischer Nähe oder/ und von diagnostischen Handlungsszenen in der Interaktion

Die oben genannten Szenendarstellungen ermöglichen den Patienten einerseits den nötigen Abstand – zum Teil sehr weit und sicher – zu halten und zugleich unmittelbar Nähe in Aktion zu erleben. Das heißt, man kann selbst mit einem Menschen, bei welchem derzeit Ekelwahrnehmungen ablaufen – z.B. auch Traumatrigger – körpernahe Interaktionen von zwischenmenschlicher Beziehungsrelevanz organisieren, die letztlich wegen der erlebten Handlungsspontanität mehr Bindung stimulieren und mehr Überprüfbarkeit von wirklichem Halt in der Beziehung erlauben als pure Gesprächsführung (vgl. Vogt, 2007a).

Settings zur Ekelbewältigung in der Psychotraumaexpositionsphase

Aufgrund der körperlich schwer zu steuernden Ekelempfindungen und der prinzipiellen Zuständigkeit und die Erlebensvariablität der Klienten haben wir zur Psychotraumaexpositionstherapie unserer Klienten immer eine Brechschüssel für spontan auftretende Ekelgefühle mit Würgereizen in unmittelbarer Nähe zum arbeitenden Patienten.

Bei liegenden PatientInnen während des imaginativen Traumaexpositionsarbeitens benutzen diese ein selbst mitgebrachtes Handtuch und von uns bereitgestellten Zellstoff um Ekelreaktionen in der Spontanhandlung zulassen zu können. Diese settingsadäquate Einstellung auf Ekelgefühle kostet Psychotherapeuten erfahrungsgemäß immer Selbsterfahrungsüberwindung.

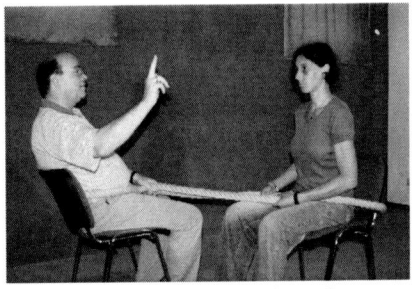

Abb. 5: *Klientin mit Halteseil während einer EMDR-Sitzung*

In der therapeutischen Beziehung können solche Ekelattacken bei Klienten wesentlich besser durch uns Therapeuten bewältigt werden, wenn wir eine tragfähige Beziehungserfahrung mit den Klienten – also auch sehr unterschiedliche und sehr extreme Gefühle mit unseren Klienten – erlebt haben und wenn es uns im »herausbrechenden Moment« gelingt, die selbe Beziehungstoleranz wie bspw. zu unserem eigenen Kind zu entwickeln. Wenn unser krankes Kind Ekelanfälle hat, können wir es

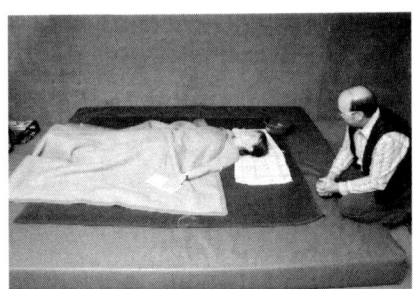

Abb. 6: *Klientin mit Bodendecke und Brech(Ekel)schüssel während einer imaginativen Traumaexpositionsarbeit*

auch aus- und festhalten. Viele Klienten waren zum Tatzeitpunkt ihrer ekelhaften Erlebnisse ja wirklich kleine Kinder, für die zum Erleidenszeitpunkt niemand verfügbar war. Insofern ist unsere Helfertoleranz und -kompetenz oft heilungsfördernd – ja manchmal auch Heilungsbedingung.

Settings zur Ekelbewältigung in der Psychotraumadifferenzierungs- und -integrationsphase

In dieser abschließenden Therapiephase müssen bei Psychotraumapatienten nach unserer langjährigen Auffassung sowohl bei Kindern- als auch bei (in gewissem Detail kindgebliebenen) Erwachsenen Nachnährungs- und Integrationssettings zur Heilungsförderung individuell nach Bedarf angeboten werden. Viele Klienten kennen nämlich wirklich keinerlei wohlwollend freudig-geruhsames Miteinander und Für-sich-selbst-sein. Es muss also auch das Gegenteil von Ekel bewusst wahrgenommen und erlernt werden können, nachdem in der Psychotraumaexposition das Grauen von ekelhaften Handlungen bewusst und die traurig-prägende Schwere von Ekelerlebnissen erkannt wurde.

Jetzt kommt es nach dem schockierenden Erinnern und Betrauern auf den adäquaten heilsamen Trost (wie er für die damaligen Kinder quasi notwendig gewesen wäre) und das Neuschreiben von Wohlbefinden im zwischenmenschlichen Bindungs- und Beziehungskontext an.

Von vielen Möglichkeiten im SPIM-20-KT-Konzept möchten wir hier nur vier vorstellen:

a) den Nestsack – meist für die ängstlichsten und bedürftigsten Kindanteile von Klienten

b) die Bauchtonne – mit Handkontakt und leichtem Schwingen als mögliche zweite Schwierigkeitsstufe bei Halt- und Nähesehnsucht

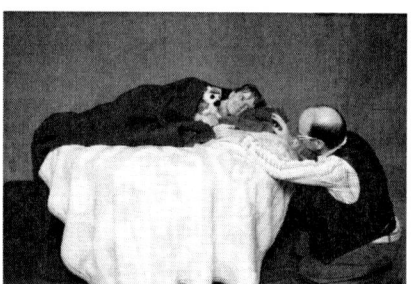

Abb. 7: Nestsack-Setting: Kissen, Stofftier zum kuscheln, Decke zum Schutz, Handkontakt fakultativ angeboten

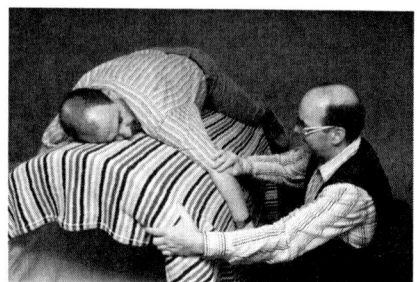

Abb. 8: Bauchtonnen-Setting: Kuscheldecke – auch Schutzdecke auf Rücken möglich, leichtes Wiegeschaukeln links/rechts durch die Therapeuten, ggf. Hand oder Schulterkontakt fakultativ

c) das Schamei – als dritte Schwierigkeitsstufe zur Nähe-Distanz-Halt-Regulation.

d) das Trostpferd – als andere Schwierigkeitsstufe zur Nähe-(Klammer) Halt-Trost-Regulation

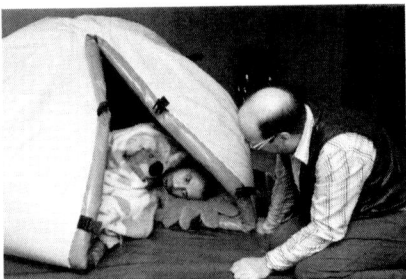

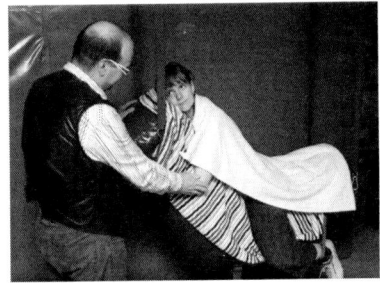

Abb. 9: Schamei-Setting: breiter Eingang zur Schutz/Schamhöhle mit Kopfkissen, Schutzdecke, Schutztier, Halteseil, möglicher Sichtkontakt fakultativ

Abb. 10: Trostpferd-Setting: Tragedecke, Schutzdecke, sanftem Schwingen, freiwilligem Klammern und fakultativer Berührung

Neben und zum Teil auch nach diesen trostspendenden Settings gehören in die Differenzierungs- und Integrationsphase natürlich auch die bekannten Aggressionsstatements und Gerichtsverhandlungssettings wie sie auch bei der Bewältigung der anderen Grundgefühle im SPIM-20-KT-Konzept verwendet werden (vgl. ebenda Vogt, 2007a).

Rache, Vergeltung und soziale Rehabilitation sind bei abscheulichen, widerwärtigen, ekelhaften Übergriffen von Tätern eine wichtige Genugtuung für die Opfer; gerade wenn Patienten in der Öffentlichkeit wieder kompetent auftreten und mit weniger uneffektiven Übertragungen bzw. weniger unreif konzipierten Gerichtsprozessen leben und wachsen wollen.

Die Bewältigung von Ekel verlangt Psychotraumapatienten nach unserer Ansicht eine Menge Kraft ab. Unsere handlungsorientierten Settings sollen den PatientInnen helfen die Starre und Bewegungslosigkeit des ekelhaften Grauens schrittweise und angemessen konkret zu überwinden. Gleichermaßen geben sie den Psychotherapeuten zumindest symbolisch adäquat die Möglichkeit, den im Stich gelassenen Kindern wenigstens nachträglich etwas ausgleichend Gutes zu tun, was zugleich Modell für das spätere Verhalten der heranwachsenden bzw. sich entwickelnden Klienten in ihren Elternrollen sein kann, falls ihre Kinder einmal von schwerwiegenden Gefühlen – wie Ekel – überrollt werden sollten.

Abschließend zu diesen methodischen Erläuterungen soll eine kurze Fallvignette aus dem Praxisalltag einen zusammenhängenden Einblick in eine sehr frühe Psychotherapiestunde mit beseelbaren Therapieobjekten geben;

längere Fallbeispiele findet man in Vogt (2008b, c) sowie in frühen Veröffentlichungen (Vogt, 2004, 2007 u.a.).

Frau K. ist 70 Jahre alt und pensionierte Grundschullehrerin. Sie erscheint zur Psychotherapie aufgrund einer sehr nachdrücklichen Überweisung durch die Hausärztin, was die Patientin zunächst als »Rauswurf und Beleidigung« (negative Mutterübertragung) erlebte.

Frau K. leidet unter starkem Ekelerleben im Mund, was Neurologen und Zahnärzte als »Feuermund« (Burning Mouth Syndrom) unklarer bzw. multifaktioneller Genese betrachten. Diskutiert wird eine mögliche Beteiligung eines kleinen Hirninfarktes vor ca. 3 Jahren, eine Cobalt- und Nickelallergie sowie ein lavierter depressiver Verlauf infolge einer verzögerten Trauerreaktion. Letztlich ist kein Befund für sich allein zwingend bzw. auch die Kombination nicht unbedingt ausreichend aufklärbar gewesen.

Frau K. streitet sich seit ca. 7 Jahren mit diversen Zahnärzten wegen eines massiven Ekelgeschmacks im Mund (s.o. Feuermund). Ungefähr 20 mal werden – zum Teil kostenaufwendig – Zahnersatzpräparate erneuert, getauscht, gewechselt usw. Regressforderungen von Seiten der Patientin vollzogen; Zahnärzte lehnen die Weiterbehandlung ab.

Frau K. hatte in den Explorationen zuvor die Mutter zwar als streng aber dennoch herzlich und bemitleidenswert geschildert; in kleinen Bemerkungen konnte sie berichten, dass die Mutter auch recht kühl im Umgang mit den Kindern gewesen wäre (s.o.). Ähnlich ambivalent äußerte sich Frau K. gedämpft über ihren Ehemann, der vor einem Jahr an Leberzirrhose und Herzversagen gestorben war. Offiziell war er für Frau K. nur ein zu gutmütiger, liebenswerter Mensch, wenn nicht der »Teufel Alkohol gewesen wäre ...«.

Aufgrund der starken Über-ICH-Blockaden, die zunächst im analytischen Gespräch benannt und in ihrer momentanen Schwere erkannt worden waren, machte ich den Vorschlag die Behandlung durch körperorientierte Experimente zu ergänzen. Eine Therapiephase mit Kontakt-, Halt- und Vertrauenssettings zur Beziehungsveranschaulichung war zuvor im o.g. Sinne bis zur 15. Stunde gelaufen. In dieser körperorientierten Therapiestunde gibt es, so habe ich ihr im Vorbereitungsgespräch erläutert, manchmal diagnostische Hinweise zur Herkunft eines Symptoms zu sehen oder kleine Lösungsschritte im Verhalten durch den Einfluss von uns oft unbewussten Steuerungsprozessen im Handeln zu sehen bzw. zu erleben.

In der hier beschriebenen handlungsorientierten Therapiestunde habe ich mit Frau K. konkret vereinbart, dass wir am Thema Ekel dranbleiben wollen und in dieser Stunde Szenen mit Objekten nachstellen wollen, die uns eventuell eine weitere assoziative Auskunft über die damaligen Beziehungssituationen geben könnten. Das Ergebnis dieser Handlungsinszenierung war für uns beide verblüffend.

Auf meine Aufmunterung, dass sie von allen hier im großen Bewegungstherapieraum sichtbaren Symbolisierungsobjekten ein Medium für die Mutter suchen sollte, lief Frau K. zielgerichtet und prompt auf den großen schwarzen Riesensack (s. Abb. 11) zu und sagte: »Das eklige schwarze Ding passt zur Mutter«.

Ich fragte erstaunt, was konkret sie symbolisch erlebe. Frau K. erwiderte, dass die ekelhafte schwarze Farbe und das »übermächtige Gerät« zur Mutter von damals passen würden. Ich forderte sie ruhig auf ein paar kleine Einfälle/Szenen zu diesem Erinnerungsmoment auszudrücken, worauf die Patientin Miniszenen mit kaltherzigen Strafen der Mutter berichtete.

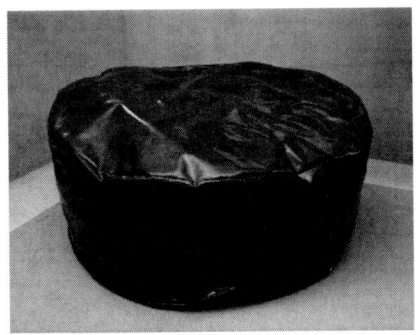

Abb. 11: Auswahl des ekligen schwarzen Sackes als Mutter-Beziehungs-Symbol

Nach ca. 3 Minuten Rapport fragte ich Frau K., was jetzt gerade im Mund zu spüren wäre. Die Patientin erwiderte prompt, dass der ekelhafte Speichelgeschmack sehr zugenommen hätte (s. Abb. 12). Ich bestätigte Frau K., dass die Verhaltensweisen der Mutter sehr gemein gewesen wären und fragte, ob wir

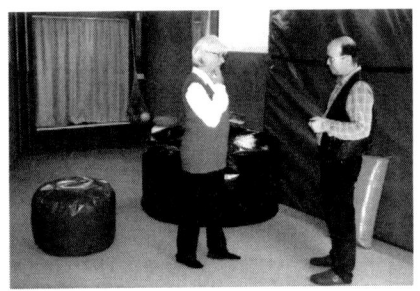

Abb. 12: Ekelgeschmack im Mund zunehmend im Szenengespräch (Szene wurde nachgestellt)

eine »kleine Rachehandlung am Sack« absolvieren könnten, womit natürlich nur dem damaligen Kind etwas Genugtuung verschafft werden könnte. Die Patientin wählte von den möglichen Handlungen, das Schlagen mit der kleinen Kinderkeule sowie ein zaghaftes Gegen-den-Sacktreten spontan aus, wobei ich aus Solidarität auch anfangs »gemeinsam gegen den Sack treten« sollte, was ich tat (s. Abb. 13).

Nach zwei Minuten Aktion fragte ich die Patientin abermals, wie jetzt der Ekelgeschmack im Mund wäre. Frau K. berichtete, dass der Ekel viel weniger zu schmecken sei.

Meine nächste Aufforderung bezog sich auf eine weitere »Ekelperson« im Leben des Kindes und der Frau. Die Patientin griff nun zu einem kleineren blauen Aggressionssack (s. Abb. 14) und sagte, das wäre der Entblö-

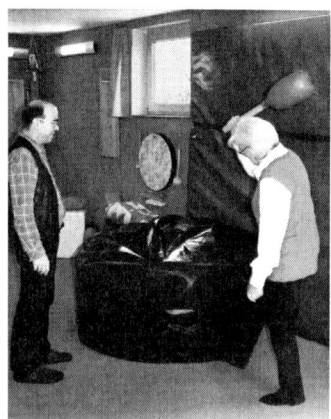

Abb. 13:
gegen den ekelhaften Sack treten und schlagen als spätere Wut des Kindes (Szene wurde nachgestellt)

ßer im Wald. Ich hatte bis dato gar nichts von solch einem Vorfall gehört. Frau K. berichtete mir später nach der Handlungsinszenierung im Gesprächssetting von diesem Vorfall mit ca. 12/13 Jahren, wo sie von einem sexuellen Entblößer im Wald ekelhaft erschreckt worden war.

Beim Assoziieren fragte ich wiederum nach dem aktuellen Ekel, welcher im Rapport zugenommen hatte. Mit leichten Fußtritten und einer kleinen Standpauke der »späteren Frau im Wald« konnte die damalige Szene handlungsseitig etwas »bearbeitet werden«, wonach der Ekelgeschmack wiederum nach dem Moment der Gestalthandlung abnam.

Die dritte und letzte Szene der Sitzung widmete Frau K. ihrem Ehemann. Hierfür wählte sie den gelben Sack (s. Abb. 15). Sie zog den gelben Sack etwas am rechten »Sackohr« und hielt diesem beseelten Ehemannsymbol ebenfalls eine Standpauke. Sie hatte nämlich die Alkoholexzesse des Mannes sehr ekelhaft in Erinnerung und schilderte vorwurfsvoll und mit einiger Ver-

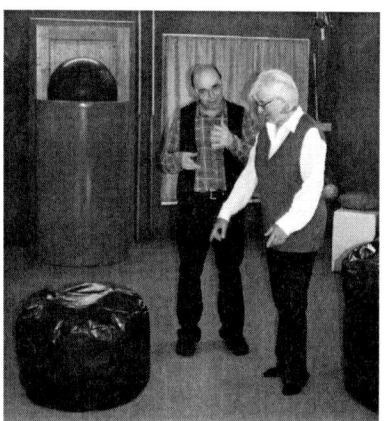

Abb. 14: blauer Sack als Symbol für Entblößer (Szene wurde nachgestellt)

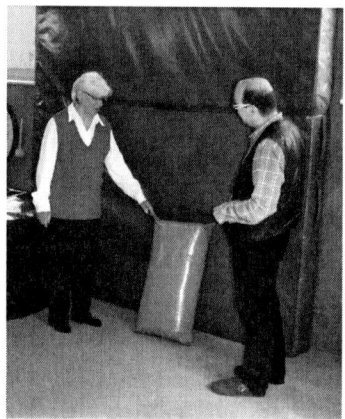

Abb. 15: gelber Sack – beseeltes Ehemannsymbol (Szene wurde nachgestellt)

achtung, wie widerwärtig der Anblick des regelmäßig betrunkenen Mannes war und wie sehr sie sich in der Öffentlichkeit für sein blamables Auftreten geschämt hatte. Meine anschließende Frage nach dem augenblicklichen Mundekel wurde abermals zu Beginn der Gestalterinnerung bejaht und einige Minuten nach Abschluss der Standpauke als verringert beantwortet.

Da die Sitzung damit zeitlich zu Ende ging, erkundigte ich mich in einem kurzen Nachgespräch – gleich im Stehen – bei der Patientin, was ihr heute zum Thema Ekel aufgefallen sei. Diese Art Zusammenfassung empfiehlt sich bei schwierigen Klienten immer, da oftmals die vom Therapeuten wahrgenommene Struktur nicht mit der der Klienten zusammenfällt oder aufgrund von Introjekt-Übertragungsumkehrdynamik (vgl. Def. bei Vogt, 2007a) nach einer begonnenen Erkenntnis wieder zurückgenommen wird. Ein Feedback zur Erkenntnisstruktur ermöglicht also eine spätere Bezugnahme.

Frau K. sagte in diesem Resümee ganz klar, dass sie von dieser Stunde beeindruckt sei, weil sie nie gedacht hätte, dass die Psyche so schnell reagieren könne und sie sich nicht mehr so angegriffen fühle, wenn ich von »Psychosomatik bei ihr« reden würde. Schön wäre es nach ihrer abschließenden Bemerkung aber, wenn der Ekel jetzt ab sofort nicht mehr auftreten würde. Dann lächelte sie beim Abschied, räumte den Therapieraum auf und ging nach Hause.

Die psychotherapeutische Arbeit war mit dieser Handlungsinszenierung natürlich nicht zu Ende. Frau K. zeigte aber eine deutlich bessere und eigenständigere Therapiemotivation, weil sie jetzt wusste, dass sie aktiv etwas gegen das Ekelerleben im Mund tun konnte. Ekelgefühle hatten demnach bei ihr ganz konkret etwas mit unterdrückter, bitterer Lebenserfahrung und ebenso mit nicht zugelassener Wut zu tun.

Andere Bedingungsverstärker und Teilursachen – wie z.B. den kleinen Hirninfarkt – haben wir deswegen nicht völlig abgetan. Frau K. konnte aber ebenso klar im Nachgang an diese Handlungsinszenierung erinnern, dass das erste Ekelerleben in dem Moment aufgetreten wäre, als die erste Zahnärztin vor einigen Jahren bei Frau K. die Weiterbehandlung ablehnte. Danach wäre der Ekelgeschmack noch stärker geworden, als der nächste Zahnarzt seine fehlerhafte Materialverwendung nicht einsehen gewollt habe. Hierdurch waren schwere negative Mutterübertragungen ins Rollen gekommen. Die Gestalthandlung war somit der Türöffner für weitere Einfälle, die zuvor völlig negiert oder als Hypothese untersuchbar gewesen wären. Die psychodramatische Arbeit mit beseelbaren Therapieobjekten konnte somit eine noch Minuten davor schwierige Über-ICH-Grenze umgehen und einen abgewehrten Erkenntniszusammenhang öffnen bzw. eine zuvor nicht zugelassene Lösungsoffensive symbolisch in Gang bringen, was insgesamt durch das Zusammenwirken von ganzheitlicher analytischer Psychoedukation und

Settingeinhaltung bei Frau K. unmittelbar (!) integrierbar war. Insgesamt können jedoch nur solche »Türen« geöffnet werden, wenn diese in das Spektrum einer bereits nahe liegenden Entwicklungspotenz passen. Insofern gibt es für jeden Menschen aktuelle Grenzen, wo sich solche »Türen derzeit nicht bewegen lassen«. Die Kreativität des Settingwechsels bedeutet aber auch, dass wenn eine Tür fest verschlossen ist, eine andere Eingangstür durchaus weit offen stehen kann. Diese subjektive Widersprüchlichkeit sollten wir als therapeutische Chance sehen.

Literatur

Arnold, W.; Eysenck, H.J. & Meili, R. (1993): Lexikon der Psychologie. Bd. 1–3, Freiburg: Herder, 11. Aufl.

Clauß, G. (Hrsg., 1981): Wörterbuch der Psychologie. Leipzig: Bibliographisches Institut.

Freud, S. (1892–1939): Gesammelte Werke. Bd. I bis XVIII, Frankfurt/Main: Fischer TB.

Freud, S. (1969): Ges. Werke, Bd. I–XVIII. Zur Ätiologie der Hysterie. Frankfurt/Main: Fischer, S. 423–459, 3. Aufl.

Freyd, J.J. & Kahn, L. (2008): Betrayal-Trauma: Theory and Treatment Implications. Presentation at the 25th International Conference of the ISSTD, Chicago.

Hirsch, M. (2004): Psychoanalytische Traumatologie. Das Trauma in der Familie. Stuttgart: Schattauer.

Hochauf, R. (2007): Frühes Trauma und Strukturdefizit. Kröning: Asanger.

Koglin, U.; Witthöft, J. & Petermann, F. (2009): Gewalthaltige Computerspiele und aggressives Verhalten im Jugendalter. In: Psychologische Rundschau. 60, 3, S. 163–172.

Krause, R. (2001): Affektpsychologische Überlegungen zur menschlichen Destruktivität. In Z.: Psyche 9/10, S. 934–960.

Krause, R. & Fabregat-Ocampo, M. (2002): Struktur und Affekt. In Rudolf, G.; Grande, T. & Henningsen, P. (Hrsg.): Die Struktur der Persönlichkeit. S. 80–89. Stuttgart: Schattauer.

Krause, R. (2006): Der eklige Körper in der Analyse. In Z.: AKJP (Analytische Kinder- und Jungendlichen-Psychotherapie. H 129, Jg. 1/2006, S. 7–23.

Laplanche, J,; Pontalis, J. B. (1991): Das Vokabular der Psychoanalyse. Frankfurt/Main: Suhrkamp, 10. Aufl.

Marlock, G. & Weiss, H. (Hrsg., 2006): Handbuch der Körperpsychotherapie. Stuttgart: Schattauer.

Memminghaus, W. (2002): Ekel – Theorie und Geschichte einer starken Empfindung. Frankfurt, M.: Suhrkamp.

Müller, L. & Müller, A. (2003): Wörterbuch der Analytischen Psychologie. Düsseldorf: Walter.

Peters, U. H. (1984): Wörterbuch der Psychiatrie und medizinischen Psychologie. München: Urban und Schwarzenberg.

Roth, G. (2007): Fühlen, Denken, Handeln. Frankfurt/Main: Suhrkamp.

Roudinesco, E. & Plon, M. (2004): Wörterbuch der Psychoanalyse. Wien: Springer.

Schmidt-Hellerau, C. (2006): Sigmund Freud: Das Lesebuch. Frankfurt/Main: S. Fischer Verlag.

Schuhler, P. & Vogelsang, M. (2009): Pathologischer PC- und Internetgebrauch. In: Psychotherapeut, 54, S. 187–192.

Van der Hart, O.; Nijenhuis, E. & Steele, K. (2008): Das verfolgte Selbst. Paderborn: Junfermann.

Vogt, R. (2004): Beseelbare Therapieobjekte. Strukturelle Handlungsinszenierungen in einer körper- und traumaorientierten Psychotherapie. Gießen: Psychosozial-Verlag.

Vogt, R. (2007a): Psychotrauma, State, Setting. Psychoanalytisch-handlungsaktives Modell zur Behandlung von Komplex-Traumatisierten u.a. Störungen (SPIM-20-KT). Gießen: Psychosozial-Verlag.

Vogt, R. (2007b): Handout-Manual SPIM-20-KT. Eigenverlag: Leipzig Trauma- und körperorientiertes Einzel- und Gruppentherapiekonzept mit handlungsaktiver analytischer wie verhaltenstherapeutischer Ausrichtung.

Vogt, R. (Hrsg., 2008a): Körperpotenziale in der traumaorientierten Psychotherapie. Aktuelle Trends in körperorientierter Psychotraumatologie, Hirnforschung und Bewegungswissenschaften. Gießen: Psychosozial Verlag.

Vogt, R. (2008b): Handlungsaktive Symbolisierungsmethoden in der Psychotherapie. Teil I: Theoretischer Ansatz. In: Z. Trauma und Gewalt. H 1, 2. Jg., S. 54–62.

Vogt, R. (2008c): Handlungsaktive Symbolisierungsmethoden in der Psychotherapie. Teil II: Ein Fallbeispiel. In: Z. Trauma und Gewalt. H 2, 2. Jg., S. 152–163.

Vogt, R. (2008d): Praxis einer körper- und traumaorientierten Psychotherapie unter Berücksichtigung besonderer Settings für Anorexia-Nervosa-Patienten. In: Joraschky, P.; Lausberg, H. & Pöhlmann, K. (Hrsg.): Körperorientierte Diagnostik und Psychotherapie bei Essstörungen. Gießen: Psychosozial Verlag.

Vogt, R. (2009a): Zum Umgang mit mörderischen Affekten in einer trauma- und körperorientierten ganzheitlichen Psychotherapie. In: Trautmann-Voigt, S. & Voigt, B. (Hg.): Affektregulation und Sinnfindung in der Psychotherapie. Gießen: Psychosozial Verlag (Tagungsband). S. 251–270.

Vogt, R. (2009b): Modelle der Selbstregulation in der körperorientierten und körperpsychotherapeutischen Behandlung von komplexen Psychotraumata. In: Thielen, M. (Hrsg.): Körper – Gefühl – Denken. Gießen: Psychosozial-Verlag, (Tagungsband), S. 265–286.

Ekel als frühe Introjektion im Rahmen einer komplexen Traumafolgestörung

Renate Hochauf

Einleitung

In meinen Ausführungen möchte ich versuchen, aufzuzeigen, wie im Rahmen einer komplexen Traumatisierungskette eines von mir über bisher drei Jahre behandelten Patienten, das Gefühl des Ekels sein Meidungstrigger und gleichzeitig sein konflikthaftes Lebensthema wurde.

Hinter diesen Triggerungen und dem Meidungskomplex verbargen sich letztlich – intern verknüpft – mehrere zu verschiedenen Lebenszeiten erfolgte schwere Traumatisierungen des hier vorgestellten Patienten.

Obwohl an den verschiedenen Traumata in früheren Phasen der Therapie bereits gezielt gearbeitet wurde und angemessene Fortschritte in der Lebensqualität und -gestaltung des Patienten erzielt werden konnten, gelang die Traumaintegration und qualitative Veränderung in seiner Struktur erst über die Bearbeitung eines frühen Traumas – der Geburt. In diesem liefen sozusagen für seinen inneren Gesamtprozess »alle Fäden zusammen«.

Es ist mir ein Anliegen, im Rahmen der unterdessen so zunehmend hoffnungsvoll traumaorientierten Psychotherapie, vor allem auf die oft unterschätzte Bedeutung sehr früher Traumata hinzuweisen. Deshalb möchte ich für das Fallbeispiel vor allem auf diesen Teil des Therapieprozesses eingehen. Sich dem Thema der frühen Traumatisierungen zuzuwenden, hat besonders für komplexe, früh beginnende Traumatisierungsketten, wie sie bei schweren strukturellen Störungen oft vorkommen, wichtige Konsequenzen.

Zunächst möchte ich einige Ausführungen zur Lebens- und Therapiegeschichte des hier vorgestellten Patienten machen. An diese werden sich einige theoretische Ausführungen anschließen, die auf die Besonderheiten der Bearbeitung früher Traumata gegenüber späteren, in aktiv erinnerbaren Lebenszeiten stattgehabten Extremerfahrungen, gezielt eingehen.

Die Bearbeitung früher Traumata ist besonders auf ein genaues Anknüpfen von Interventionen, Übertragungshandhabungen, Techniken und Methoden an Traumamechanismen angewiesen, da »Erinnerungen« vor dem 3. Lebensjahr im Gedächtnis nicht explizit codiert sind. Darauf möchte ich besonders für methodische Gesichtspunkte eingehen.

Dazu werde ich Ihnen über eine bestimmte Art von Imagination, einen erlebbaren Eindruck in die mir sehr wichtige Parallelisierungstechnik geben. Zuletzt werde ich Rekonstruktionssequenzen des genannten Geburtstraumas, auf dem Hintergrund der bis dahin erfolgten Gesamtprozesse der Traumaarbeit darstellen.

Vorstellung der Patientengeschichte

Zur Vorgeschichte der Erkrankung:

Der Patient war nach seiner »Flucht aus dem Elternhaus« im Alter von 20 Jahren (Stiefvater Alkoholiker, Mutter schwach und co-abhängig) in eine Ehe geflüchtet, die bereits nach zwei Jahren scheiterte. Diese Trennungssituation führte erstmalig zur Aktivierung seiner Symptomatik, die in rezidivierenden depressiven Zuständen mit Ängsten und psychosomatischen Beschwerden bestand und bezüglich der Beziehungsgestaltung auf eine strukturelle Kernproblematik hinwies. Die Scheidung der Ehe, aus der es ein Kind gab, war auch der Beginn einer langen Folge von scheiternden Partnerschaften.

Auch sein beruflicher Einstieg misslang. Nach einer gerade abgeschlossenen Lehre in einem mittleren medizinischen Beruf gelang ihm zwar ein festes Anstellungsverhältnis, aber infolge chronischer Konflikte und seiner »schlechten Konzentration« konnte der Patient die Arbeitsanforderungen nicht dauerhaft durchhalten. Nach einer Kündigung folgte – nach mehreren misslungenen erneuten Arbeitsversuchen – der Versuch einer freiberuflichen Tätigkeit. Dieser führte letztlich in eine Schuldenkrise, so dass der Patient suizidal dekompensierte. In den folgenden Jahren kam es zu drei weiteren stationären Behandlungen und einer ambulanten Kurzzeittherapie – mit dem Ziel, den Patienten wieder in den Arbeitsprozess zu integrieren.

Schließlich wurde eine Rehabilitationsmaßnahme eingeleitet, die dem Patienten den Einstieg in eine künstlerische Berufslaufbahn erschließen sollte. Die daraus entstandene berufliche Situation des Pat. kann nicht als völlig missglückt angesehen werden, aber sie ist nicht geeignet, seinen Lebensunterhalt wirklich sicher zu stellen.

Parallel zu der benannten rehabilitativen Maßnahme stellte sich der Patient zu einer begleitenden Langzeittherapie vor.

Zu Symptomatik und Aktualkonflikt:

Der Patient, zu Therapiebeginn 43 Jahre alt, stellte sich mit einer unterdessen in verschiedenen Vorbehandlungen erarbeiteten Borderline-Diagnose zu einer psychoanalytischen Behandlung vor. Er litt, wie eingangs bereits angedeutet, seit Jahren unter einer chronischen Angst-Depressionssymptomatik. Im Einzelnen schilderte er Symptome wie Panikattacken, Unruhegefühle, wechselnde Zustände zwischen depressiver Lähmung und Todesangst, aber auch sehr extreme sowohl auto- als auch fremdaggressive innere Zustände. Letztere gingen bis zu Selbsttötungsphantasien, körperlich sichtbaren »Kasteiungen«, Selbsthassausbrüche, in denen er sich in Gegenwart Anderer entwertete, und eine Vielzahl von psychosomatischen Beschwerden, vor allem Schmerzzustände und Schlafstörungen, panikartige Erstickungsanfälle, eine extrem geringe Medikamententoleranz, Ohnmachtsneigung und Schwindelgefühle.

Bezüglich seiner Sexualität schilderte er große Hemmungen, Bestrafungsimpulse und Versagensängste.

Er lebte unterdessen – zum Zeitpunkt der hier beschriebenen Therapiesequenz – seit etwa drei Jahren in fester Partnerschaft. Diese war die erste gelingende Beziehung nach fast 15 Jahren als Single und – bei doch stattgehabten Versuchen einer Beziehung – nach mehreren Trennungen.

Diese Beziehung bahnte sich bereits zu Therapiebeginn an, war seitens des Patienten von großer Sehnsucht nach teilweise symbiotisch eingefärbter Nähe, aber auch von seinen Zweifeln und Ängsten vor Zurückweisungen getragen.

In vorherigem Beziehungen hatte der Patient infolge einer ständigen Angst vor Zurückweisungen und Trennungen diese nach kurzer Zeit immer selbst wieder herbeigeführt, in seinem Single-Zustand dann unter quälenden Isolationsgefühlen gelitten und sich erneut in einer Beziehung »versucht«.

Deshalb waren bis zum Zeitpunkt des Therapiebeginns auch mehrere Partnerschaften auf unterschiedliche Weise auseinander gegangen.

Im Verlaufe der Therapie kam zur Sprache, dass sich die etwa acht Jahre jüngere Partnerin dringend ein Kind aus der Beziehung wünsche. Diesen Wunsch konnte der Patient zunehmend auch für sich selbst prinzipiell akzeptieren, aber sobald er daran dachte, erloschen sofort alle sexuellen Neigungen zur Partnerin. Er berichtete, dass ihm dies in mehreren Beziehungen »in der Phantasie« so gegangen sei: Sobald die vorigen Partnerinnen an Familiengründung gedacht hätten, seien bei ihm alle sexuellen Gefühle erloschen, und er sei »gegangen«.

Diesmal sei die Beziehung so ernst, dass er sich zu einer erneuten Trennung nicht entschließen könne.

Die Partnerin wurde schließlich »gegen den Willen des Patienten« schwanger und lehnte eine Schwangerschaftsunterbrechung konsequent ab, auch bei Drohung des Patienten, sie zu verlassen.

Der Patient akzeptierte den Sachverhalt schließlich mit viel Angst vor der auf ihn zukommenden Verantwortung. Aber seitdem empfand er zunehmend großen Ekel, zunächst gegenüber der Partnerin. Dies betraf zunächst alle mit ihr verbundenen sexuellen Vorstellungen, im Verlaufe übertrug sich der Ekel aber auch auf seine eigene Körperlichkeit und allem Sexuellen gegenüber.

Diese Empfindungen steigerten sich im Zusammenhang mit dem sich verändernden Körperbild der Partnerin.

Sein Ekel bezog sich sowohl auf ihren wachsenden Leibesumfang als auch – und dies immer heftiger – auf die Vorstellung des Kindes. Dieses phantasierte er als »Monster« – eklig, verkrüppelt, hatte Missbildungsphantasien und vermied ab da jede körperliche Annäherung an die Partnerin bis dahin, dass er aus der gemeinsamen Wohnung aus- und in eine WG einzog.

Der Patient war sich seines ungewöhnlichen Verhaltens sehr wohl bewusst, schämte sich sehr dafür, versuchte eine verstehende Klärung mit der Partnerin in der Hoffnung, dass sich diese Gefühlssituation nach der Geburt des Kindes wieder verändere...

Unterdessen ist das Kind geboren, übrigens fast zeitgleich mit der Bearbeitung des Geburtstraumas des Patienten. Die Partner leben in getrennten Wohnungen, aber der Patient versorgt als Vater sehr verantwortungsvoll sein Kind. Diesem gegenüber ist der Ekel verschwunden. Die sexuelle Abstinenz und erhebliche Hemmungen des Patienten gegenüber der Sexualität mit der Partnerin halten an.

Kindheitsanamnese:
Der Patient ist (dies sind überprüfte offizielle Familiendaten) das Kind einer Vergewaltigung seiner damals 17-jährigen Mutter durch einen Verwandten, der im Elternhaus der Mutter mit wohnte. Zu vermuten ist, dass diesem Vorfall bereits sexuelle Übergriffe gegenüber der Mutter durch diesen Verwandten vorausgingen.

Es gab – dies ist auch offiziell in der Familiengeschichte bekannt – mehrere misslungene Abtreibungsversuche dieses »Kindes der Schande«, mit getragen durch die Großmutter (Mutter der Mutter).

Die Familie lebte in einem kleinen Dorf, so dass sozusagen »jeder jeden kannte«. Die Mutter sei – laut ihren Aussagen, in dieser Schwangerschaft »Spießruten« gelaufen und habe das Kind immer – vom ersten Moment ihrer Schwangerschaft an, auch nach der Geburt und bis zu ihrem Tod im frühen Erwachsenenalter des Patienten, zutiefst abgelehnt. Das habe vor allem auch damit zu tun gehabt, dass der Patient seinem leiblichen Vater sehr ähnlich gesehen habe – sozusagen eine ständige lebendige Erinnerung der Mutter an ihre Vergewaltigung gewesen sei.

Einige Wochen nach der Geburt hatte es – dies konnte der Patient im Zusammenhang mit der Befragung eines damals mit im Elternhaus wohnenden

Verwandten bestätigen – einen Würgeversuch der Mutter gegen das schreiende Kind und nochmals einen erweiterten Suizidversuch der Mutter gegeben, die sich mit dem Kind gemeinsam töten wollte. Beides habe die dazukommende Großmutter des Patienten verhindert.

Die Mutter habe später geheiratet, sei mit dem Ehemann aus dem Dorf weggezogen und habe später mit dem EM noch zwei weitere Kinder gehabt. Der Patient sei immer Außenseiter der Familie gewesen, es gibt auch bereits rekonstruierte Missbrauchsepisoden durch einen Freund des Stiefvaters im frühen Schulalter des P., denen er sicher u.a. seine sexuellen Einschränkungen, Hemmungen und Minderwertigkeitsempfindungen verdankt.

Der Stiefvater habe eine Alkoholikerkarriere genommen, das Familienleben sei die Hölle gewesen.

In der Therapie war bis zum Zeitpunkt der Rekonstruktion des Geburtstraumas, bereits intensiv an der frühen und späteren Mutterbeziehung gearbeitet worden. Die Mutter habe den Patienten auf ihrem Sterbebett als Ursache ihres verpfuschten Lebens verflucht, was über ihm wie ein schwarzer Albtraum läge. Die tief verinnerlichte feindselige Mutterbeziehung konnte als wichtiger Faktor der Selbsthassattacken des Patienten erarbeitet werden.

Neben den noch fragmentarisch rekonstruierten sexuellen Übergriffen und Gewaltattacken durch den chronisch unter Alkohol stehenden Stiefvater war die frühe mütterliche Ablehnungs- und Abtreibungsthematik zur Sprache gekommen, auch die nachgeburtlichen existentiellen Erfahrungen des Patienten.

Darüber konnte eine Reihe der Psychosomatik stark gebessert werden, u.a. die Erstickungs- und Atemnotgefühle und die autoaggressiven Impulsaktivierungen.

Das zentrale, die Traumageschichte des Patienten sozusagen »zusammenbindende«, Erleben aber sollte sich über die Rekonstruktion des Geburtserlebens öffnen – im Sinne der Integration der von ihm erlebten sexuellen Übergriffe und denen mit Nah-Tod-Qualitäten.

Sein Ekel vor Sexualität und Schwangerschaft stellte sich als »**Meidungstrigger**« **einer traumatischen Schlüsselszene dar, der ihm half, seine tiefe Not und Trauer, seine gestörte und verletzte Selbstidentifikation »in der Schwebe zu halten«.**

Theoretischer Exkurs

In den folgenden Ausführungen sollen die Verarbeitungsbesonderheiten früher Traumata herausgearbeitet werden. Sie beinhalten bekannte Tatbestände aus der Traumaforschung selbst, aber auch besondere Akzente der Arbeit mit frühen Traumata. Besonderes Augenmerk soll darauf gerichtet sein, den Zusammenhang zwischen Traumamechanismen und gezielten methodischen Anknüpfungen innerhalb des Rekonstruktionsprozesses zu verdeutlichen.

Dissoziation als Abwehrleistung stellt in jedem Lebensalter die zentrale Reaktion auf traumatische Erlebnisse dar.

Normalerweise werden einlaufende sensomotorische Informationen von der Amygdala geprüft und affektiv bewertet, im Hippokampus ganzheitlich zu einer inneren Wirklichkeitskonstruktion zusammengesetzt und kortikal gespeichert. Die rechtshemisphärisch emotionale Information und die linkshemisphärische Kontextabbildung schaffen ein inneres Bild, das ab da zu bisherigen Erfahrungen in Beziehung gesetzt werden kann, um neue Situationen zu prüfen und zu ordnen. Eine Integration dieser Erfahrungsspielräume ordnet sich als Symbolik in unserem Erfahrungsschatz.

Einlaufende Informationen aus Traumata werden von der Amygdala ab einem bestimmten Grad an Stressintensität blockiert und sofort zur Aktivierung subkortikaler Notprogramme affektiv-handlungsorientiert beantwortet (Überlebensreaktionen zwischen Notwehr, Bewegungssturm und Totstellreflex). Infolge der Informationssperre ab einem bestimmten Punkt im Ablauf der traumatischen Handlung kann der Hippokampus nur noch ein dissoziiertes Abbild des Geschehens zusammensetzen. Kortikal entsteht das fragmentierte Bild einer abgebrochenen Handlung. Damit fehlt für diese Abbildung der Kontext in Raum und Zeit.

Deshalb wird subjektiv auch das Ende einer traumatischen Handlung vom Betroffenen nicht gespürt und aktiviert sich später bei entsprechenden Reizgebungen so, als würde das Ereignis eben wieder ablaufen und dessen Ausgang noch offen sein. So kann es dann passieren, dass eine traumatisierte Person zwar weiß, aber nicht fühlen kann, dass sie den Unfall überlebt hat. Wenn Trigger die damals damit verbundene Todesangst aktivieren, fühlt sich die Person vom Tod bedroht.

Damit ergibt sich für abgebildete Traumaepisode die Tatsache, dass Teile des Vorgangs in unterschiedlichen Gedächtnissystemen und unverbunden miteinander aufgezeichnet sind.

Folgen wir diesem Vorgang, so bildet sich für die Gedächtnisepisode aus einem traumatischen Geschehen eine Ereigniskette von Wahrnehmungssequenzen ab, die auf Grund der unterschiedlichen affektiven Bewertung und dem zunehmenden Grad an Dissoziation gesetzmäßige Abbildungsmodalitäten aufweisen, deren Verständnis für das methodische Anknüpfen im Rekonstruktionsprozess von großer Bedeutung ist. Die Methoden müssen an der Stelle des Informationsabrufes ansetzen, der infolge der inneren Entkopplung für den Zugang zum Traumaerleben notwendig ist.

Dargestellt an der Traumakurve (vgl. Abb. 1 und Hochauf 2007) bewegt sich der Entkopplungsprozess (zwischen kortikalen expliziten Strukturen und einer Bindung der Informationen im implizit-subkortikalen Gedächtnissystem) zunächst in einem Spektrum zwischen Angst-Panik-Aktivierung zur Einschaltung der Überlebensreserven. Solange noch Rettungschancen vorhanden sind, können infolge der Schmerzdämpfung mit Hilfe von Kortisol Überlebensreserven erschlossen werden. Dies ist begleitet von erhöhter körperlicher Leistungsfähigkeit und beschleunigten Denkabläufen.

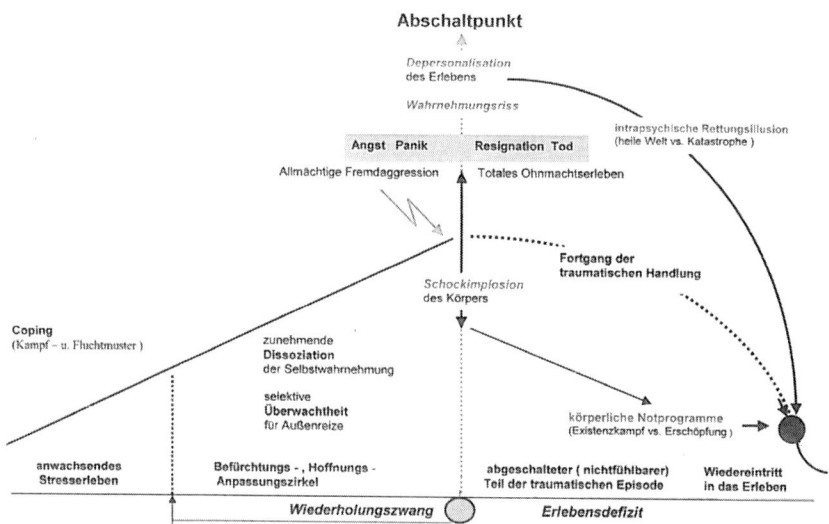

Abb. 1: Prinzipieller Verlauf einer traumatischen Episode

Bei Kontrollverlust blockiert die Amygdala den Informationsfluss. Es entsteht eine Blockierung des Körperschemas gegenüber höheren Gedächtnisfunktionen. Im Körper kommt es nach einer Extremspannung zur sensomotorischen Schockstarre und Erschöpfung. Psychisch entsteht über die Ausschüttung von Endorphinen – um so mehr, je näher die Schockreaktion einer todesnahen Erfahrung kommt – ein depersonalisierter Erlösungszustand. Dies schildern Patienten oft als »außerkörperliche Erfahrung«. An dieser Stelle fällt das Zeitempfinden zusammen.

Am Abschaltpunkt der Traumahandlung »reißt« also die Wahrnehmung, bleibt subjektiv die Zeit stehen, während das Ereignis weiterläuft. Tritt die betroffene Person wieder in die Wahrnehmung ein, besteht für diesen Zeitabschnitt der Handlung eine kortikale Amnesie.

Dieser Vorgang bezieht sich auch auf die Abbildung von zum Trauma gehörigen Personen, im Falle aggressiver Handlungen der Täter-Introjekte. Bricht im Fortgang der Traumahandlung die Wahrnehmungs- und Erlebnisfähigkeit ab, wird damit auch der Aggressor emotional nicht mehr erkennbar. In der Selbstwahrnehmung kommt es zu einem inneren Beziehungsabriss.

Im Zustand dissoziierter Entkopplung fixiert sich die spätere »Übertragungsenergie« der ablaufenden traumatischen Interaktion. Auch ein Teil der Beziehungserfahrung aus dem Trauma ist deshalb später nicht in das symbolische Gedächtnis integrierbar, sondern verbleibt subkortikal.

Auf der subkortikalen Abwehrebene des Traumas ist eine Fremdprägung über konkrete Täterhandlungen möglich, weil das Ich nicht »besetzt« ist. Die Konfrontation mit der Täter-Aggression aktiviert einerseits körperliche und affektive Überlebensprogramme, wie wir sie in Form psychosomatischer und emotionaler Ich-Zustände kennen.

Andererseits werden Impulse und Handlungen des Aggressors an Stelle der dissoziierten Selbstwahrnehmung verankert. Diese wirken später als Täter-Implantate (z.B. Affektdurchbrüche und »Wiederholungshandlungen«) und können tranceartig wie eigene affektive Tendenzen aktiviert werden.

Auf der kortikal-bilateralen Abwehrebene verankert sich eine Anpassungsprägung. Infolge des dissoziierten Ausnahmezustandes werden Informationen aus der Täter-Beziehung auf das Kind übertragen – im Sinne einer Introjektion. Die mentale Täter-Besetzung des Opfers an dieser Stelle kann infolge seiner völligen Dissoziation so stark sein, dass es diese später bei Aktivierung (fast) nicht von den eigenen Sichtweisen unterscheiden kann und diese Erfahrungsprägung – im Sinne eines Introjekts – das Über-Ich dominiert (vgl. Hirsch 2002).

In einer Traumaabbildung finden sich also nicht Beziehungsqualitäten im symbolischen Sinne eines Objektbildes wieder, sondern selektive Eindrucksqualitäten der zugehörigen Personen. Trauma-Übertragungen stellen deshalb Äquivalente einer dissoziierten Personenwahrnehmung dar.

Die fragmentierten Sinneseindrücke von Täter-, Retter- oder neutralen Personen aus der traumatischen Gedächtnisepisode zeigen Sequenzen der ursprünglichen Traumahandlung an.

Derartige Übertragungen müssen deshalb szenisch gedacht werden.

Spezifik früher Traumata

Der Einwirkungszeitraum früher Traumata umfasst die vorgeburtliche Lebensphase bis zum zweiten Lebensjahr.

Ab dem zweiten Lebensjahr reift im Gehirn die Fähigkeit zur Symbolisierung. Diese Fähigkeit macht prinzipiell möglich, frühe Ereignisse in einer Ich-Struktur zu integrieren und mit Erfahrungen reflexiv und probehandelnd umzugehen.

Über den Zusammenhang der Verarbeitungsbesonderheiten von Interaktionserfahrungen und Reifungsphasen innerhalb der ersten beiden Lebensjahre hat die Säuglingsforschung wertvolle Ergebnisse veröffentlicht. Eine besonders wichtige Erkenntnis scheint zu sein, dass gesunderweise von Lebensbeginn an bei dem Kind die Fähigkeit zu ganzheitlicher Erlebensintegration vorhanden ist. Dies stellt die klassische psychoanalytische Sichtweise in Frage, nach der vermutet wurde, der Mensch beginne seinen frühen psychischen Erfahrungserwerb auf der Grundlage einer quasi angeborenen Spaltung positiver und negativer Erlebensaspekte (vgl. auch Dornes 1992).

Dies kann als eine wesentlicher Faktor für die Entstehung struktureller Störungen angesehen werden: Da die Kernstruktur von dissoziativen Abwehrvorgängen betroffen ist, kann dessen Verursachung nur in deren Entwicklungszeiten gesucht werden: zwischen dem Beginn der Existenz bis etwa zum zweiten Lebensjahr, dem reifen der Symbolisierungsfähigkeit, im Sinne differenzierender Prozesse bis zum sechsten Lebensjahr. Die dissoziative Qualität struktureller Störungen kennzeichnet diese als chronische Traumafolgestörungen.

Folgt man den Aussagen der Säuglingsforschung, dann sind fixierte dissoziative und Spaltungsaspekte in der Kernstruktur als Artefakte früher Traumatisierungen zu sehen.

Frühe Traumata können in die sich bildende Struktur nicht integriert werden. Im Rahmen dieser Überlegungen können sie als Kern eines strukturellen Persönlichkeitsdefizits gesehen werden. Sie haben auch insofern eine andere Einbildung in die Struktur als spätere Traumata, als sie nicht eine funktionierende Welt erschüttern, sondern sich die Weltsicht über einer Erschütterung aufbaut.

Frühe Traumata fließen in therapeutische Prozesse, auch die Arbeit an späteren Traumata, oft stumm als sensomotorische Matrizen ein und verhindern Integrationsvorgänge, da sie nicht thematisiert werden können.

Für jedes, auch ein späteres, Trauma gilt: Die Kerninformationen des Traumas fließen nicht in die kortikale Abbildung ein. Deshalb ist eine Symbolisierung der Episode nicht möglich. Spätere Traumata erhalten trotzdem eine relative zeitliche Einordnung des Geschehens, weil bereits eine fixe (Gedächtnis)Struktur vorhanden ist. Frühe Traumaerfahrungen sind in die Strukturbildung »nur« i.S. einer Traumakompensation »integrierbar«. Das Trauma ist Teil der Kernstruktur.

Deshalb laufen frühe Traumata oft als sensomotorische Matrizen stumm unter späteren Traumata, ohne durch klassische psychotherapeutische Methoden erfassbar zu sein.
Schwere Persönlichkeitsstörungen können deshalb als Folge von Mehrfachtraumatisierungen in verschiedenen Lebensaltern angesehen werden, deren Traumatisierungskette am Lebensanfang liegt.
Insofern funktionieren dann auch die so gefürchteten Aktivierungen als komplexes Geschehen, weil die Abschaltpunkte der Traumata ohne Zeitachse im impliziten Gedächtnis getriggert werden.

Methodische Überlegungen

Der traumarekonstruktive Prozess folgt dem Abbildungsmodus der traumatischen Episode(n). Abbildungen aus Extremerfahrungen zeigen keine Symbolik, keine Dynamik, kein Selbst- oder Objektbild. Vielmehr haben wir es mit erstarrten Szenen, Eindrucksqualitäten aus Körpererfahrungen, separierten Ich-Zuständen und Introjektabbildungen zu tun. Die Eindrucksqualitäten sind zusätzlich auch innerhalb der Sinne zersplittert und zeitlos (dissoziiert und getrennt voneinander in verschiedenen Gedächtnissystemen aufbewahrt).

Deshalb sollte der Kern aller Techniknutzung sein, die dissoziierte Wahrnehmung aus dem Früher (dem Trauma) gegenüber dem aktuellen und situativen Heute in eine Parallelwahrnehmung zu bekommen und darüber doppelte Wahrnehmung (eine innere Zeitachse) zu schaffen.

Dies betrifft auch Körperwahrnehmung und Imagination als Methoden des Informationsabrufes, der implizite Gedächtnisstrukturen erreicht.

Die Parallelisierungsarbeit soll anhand einer geführten Imaginationsübung aufgezeigt werden. Diese ist für eine Gruppenimagination gedacht. In der Einzelarbeit sollte den Wahrnehmungen des Patienten gefolgt und diese ständig parallel am Heute parallelisiert werden (vgl. Hochauf 2007).

Imaginationsübung

Nehmen Sie zunächst noch einmal bewusst den umgebenden Raum, seine Farben und Eindrücke wahr, auch die Sie umgebenden Personen, mit allen Sinnen bei geöffneten Augen.

Achten Sie dabei auf Ihre Position im Raum, Ihren eigenen Körper, seine Empfindungen, die Körperlage, Ihre Stimmungen, Gefühle. Spüren Sie (in der geführten Imagination in der Gruppe zu Ihrem Nachbar bzw. den Sie umgebenden Personen (in der Einzel-Therapiesituation zur Therapeutin).

Schließen Sie bitte jetzt die Augen und rufen Sie das eben Wahrgenommene/ Erlebte als inneres Bis ab, nach den Qualitäten, die Sie eben bewusst auf sich haben einwirken lassen. Achten Sie besonders auf ihre Körperposition, innere Gefühle, prüfen Sie, wie deutlich Sie sich der Gegenwart, der Anwesenheit der Nachbarin, des Nachbars oder einer Ihrer vertrauten Person im Raum gewahr werden können. Lassen Sie sich Zeit, dieses innere Bild – Hologramm gut in sich zu verankern, bei Unsicherheit vergegenwärtigen Sie sich nochmals die Realsituation hier, indem Sie kurz die Augen öffnen und ihre Erinnerung überprüfen ... bis es Ihnen gelingt, mit einem Gefühl von guter Realankerung im Raum und Bezug zu den Menschen hier bei sich zu sein. Es ist nicht notwendig, dass Sie sich entspannt fühlen, die Realsituation ist ja mindestens durch eine positive Anspannung getragen, vielleicht gibt es auch die eine oder andere Restspannung bezüglich dieser Gegenwart in Ihnen – das ist in Ordnung. Sie sollten sich nur hinreichend sicher fühlen und jederzeit in der Lage sein, dies für sich zu kontrollieren.

Ich möchte Ihnen jetzt – während Sie immer die aktuelle Realankerung Hier in der Wahrnehmung behalten und ggf. immer wieder dahin als innere Jetzt-Erinnerung zurückkehren können – eine kleine »Regression im Dienste des Ich«, vorschlagen.

Versuchen Sie sich eine Erinnerung an ein zeitlich nahe gelegenes und hinreichend angenehmes Erlebnis, etwa einen kurz vorher statt gefundenen Urlaub oder Ausflug vorzustellen und fühlen sie die Zeit zurück.

Dazu könnten Landschaftsbilder wie Meer, weite oder bergige Umgebung, Hochgebirge oder andere Landschaften in Ihrer Erinnerung aufsteigen, in der sich eine bestimmte Szene dieses Erlebnisses abspielt.
Konzentrieren Sie sich im Folgenden auf diese von Ihnen ausgewählte Szene, ohne das »Raumbild« hier zu verlieren ...

Versuchen Sie in diese Ihre Erinnerung einzutreten, konzentrieren Sie sich zunächst auf das

Sehen *... das Panorama, den Gesamteindruck, die Details, vielleicht die dort anwesenden Personen.*

Hören *... die Geräusche des Meeres, des Windes, der Luft ..., vielleicht der Stimmen von Personen, der Vögel und Insekten ... oder andere Geräusche ...*

Riechen *... spüren Sie dem Geruch der Sie umgebenden Landschaft nach ... oder dem Geruch der gerade aktivierten Situation ...*

Haut *... spüren Sie die Sonne auf der Haut, die Luft, den Wind – Berührungen jeder Art ...*

Körper ... Haltung des Körpers in der Erinnerung – vielleicht im Gegensatz zu der aktuellen Körperlage ...
Erspüren Sie dort erinnerte Bewegungen der abgerufenen Szene ... (schwimmen, laufen klettern, ruhen...) Gehen Sie den sich abzeichnenden Bewegungen nach, werden Sie sich aber gleichzeitig immer der aktuellen Haltung Ihres Körpers bewusst. Erspüren Sie den Unterschied.

Vielleicht gibt es in dieser von Ihnen ausgewählten Szene auch **Personen**, *an deren Anwesenheit – Kommunikation Sie sich erinnern ... deren Ausstrahlung ... Spüren Sie aber auch der Verankerung im Hier-Netz der Person nach – wieder gleichzeitig.*

Störreize ... vielleicht gab es trotz der angenehmen Seiten der ausgewählten Szene den einen oder anderen Störreiz ... spüren Sie auch diesen nach und gleichzeitig dem Tatbestand, dass dieser Störreiz in der damaligen Form vergangen ist, hier im Jetzt nicht mehr vorhanden ist ...

Lassen Sie die **innere Szene in sich ganz langsam** *und unter sorgfältiger Wahrnehmung aller Sinneseindrücke ablaufen ...*
Verfolgen Sie also ganz aufmerksam jede Sequenz der Szene, auch die sich dazu entwickelnden Gedanken und Querverbindungen.

Halten Sie jetzt an der Stelle der Szene, an der Sie gerade sind, das Bild an ... und während das innere Bild steht, **spüren Sie sich bewusst in diesen Raum***, in dessen inneres Abbild ...*

Beobachten Sie, *sofern sich ihr Erinnerungsbild aus dem Urlaub an dieser Stelle verfremdet hatte, was* **sich durch das Anknüpfen an den Jetzt-Raum da verändert hat***, wenn Sie es wieder an der Stelle aufgreifen, an der Sie es stehen lassen haben.*

Tun Sie das jetzt noch einmal: *Das Bild der damaligen Szene da stehen lassen, wo die Handlung gerade ist, und hierher fühlen.*
  Prüfen Sie aus dieser Hier-Perspektive jetzt, **von welchem Standort aus** *Sie die damalige Erinnerung »sehen«. Es könnte sein, dass Sie nur die Landschaft sehen. Manchmal »sehen« Sie sich auch »von außen«. Man kann sich nicht selbst sehen, aber man kann die Sicht eines anderen Menschen über sich – dank der Spiegelneuronen – in sich aufzeichnen. Das könnte der Fall sein, wenn es an dieser Stelle eine intensive Gefühlsbewegung gegeben hat – sehr viel Nähe, so dass man sich sehr »eins« mit den Gefühlen des Anderen fühlt, oder ein bestimmtes Maß an Stress, das in der inneren Aufzeichnung eine »Distanz von außen« erfordert.*

Falls in ihrem Bild ein solches Phänomen – ich sehe mich – auftaucht, können Sie sich die Frage stellen, aus wessen **Augen Sie sich an dieser Stelle** *betrachten.*

Halten Sie jetzt die **innere Szene wieder an** *und kehren Sie mit Ihren Sinnen ganz bewusst* **hier in den Raum** *zurück. Wenn Ihnen das gelungen ist, lassen Sie die innere Erinnerung jetzt bis zu einer Stelle der Szene vorlaufen, an der Sie diesen Prozess gut abschließen können.*

Danach kehren Sie mit allen Sinnen und indem Sie die inneren Erinnerungsbilder **verlöschen** *lassen,* **mit geschlossenen Augen in den Raum hier zurück.** *Erst wenn Sie diesen wieder ganz wirklichkeitsnah spüren, öffnen Sie die Augen.*

Sowohl die Arbeit mit dem Körper als auch Imaginationen bei Traumata an sich, bei frühen Traumata besonders, sollten nicht als Symbolik genutzt, gelesen, gedeutet, sondern als situatives Szenenfragment verstanden werden.

Um eine Szene zu rekonstruieren, scheint ein komplexer Einsatz von methodischen Möglichkeiten sinnvoll. Ich habe gute Erfahrungen damit gemacht, zunächst über eine traumabezogene Imagination die Exploration der frühen Szene zu erarbeiten. Diese wird unter Reflexion der Übertragungen und Parallelisierung immer bis an den Punkt gelangen, an dem damals die Aufzeichnungen nicht mehr in den Kortex gelangen konnten – also bis an den Abschaltpunkt. Ab da sind (vgl. auch Abb. 1) infolge der Blockierung des Informationstransportes in der Amygdala zwei sich nicht verbindende Aufzeichnungen der Ereignisse typisch: der also implizit im Körper- und frühen Bildgedächtnis gespeicherte subkortikal verbleibende Anteil der Wahrnehmung und die infolge des Besetzungsentzuges erfolgte Fremdbesetzung durch Informationen der Szene. Letztere lassen sich über die Arbeit mit den Introjekten zugänglich machen, erstere über Körperarbeit und Imagination.

Insofern ist hier ein flexibler Umgang sowohl mit körpernahen Verfahren als auch solchen, die bilaterale Informationsintegrationen fördern, nötig, wie fortfolgend an dem Fallbeispiel gezeigt werden soll.

Diese Vorgehensweise knüpft an den »auseinander gerissenen« Aufzeichnungsanteilen an, die den Kern der traumatischen Episode ausmachen – in dem Versuch, diese im Erleben und zeit-parallel zu integrieren.

Fortführung des Fallbeispiels: Rekonstruktion des Geburtstraumas

Der Patient fühlt sich seit einigen Wochen immer mehr von dem Gedanken und einer ängstlich-depressiven Stimmung besetzt, er müsse bald sterben.

Dafür gibt es keinen realen Anlass. Im Gegenteil nähert sich die Schwangerschaft der Partnerin dem Ende zu, die Geburt des Kindes steht unmittelbar bevor. Die Situation des Paares ist wie vorn beschrieben.

In der Therapiesitzung, in der sich für den Patienten seine Auseinandersetzung mit dem Geburtstrauma ankündigt, wirkt er sehr resigniert und hoffnungslos. Auf der Couch, seinen inneren Gefühlen und Bildern folgend, verspürt er überraschenderweise ein Körpergefühl, das dem Körper einer Frau entspricht. Erst glaubt er, sich zu sehr mit der bevorstehenden Geburt seines Sohnes zu identifizieren, bei Vertiefung spürt er sogar den schwangeren Bauch und einen weiblichen Körper in Geburtsstellung. Seine Gefühle dabei sind voller Angst vor dem Tod, aber noch mehr vor der offensichtlich bevorstehenden Geburt. Indem er seinen Gefühlen gegenüber dem Kind nachgeht, spürt er sehr hasserfüllte Gedanken und Gefühle. Ihm fallen Sätze ein wie: Das Kind solle nicht geboren werden, es sei ein Makel und eine Schande, es werde sicher behindert sein, ein Monster, es müsse im Körper festgehalten werden, bis es tot sei … es stellt sich dabei ein inneres Bild dieses Kindes als missgebildet, schwarz ein – das Kind wird als Fremdkörper empfunden. Der Patient erkennt in seiner inneren Auseinandersetzung die Zuschreibungen, die Gefühlslage, die zu seiner Mutter unter der Geburt gehören. Für das Kind, das geboren werden soll, hat er kein Empfinden. Es gelingt auch nur schwer und muss immer wieder überprüft werden, die Ankerung an der Realsituation (dem Raum, der therapeutischen Realbeziehung) herzustellen, nachzustellen.

Als endlich gelingt, die Übertragungssituation zu reflektieren, sind starke Gefühle und Angst da, auch im Hier-Raum abgelehnt, eine Last, nicht existenzberechtigt zu sein – analog den Zuschreibungen der gebärenden Mutter an das im Leib dissoziierte Kind.

In einer weiteren Reflexion und unter Einholen von Sachinformationen zur Geburtssituation der Mutter (eine entfernte Verwandte, die mit Erzählungen aus der Familie vertraut ist und »weiß«, dass die Geburt des Patienten damals sehr dramatisch, für Mutter und Kind auch bezüglich des Überlebens sehr kritisch, gewesen sein muss) gelingt eine Zuordnung der Gefühle, der aus der Sitzung und derjenigen, die ihn in den letzten Wochen begleitet haben …

In einer sich anschließenden Regressionsarbeit fühlt sich der Patient sofort von einem Körper umgeben, aber wie festgeklemmt und dem Tode nahe. Es scheint den Ich-Zustand des ungeborenen Kindes nach zu erleben. Es zeigen sich Körpererinnerungen in Form von Erstickungsreaktionen. Im Verlaufe der Arbeit fühlt der Patient immer deutlicher ein Gefühl »wie sterben«, Panik, er müsse raus und kann nicht, es sei keine Hilfe da. Es ist nur unter großer Parallelisierungshilfe zu verhindern, dass der Patient nicht

»wegdriftet«. Er fühlt sich zunehmend von einer schwarzen Leere umgeben. Assoziationen, die er der Mutter zuordnet (eine Last zu sein), werden immer langsamer – schließlich spürt er über die immer wieder stattfindende Parallelisierung: beide, Mutter und Kind, sind »weg«. Es ist klar, dass das Kind in Lebensgefahr ist. Dies ist erst über eine intensive Arbeit an der Übertragung in eine Zeitachse zu bringen und als Artefakt eines Früher klärbar.

Die Bildfolge zeigt nun die Perspektive »von außen« – eine typische Introjektperspektive. Eine Hilfsperson – ein Arzt ? – schaut auf eine Art »totes Kind«.

An dieser Stelle, also dem damaligen Abschaltpunkt des Traumas in dem Kind, verändere ich die Rekonstruktionsebene und knüpfe an der Ebene der Introjekte an. Wir versuchen eine Aufstellung der Geburtssituation. Der Patient geht nacheinander in alle dort aufgestellten Rollen und ruft deren situative innere Gefühlszustände ab.

Über diese Rollenaufteilung wird klar, dass ein »Helferteam«, ein sehr energischer Arzt und eine sehr dem Kind zugewandte Hebamme, das feststeckende Kind holen – mit Nabelschnurumschlingung und anschließender Notbeatmung.

Es ist beeindruckend, wie überrascht der Patient von den Erfahrungen ist, dass um sein Leben gekämpft wurde, wie erschütternd diese Erkenntnis für ihn wird. Sowohl die Erarbeitung der Szene selbst mit ihren körperlichen, psychischen und reflektierenden Aspekten als auch die die in mehreren Therapiesitzungen erfolgende Nachbearbeitung ist von tiefen emotionalen Bewegungen und Trauergefühlen begleitet.

Eine innere Zuwendung zu diesem Kind, das er einmal war, allerdings gelingt zunächst nicht. Der Patient ist mit dem Introjekt Mutter identifiziert, das dieses Kind nicht sehen will, ablehnt.

In einem längeren Auseinandersetzungsprozess im Umgang mit den Introjekt-Übertragungen gelingt es dem Patienten zu begreifen, dass dieses Kind nicht tot, nicht behindert ist, dass *er* dieses Kind war. Die stufenweise Annäherung an seine innere Identität gelingt über die Identifikation mit den die Geburt begleitenden Helferpersonen, deren Annahme und Anteilnahme an seinem Überlebenskampf.

Am Ende dieser Therapiesequenz steht ein tiefer Trauerprozess über den Grad an Todeskampf, Realgefahr, Verlassenheit, den dieses Kind erleben musste – aber auch und vor allem ein tiefes Erleben des »Überlebthabens«, der Hilfe, des Beistandes. Letzteres wird für die künftige Beziehungsgestaltung des Patienten große Bedeutung haben.

Wenige Tage danach wurde der Sohn des Patienten geboren.

Literatur

Dornes, M. (1992): Der kompetente Säugling. Fischer Frankfurt a. M.
Hirsch, M. (2002): Schuld und Schuldgefühl. Vandenhoeck & Ruprecht Göttingen.
Hochauf, R. (2007): Frühes Trauma und Strukturdefizit. Asanger Kröning.

Die Bedeutung des Containerschemas in der Körperpsychotherapie bei traumabedingten Ekelempfindungen

Marianne Eberhard-Kaechele

Einführung

Ein gesundes Ekelgefühl bewirkt, dass unerwünschte Dinge nicht in das »Gefäß« des Körpers oder der Seele hineingelangen oder aus ihm heraus befördert werden. Ekel aktiviert motorische, affektive und kognitive Muster, die die Aufgabe haben, einen Innenraum und einen Außenraum durch eine Grenze voneinander zu differenzieren. Diese Konfiguration nennt die Embodimenttheorie das *Containerschema* (Johnson, 2007). Der folgende Beitrag diskutiert Störungen des Containerschemas und des Ekelempfindens als Folge komplexer Traumatisierung, tanztherapeutische Möglichkeiten der Intervention und Aspekte der therapeutischen Beziehung als Container.

Biopsychosoziale Funktionen des Ekels

Ekel hat die Funktion, den Körper vor Vergiftung oder Schädigung und die Seele vor Entwürdigung zu schützen. (Stark, 2005; Izard, 1993; Rudolf, 2005). Neurobiologisch betrachtet ist sie die am stärksten körperlich erlebte Emotion (Stark, 2005). Der Ekelaffekt ist eine adäquate, selbstwirksame Reaktion auf körperliche und/oder seelische Grenzüberschreitung oder Entgrenzung. In diesem Sinne nennt Miller Ekel »*the gatekeeper emotion*« (die Pförtner-Emotion – Miller, 2004, S. 93). Den Ekelaffekt begleiten Handlungstendenzen, die den Körper oder die Seele reinigen und die Differenzierung und Grenzen zwischen Innenraum und Außenraum wieder sicher stellen sollen (Bohus, 2008; Krause, 2000).

Ekel impliziert die Bewertung einer Sache auf einer Skala von unangenehm über widerlich bis toxisch und die Begegnung mit dieser Sache als grenzüberschreitend, eindringend bis hin zu lebensbedrohlich (Bohus, 2008). Die Beobachtung von Ekel in Anderen aktiviert die gleichen neuralen Substrate der Insula und löst die gleichen viszero-motorischen Reaktionen von Ekel (würgen, Magenbewegungen, Unruhe in Mund und Hals) in der

Betrachterin[1] aus, als hätte sie selbst etwas gesehen, gehört oder gerochen. Auch die interne Repräsentation von Handlungen wird durch das Wahrnehmen der Handlungen Anderer ausgelöst (Wicker et al., 2003). Evolutionsbiologisch schützt diese Möglichkeit des *social referencing* ein unerfahrenes Kind vor einer Vergiftung.

Krause (in Seel, 2004) sieht die Unterscheidung zwischen Selbst und Nichtselbst als grundlegende psychosoziale Funktion des Ekels. Der Affekt tritt auch auf, wenn ästhetische, biologische und moralische Normvorstellungen verletzt werden. Bei Fällen intrafamiliärer Gewalt ist Krauses Feststellung besonders relevant, dass Ekel durch die verletzte Erwartung auf etwas Schönes, Wichtiges oder Bekanntes ausgelöst wird. Weiter dient der Ekel der Desidentifikation mit einer enttäuschenden Person (Seel, 2004).

Ekel in traumatischen Situationen

Der Bewertungsaspekt des Ekels ist fatal für Patientinnen, deren Bezugspersonen ihnen selbst, möglicherweise von Geburt an, mit Ekel begegnet sind. Durch Spiegelungsprozesse erlebt auch das Kind sich als ekelhaft (Miller, 2004). Somit kann eine grundsätzliche Ekelempfindung von Eltern gegenüber ihrem Kind als Bindungsverweigerung gewertet werden, ein Trauma, das den Boden für Viktimisierung in der Zukunft schafft.

Bei intrusiver körperlicher oder sexueller Gewalt ist die Ekelempfindung ein Hinweis auf eine Grenzüberschreitung oder Entwürdigung. Wird der Ekel jedoch zu groß, zu anhaltend oder wiederholt sich zu oft, hat er keinen abgrenzenden Wert mehr, sondern wird als Teil fremdinitiierter Intrusionen erlebt. Ekel wird dann erlitten, statt selbstwirksam ausgeübt. (Seel, 2004; Miller, 2004). Wenn eine körperliche Extrusion des schädlichen Stimulus in der traumatischen Situation nicht gelingen kann, treten häufig Fantasien der Extrusion auf, als letzter Rettungsversuch (Miller, 2004).

Störungen des Ekelaffekts als Folge von Traumatisierung

Als Nachwirkung traumatischer Erfahrungen kann Ekel weiterhin mit der Erinnerung an traumatische Erlebnisse verknüpft sein. Die *Verschiebung* des traumatischen Ekelaffektes auf symbolisch verwandte Ereignisse oder die

---

1 Im Dienste des Leseflusses wird konsequent die weibliche Schreibweise verwendet. Gemeint sind beide Geschlechter.

zunehmende *Generalisierung* auf Reize des Alltags kann die Lebensbewältigung erheblich erschweren (Miller, 2004).

Ekelempfindlichkeit finden wir neben der PTBS auch bei Zwangsstörungen, Essstörungen, Phobien, Sexuellen Funktionsstörungen und Depression (Stark, 2007). Ekelempfindlichkeit kann ein Hinweis darauf sein, dass eine Person häufig erleben musste, wie interpersönliche- oder Umweltstimuli in sie eingedrungen sind oder sie überwältigten. Oder es kann ein Hinweis darauf sein, dass die Person sich in ihrer Lebensgeschichte mit Stimuli identifizierte, die von ihren Bezugspersonen entwertet wurden (Miller, 2004).

Das Gegenteil, die *Ekelunempfindlichkeit,* ist meist die Folge einer Dissoziation, der Abstumpfung durch wiederholte Traumatisierungen oder bewusstes »Abrichten« des Opfers, dass dann in die Lage versetzt wird, Handlungen auszuführen, die normalerweise durch die Ekelreaktion behindert oder gestört wären. In meiner Praxis haben Patientinnen berichtet, dass sie eine narzisstische Gratifikation aus der Zurschaustellung ihrer Ekelunempfindlichkeit erhalten. Manchen Betroffene gelingt es nicht, ausschließlich den Ekel zu isolieren und dagegen unempfindlich zu werden. Stattdessen entwickeln sie *Wahrnehmungsstörungen,* die alle Emotionen sowie Bedürfnisse wie Hunger, Schlaf und Temperaturregulation betreffen.

Durch Übergriffe kann es zu einer *Verzerrung der Urheberschaft* von Ekel kommen. Es wird zunehmend als erlittene Provokation von außen, statt als eigene Abwehrrektion von innen wahrgenommen (Miller, 2004). Als Schutz gegen aktuelle Emotionen und Beziehungen, weil diese in der Vergangenheit als belastend erlebt wurden, kann es zu einer *diskrepanten Zuordnung* des Ekelgefühls kommen. Dabei werden Dinge, die nährend wären, wie Essen, Nähe, Hilfe oder moralische Grenzen, als ekelhaft abgewehrt, während schädliche Dinge, wie üble Substanzen, Entwürdigung und moralische Grenzverletzungen, ohne Ekelaffekt zugelassen werden.

Ekel vor sich selbst empfinden Traumaüberlebende einerseits durch die zuvor beschriebene Einspiegelung des Ekels der Bezugspersonen. Andererseits besagt die Logik der Kontaminierung, dass mein Körper ebenso ekelhaft wird, wenn etwas Ekelhaftes meinen Körper berührt oder mein Körper bei ekelhaften Handlungen mitwirkt. (Miller, 2004). Der Ekel vor sich selbst führt wiederum zu Vernachlässigung, Selbstschädigung und Viktimisierung.

Ein Trauma wird als relationales Geschehen in der Form eines vitalen Diskrepanzerlebnisses zwischen bedrohlichen Situationsfaktoren und individuellen Bewältigungsmöglichkeiten definiert (Fischer & Riedesser, 2003). Die dargestellten Störungen des Ekelerlebens, nur ein Aspekt der Traumafolgen, führen schon dazu, dass Patientinnen sich im Alltag tatsächlich inadäquat verhalten. Dadurch besteht das traumabedingte Erleben einer Diskrepanz zwischen Bewältigungsmöglichkeiten und Situation weiter fort (van der Kolk, 2006; Wöller, 2006). Durch körperpsychotherapeutische Interventionen mittels des Containerschemas kann die Funktionalität des Ekelaffekts wieder hergestellt werden und die Lebensbewältigung der Patientinnen verbessert werden.

Körperbasierte bildhafte Vorstellungsschemata

Das Containerschema ist ein Konzept aus der Embodiment Theorie. Diese interdisziplinäre Forschungsrichtung basiert auf der Prämisse der Wechselwirkung von Affekt/Kognition, Motorik und Umweltbedingungen (Koch, 2006). Alltägliche Erfahrungen führen durch die Korrelation von psychischer und physischer Erfahrung mit ihrer entsprechenden neuronalen Ko-Aktivierung zur Bildung *körperbasierter bildhafter Vorstellungsschemata*. Zu diesen alltäglichen Erfahrungen zählen a) die Ausübung eigener Kräfte auf die Umwelt, b) die Einwirkung äußerer Kräfte der Umwelt auf den eigenen Körper und c) die Handhabung oder Wahrnehmung von Objekten, Substanzen und Lebewesen. (Johnson 2007) Dabei lernen wir über physikalische Gesetzmäßigkeiten und kausale Interaktionsmuster.

Die so gebildeten Erfahrungsmuster zeichnen sich durch bestimmte Eigenschaften aus. Körperbasierte Vorstellungsschemata sind:
- wiederkehrende stabile Muster sensomotorischer Erfahrung
- ausgestattet mit einer internen Struktur, bestehend aus einer minimalen Zahl von Bestandteilen und Relationen zwischen diesen (z.B. Quelle ⇒ Weg ⇒ Ziel, Peripherie ⇒ Zentrum ⇐ Peripherie, Antrieb ⇒ ⇐ Blockierung Ermöglichung ⇒)
- kreuzmodal übertragbar auf verschiedene Sinne und verschiedene Erfahrungsdomänen
- »bildhaft« insofern, als dass sie die topologische Struktur einer Perzeption als Ganzes konservieren (z.B. das Bild eines Containers als Ganzes und nicht nur ein Erleben von Druck auf dem Oberkörper während einer Umarmung.)
- anders als ein mentales Bild, das eine einzige bestimmte Sache (wie meine braune Handtasche) repräsentiert. Ein Schema handelt stattdessen von allgemeinen, abstrakten Strukturen, aus der eine Vielzahl von Bildern generiert werden können. Sie haben die gleichen Strukturen aber unterschiedliche Erscheinungen (z.B. Gießkannen, Hände, Autos, Handtaschen, und Körper entsprechen alle dem Containerschema).
- dynamisch in dem Sinne, dass sie nicht nur statische Zustände, sondern auch Prozesse umfassen können (z.B. umfasst das Containerschema nicht

nur das Konzept des Containers sondern auch die Aktionen hinein, hinaus, Passieren einer Grenze usw.)
- erzeugen bestimmte Erwartungen, Bedeutungen oder Schlussfolgerungen (z.b. bereits mit 5½ Monaten ist ein Säugling irritiert, wenn ein Spielzeug in einen Behälter ohne Boden getan wird und durch einen Trick nicht herausfällt.)
- gleichzeitig körperliche und mentale Erfahrungen (analog/konkret und abstrakt)

(Johnson, 1987, 2007; Damasio, 2003; Gibbs, 2005).

Wir nutzen Vorstellungsschemata, um unsere Wahrnehmung zu lenken, Ähnlichkeiten zwischen Reizen und Erfahrungen zu abstrahieren und diese Eindrücke in Kategorien (Schemata) zu ordnen. An Hand der Schemata können wir sensomotorische Erfahrungen mit Konzeptualisierung und Sprache verbinden. Die Aussage »Das finde ich zum kotzen« ist nicht nur semantisch sondern auch sensomotorisch zu verstehen. Wir können diese Denkmodelle metaphorisch von einer Situation, Erfahrungs- oder Sinnesebene auf eine andere übertragen und somit Problemlösungen erarbeiten. (Johnson, 2007; Pauen, 2005; Lazar, 2000).

Es kann leider auch angenommen werden, dass bei komplex traumatisierten Patientinnen wiederholte Verknüpfungen von negativer Körpererfahrung und Affekten zu verhängnisvollen Metapher führen, wie z.b. »Ein Körper ist ein Mülleimer« oder »Schmerz ist Zuwendung«. Diese können diagnostische Hinweise für die Identifikation des Zentralen Traumatischen SituationsThemas (ZTST), d.h. die subjektive Bedeutungszuschreibung der traumatischen Erfahrung der Patientinnen, geben (Fischer & Riedesser, 2003).

Das Containerschema:
Die drei Bestandteile des Containerschemas sind 1) Grenze, 2) Innenraum, 3) Außenraum. Ihre Relation besteht darin, dass die Grenze den Außenraum vom Innenraum trennt und unterscheidet, wie in Abbildung 1 dargestellt.

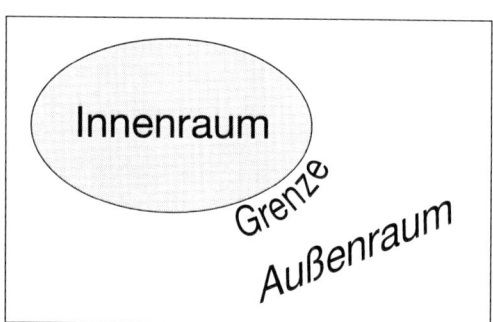

Abbildung 1: Das Containerschema mit den Bestandteilen Grenze, Innenraum und Außenraum.

Das Schema entsteht durch wiederholte Erfahrungen in verschiedenen Situationen die die gleichen strukturellen Elemente aufweisen. Zu diesen Erfahrungen gehören:

- die *Differenzierung* von Figuren von einem Hintergrund (Objekte haben Grenzen und enthalten etwas, das anders aussieht als der Umraum) (Spelke, 1988).
- den eigenen *Körper als einen Container* zu erleben, der Substanzen aufnehmen (wie Luft, Essen und Trinken) und andere Substanzen ausscheiden kann (wie Luft, Urin, Faeces, Speichel, Schweiß, Tränen, Schleim, Blut, Erbrochenes usw.).
- die *passive Beobachtung* von Gegenständen (z.b. Essen, Spielzeug, Werkzeuge, Autos), Substanzen (z.b. Wasser, Gase, Blätter, Erde) oder Lebewesen (Menschen, Tiere, Insekten) die in Container hineingehen oder aus ihnen heraus kommen (Gibbs, 2005) und die *aktive Manipulation* von Gegenständen, bei der sie in Container hinein und wieder hinaus befördert werden (Johnson, 1987)
- das passive Erleben, wie der gesamte *Körper von etwas umgeben wird* (wie Temperatur, Licht, Dampf, Wasser, Kleidung, Bettzeug) oder die Erfahrung, den eigenen *Körper aktiv in Container-Situationen* zu begeben und wieder aus diesen zu entfernen. (Kleidung, Umarmungen, Möbelstücke, Fahrzeuge, soziale Gruppen, Räumlichkeiten, geographische Räume wie Stadt, Land usw.) (Gibbs, 2005).
- Öffnen und Schließen von Körperteilen wie Augenlider, Mund, Hände, Arme und Beine, sowie das Auf- und Zudecken des Körpers oder seiner Teile mittels Gegenständen wie Kissen, Decken, Kleidung, Zeitungen usw. (Piaget, 1952).
- das Erleben oder Beobachten von Halt und Unterstützung durch Container und den Verlust von Halt wenn der Container wegfällt (z.B. Blumen in der Vase, Stifte in der Dose, Wasser im Glas, der Körper im Sessel) und die Entdeckung der Bedingungen für Halt oder Fallen (Gibbs, 2005).

Meine klinische Erfahrung ist, dass diese Körperpraktiken als Interventionen eingesetzt werden können, um Traumafolgen zu bearbeiten.

Ein Beispiel wie Vorstellungsschemata zum Ausgangspunkt für die Entwicklung von *primärer konzeptueller Metapher* (Johnson, 2007) werden, ist in Tabelle 1 dargestellt. Anhand der Metapher »Affektregulation ist ein Gefäß« können wir Konzepte aus der Domäne der Kochtöpfe, Krüge und Siebe auf das Gebiet der Emotionen übertragen, um unsere Erfahrung zu beschreiben und Lösungen für den Umgang mit Affekten zu erarbeiten.

Metapher: Affektregulation ist ein Gefäß/ist der Umgang mit einem Gefäß		
Gefäß Beschreibung (Metapher Quelle)	Affektregulation (Metapher Ziel)	Metapher Beispiele
Durchlässigkeit des Gefäßes	Emotionale Ansteckung Emotionale Inkonstanz Empathie und Mitgefühl	Sie ist dünnhäutig. Ihre Hoffnung versickert. Meine Freude kam (nicht) zu ihr durch.
Stärke des Gefäßes	Affekttoleranz	Sie hält die Angst (kaum) aus.
Leere/Fülle des Gefäßes	Vorhandensein/Intensität des Affekts	Sie fühlt sich leer. Sie ist ohne Scham. Sie geht voller Stolz. Sie spürt einen Tropfen Bitterkeit.
Tiefe des Gefäßes	Intensität des Affekts	Eine tiefe Trauer plagt sie. Sie liebt ihn nur oberflächlich.
Offenheit/Geschlossenheit des Gefäßes	Emotionale Mitteilsamkeit	Sie ist offenherzig. Sie wirkt verschlossen.
Gefäß leeren	Emotionale Entlastung	Sie schüttet ihr Herz aus. Sie kotzt sich bei ihm aus.
Gefäß füllen/schließen	Emotionale Kontrolle	Sie kriegt sich (nicht mehr) ein. Sie macht dicht. Sie schluckt ihre Wut herunter.
Zerstörung des Gefäßes	Emotionaler Kontrollverlust	Sie platzt gleich vor Neugier. Sie bricht in Tränen aus.

Tabelle 1: Metapher: Affektregulation ist ein Container/der Umgang mit einem Container (n. Gibbs 2005)

Wenn Affektregulation ein Container ist, ergeben sich verschiedene Schlussfolgerungen, die in der Tabelle aufgezeigt werden. Wenn, wie es bei einem grenzüberschreitenden Trauma der Fall ist, der Container beschädigt wird, bedeutet es, dass die Affektregulation gestört wird. Über die Metapher haben wir Möglichkeiten, Affektregulationsstörungen in der Sprache der Patientinnen zu erkennen oder ihnen solche Störungen bildhaft zu erklären. Außerdem weist uns die Metapher auf Bewegungsmodalitäten hin, die eine (Wieder-)Herstellung der Affektregulation unterstützen können.

Containerschema und Trauma: Schutz oder Gefahr?

Ein wichtiger Aspekt des Containerschemas ist, dass es durch das Vorhandensein von *Grenzen* definiert wird. Die meisten zwischenmenschlichen Traumata gehen mit der Verletzung und/oder Zerstörung von Grenzen einher. Daher ist es nicht überraschend, dass die zwei wichtigsten Bilder der imaginativen Stabilisierungsübungen nach Reddemann dem Containerschema entsprechen: Der *Sichere Ort* und der *Tresor.* (Reddemann, 2001) Manche komplextraumatisierte Patientinnen können zur Stabilisierung eingesetzte Imaginationen noch nicht in eine positive Richtung lenken. In solchen Fällen kann die äußerlich sichtbare Gestaltung eines beispielhaften sicheren Ortes oder eines Tresoräquivalents für die Entwicklung der Kontrolle über innere Bilder hilfreich sein.

Das Containerschema ist eine neutrale Struktur, die auch negative Aspekte des Traumas repräsentieren kann. Wir finden es beispielsweise in der von Pittman und Orr (1990) geprägten Metapher »*the black hole of trauma*« wieder. Ein Schwarzes Loch ist ein astronomisches Objekt mit gewaltiger Energie, das alle Materie in seiner Umgebung magnetisch anzieht und verschlingt. Oft zitiert in der Traumaliteratur (z.B. van der Kolk, 1994; Young, 1992), beschreibt diese Metapher den traumatischen Erschöpfungszustand, in dem alle emotionalen Ressourcen der Person verschwinden und sie sich ohnmächtig und leer fühlt. Weiter beschreibt es den posttraumatischen mentalen Zustand, in der die Traumaerinnerung alle Assoziationen an sich zieht und dem gegenwärtigen Leben seinen Sinn nimmt.

Viele Patientinnen gestalten dieses schwarze Loch in der Therapie und grenzen es anschließend durch Zäune, Deckel und andere Schutzvorrichtungen ein, um traumatisches vom alltäglichen Erleben wieder zu differenzieren (Eberhard-Kaechele 2009b). Manche Patientinnen stellen den beschützenden Container einer hilfreichen Beziehung dem Schwarzen Loch gegenüber, wie das folgende Beispiel zeigt.

Wer hat Angst vor dem schwarzen Loch?

Der mit Zwängen und Ängsten in die Klinik überwiesene Herr Feller träumte regelmäßig davon, in einen vergifteten Brunnen oder eine Jauchegrube zu stürzen. Nach mehreren Wochen in der Therapie stellte er sich vor ein Fenster, das auf einen düsteren Treppenabgang blickte. Er bat die Therapeutin, ihn an die Hand zu nehmen und notfalls zurückzuhalten. Somit konnte er in das Loch hineinschauen, ohne das Gefühl, hineinzustürzen. Im Akt des Händehaltens war bereits ein neuer Container in der Szene etabliert worden: die haltende therapeutische Beziehung.

In der nächsten Sitzung prüfte Herr Feller die Stärke der Therapeutin, ihn von einer Überschreitung einer mit Seilen dargestellten Grenzlinie zum Schwarzen Loch abzuhalten. Er hatte Sorge, sie mit in das Loch hineinzuziehen.

Bei unserer darauf folgenden Begegnung berichtete der Patient von einem Traum, in dem er und die Therapeutin sich im Loch befanden. Er hatte sie durch das Händehalten »beschmutzt«. Doch im Traum hatten sie sich gemeinsam aus dem Loch gerettet. Therapeutin und Patient hatten sich Rücken

an Rücken gestemmt und waren die Wände des Lochs hochgelaufen. Wir probierten diesen Bewegungsansatz mehrmals aus, in dem wir uns Rücken an Rücken stemmten und uns vom Boden in den Stand hoch drückten.
Der Patient konnte sich danach zum ersten Mal entspannt in einem Sessel zurücklehnen und dessen Halt annehmen. Seine Panik vor dem Autoverkehr legte sich, als er begann, die Hülle des Autos um sich während der Fahrt deutlich wahrzunehmen. Schließlich übte Herr Feller, sich selbst zu halten. Er probierte aus, sich über ein auf dem Boden markiertes schwarzes Loch zu beugen und sich wieder aufzurichten, bevor er sein Gleichgewicht verlor. Nach diesem selbst entwickelten Stabilisierungsprogramm begann Herr Feller, die Misshandlungen durch seine Eltern zu erinnern und durchzuarbeiten.
Der Patient hatte die traumatische Erinnerung als Container (Loch) imaginiert. In diesem Fall kam heraus, dass er als Kind in einem Kellerloch von seinem Vater traktiert wurde. Gleichzeitig wurde die Therapeutin bzw. die therapeutische Beziehung mit haltenden und stützenden Fähigkeiten ausgestattet, die er verinnerlichen und mit Alltagsgegenständen positiv assoziieren konnte. Dadurch wurde eine Traumabearbeitung überhaupt erst möglich.

Weitere tanztherapeutische Interventionsmöglichkeiten mit dem Containerschema:

Der Tanztheoretiker Rudolf von Laban (1879– 1958) entwickelte ein System der Bewegungsanalyse, das heute die Basis tanztherapeutischer Diagnostik und Intervention bildet. Aus dem konkreten Sinnesmaterial des Tanzes abstrahierte Laban universelle Prinzipien wie die Raumdimensionen, Gleichgewicht, Körperformen, Zeit, Schwerkraft und Spannungsfluss. Er ordnete ihre Eigenschaften in wertneutrale Polaritäten und Triaden, die sich modellhaft auf jedes Bewegungsphänomen übertragen lassen, nicht nur auf die Bewegung menschlicher Körper. Laban postuliert konkrete Wechselwirkungen der Bewegung mit kognitiven und emotionalen Prozessen, die weitgehend mit der empirischen Embodiment Forschung und der Theorie der Vorstellungsschemata übereinstimmen.

In der Tanztherapie können mittels der Bewegungslehre Labans, die abstrakten Eigenschaften und Aktionsmuster traumatischer Affekte und Ereignisse gestaltet werden, ohne den Affekt oder das Ereignis explizit anzusprechen (Eberhard-Kaechele, 2009a). Diese Technik ermöglicht den Patientinnen, körperliche und seelische Selbstwirksamkeit aufzubauen und schonend Traumafolgen zu bearbeiten, bis sie (oder wenn sie nicht) in der Lage sind, aufdeckend mit dem Trauma umzugehen. Im folgenden Beispiel wurde das Containerschema durch die Patientin in Form eines Torschießens gestaltet, ohne dass die Symbolik dieses Vorganges in Hinblick auf sexuelle Gewalt explizit thematisiert wurde.

Die Torhüterinnen
Die alleinerziehende, alkoholkranke Mutter von Tina konnte nichts gegen die vier älteren Brüder ausrichten, die Tina über Jahre für ihre Gewalt- und Sexspiele missbrauchten. Stattdessen beschimpfte die Mutter ihre Tochter als »widerliche Hure«. In der Klinik sprach die schwer gestörte Patientin kaum und verweigerte die meisten Therapiemaßnahmen. Zur Tanztherapie brachte sie ihre Lieblings-CD, auf der ein Lied über sexuellen Missbrauch zu hören war. Jede Sitzung lauschte sie aufmerksam dem Lied und wollte dann nur eins: Tore schießen. Jede von uns hatte ein Tor und versuchte abwechselnd, einen großen Pezzi Ball ins Tor der Anderen zu bekommen. Um den flüchtigen Bewegungsereignissen mehr Bestand und Struktur zu geben, begann ich den Punktestand der Tore auf einem Flipchart zu notieren. Tina fand die »Anzeigetafel« gut, klärte mich aber auf, dass ich falsch notierte. Es ging darum, wie viele Torschüsse gehalten wurden, und nicht wie viele ins Netz gingen. Also begannen wir mit einem möglichst kleinen Tor, das gut zu bewachen war, und steigerten uns über Wochen zu breiten Toren, die nur mit viel Einsatz zu verteidigen waren. Tina konnte allmählich das innere Bild ihrer Grenze wieder herstellen und ihren »Innenraum« beschützen. Es war Tina jedoch wichtig, dass auch ich Tore halten und den Ball fangen konnte. Mal sagte sie mit wenigen Worten, »Wollte wissen, ob Sie mich aushalten können.« Andere Male war der Ball »einer, der nicht hinein dürfte«, bei dem ich an die Brüder denken musste, wenn ich sie als grenzwahrende Identifikationsfigur im Zaum hielt.

Aus dem Containerschema und dem Gefühl des Ekels als Traumafolge ergibt sich eine Reihe von Interventionsthemen. Jedes Thema lässt sich in den folgenden methodischen Varianten umsetzen: 1) Gegenstände interagieren mit Gegenständen (z.B. einen Ball an die Wand lehnen). 2) Personen interagieren mit Gegenständen (z.B. eine Person lehnt sich an die Wand). 3) Personen interagieren miteinander (z.B. eine Person lehnt sich an eine andere Person). 4) Personen interagieren mit sich selbst (z.B. eine Person lehnt ihren Kopf an ihre Knie). In der Regel hat sich die hier genannte Reihenfolge in der Arbeit mit traumatisierten Personen als günstig erwiesen. Dennoch sollte die Individualität einer jeden Patientin bedacht und ihr entsprochen werden. Wenn Ganzkörperbewegungen zu bedrohlich sind, kann eine Hand als Analogie für die Person/den Körper eingesetzt und durch die Patientin gut beobachtet und kontrolliert werden. Im Folgenden sind einige Vorschläge zur Umsetzung der Interventionsthemen nach dem Containerschema genannt, die sich unter anderem auf die zuvor genannten Störungen des Ekelempfindens beziehen:

Grenzen können bezüglich ihres Vorhandenseins, ihrer Vollständigkeit, Durchlässigkeit, Rigidität oder Flexibilität erforscht werden. Hierzu eignet sich das Erspüren und Experimentieren mit den regulierbaren Grenzen von Objekten, wie Behältern, Taschen, Sieben, Stoffen, Filtertüten, Fenstern, Schränken, Türen usw. Ein persönlicher Raum, abgesteckt mit Medien, ist meist diagnostisch sehr aufschlussreich. Die Haut als Körpergrenze kann mit Igelbällen oder den eigenen Händen stimuliert werden. Leistungsgrenzen (Kraft, Geschwindigkeit, Geschicklichkeit, Balance etc.) können erprobt werden. In Interaktionsübungen können Medien (Stäbe, Kissen, Bälle, Decken usw.) gleichzeitig Grenze und Verbindung sein.

Die *Bewegungsrichtungen hinein und hinaus* sind im Containerschema implizit enthalten und elementar wichtig für die Verhandlung von Grenzen. Zunächst können Gegenstände in Gefäße oder Räume hinein und hinaus befördert oder an der Grenze dazwischen aufgehalten werden. Solche Aktionen unter dem Motto »Ekel ist der Pförtner oder die Grenzschutz-Emotion« auszuführen, hilft Patientinnen, ihr Ekelerleben wieder selbstwirksam statt als erlitten zu erleben. Die Bewegungsrichtungen Hinein und Hinaus können die *Urheberschaft* von Affekten bei *Verzerrungen von Dein und Mein* klären. Unspezifisch gerichtete Bewegungen zu strukturierter Musik a) vom Körper weg (schieben, drücken, stoßen, stemmen, werfen, weghalten) und b) zum Körper hin (zupfen, greifen, sammeln, ziehen, zurückhalten) können die Signalisierung oder konkrete Verteidigung von Grenzen vorbereiten. Später können diese Bewegungen auf spezifische Gegenstände oder Personen gerichtet werden, eventuell noch narrativer in Form eines Rollenspiels.

Das *Sortieren* von Gegenständen in Behälter nach allgemeinen traumafernen Kriterien wie rund-eckig, weich-hart oder nach persönlicher Bewertung in angenehm und unangenehm, hilft Patienten, die das Gefühl haben, gar nichts mehr spüren und unterscheiden zu können oder alles ekelig erleben, wieder Orientierung zu finden. Es kann auch die Ekel-Empfindlichkeit oder -unempfindlichkeit ansprechen. Die Unterscheidung von Ich und Nicht-Ich kann durch projektive Übungen mit Gegenständen (Mit welcher Pflanze/welchem Stein/Plüschtier identifiziere ich mich, mit welcher/welchem nicht?) angeregt oder in der Interaktion mit spiegelnden und abweichenden Bewegungen erfahren werden.

Öffnen und Schließen kann mit Gefäßen oder Gegenständen wie einem Tuch, einer Dose oder einem Buch nachgespürt werden. Einzelnen Körperteilen kann in geöffneter oder geschlossener Haltung nachgespürt werden. Seile können stellvertretend für die Personen in einen Dialog eintreten und geöffnete oder geschlossene Gebilde darstellen. Das Ausführen verschiedener auffälliger und unauffälliger Öffnungs- oder Schließungsgesten, während des Zuhörens in einem Gespräch, hat sich als hilfreich erwiesen, um gesagte Inhalte fernzuhalten oder besser aufnehmen zu können. Mit einem Tuch oder einer Decke umhüllt, können Patienten in der Interaktion erproben, wie weit sie sich anderen Personen gegenüber öffnen oder schließen möchten. Das *Zu- und Aufdecken* von Objekten oder dem eigenen Körper mit Medien bzw. die Be- und Entkleidung (Handschuhe, Jacke, Schuhe), haben eine hohe Relevanz für Ekelerfahrungen. Bei solchen Übungen sollte bedacht werden, dass sie nicht nur das Containerschema im positiven Sinn stärken können, sondern auch traumatische Erinnerungen auslösen können.

Nähe und Distanz kann zunächst in Aufstellungen mit Gegenständen erprobt werden. Übungen zum Erspüren von angemessenen sozialen Entfernungen und zur Herstellung der persönlich optimalen Entfernung sollten sehr langsam und achtsam erfolgen. Mit Hilfe eines Beobachters können Patienten bei einer Partnerübung, in der sie die Entfernung variieren, die Zeichen der wahren Grenze, wie Atemanhalten, Schultern hochziehen, winzige unwillkürliche Gesten, Husten, Anspannung usw., wahrnehmen und achten lernen.

Die Themen Differenzierung und Bewertung, Öffnen und Schließen sowie Nähe und Distanz sind für die Bearbeitung der diskrepanten Zuordnung von Ekelgefühlen gut geeignet. Zunächst wird die in der traumatischen Situation gelernte diskrepante Zuordnung/Reaktion bewusst gemacht (eine schädliche Sache wird mit Öffnung und Nähe, eine nährende Sache mit Schließung und Distanz beantwortet) und in seiner adaptiven Funktion gewürdigt. Dann kann mit der biologisch intendierten Zuordnung/Reaktion vorsichtig experimentiert werden.

Wie bereits erwähnt, können Interventionen zu *Halt und Unterstützung* zunächst an der Interaktion von unbelebten Objekten beobachtet werden, dann von der Patientin selbst in Bezug zu Wand, Boden, Stuhl usw. wahrgenommen werden, bevor es zu Interaktionen mit einer anderen Person kommt. In der Interaktion können zunächst einzelne Körperteile wie Hand, Fuß oder Kopf unterstützt werden, wenn erforderlich mit Hilfe eines Tuches oder Kissens, um eine unmittelbare Berührung zu vermeiden. Schließlich kann die Patientin damit experimentieren, Gewicht abzugeben und anzunehmen, erst im Sitzen, dann im Stehen. Die Themen Nähe und Distanz und Halt und Unterstützung eignen sich besonders zur Bearbeitung des Ekels vor sich selbst.

Die therapeutische Beziehung und das Containerschema

Zum Schluss möchte ich das Containerschema auf die therapeutische Beziehung übertragen. Bereits Lacan in 1954 und vor allem Bion in 1962 konzipierten die Mutter-Kind und die Therapeutin-Patientin Beziehung anhand der Metapher *the Container and the Contained* (das Gefäß und das darin Enthaltene) (Lazar, 2000). In dieser Beziehungskonstellation werden nicht nur unerträgliche Affekte von der Therapeutin aufgenommen und in erträglicher Form an die Patientin zurück geführt, sondern die Patientin kann sich den gesamten Prozess der Affekteinfühlung, -toleranz und -regulation aneignen. (Mertens, 1991) Auch Winnicotts *haltende Umwelt* entspricht dem Containerschema (Lazar, 2000).

Besonders im Umgang mit traumatisierten Patientinnen mit einer Ekelthematik ist es hilfreich, die therapeutische Beziehung im Sinne des Containerschemas zu reflektieren und zu gestalten. Zum Beispiel können wir Verwirrungen der Differenzierung von therapeutischer- und Alltagsbeziehungen und Verwischungen der Grenzen des Settings bei dieser Klientel erwarten. Körperliche oder mit Medien gestaltete Klärungen der Grenzen des therapeutischen Containers stellen nicht nur die Bedingungen für therapeutisches Arbeiten her, sondern unterstützen die Bildung eines konstruktiven Containerschemas in der Patientin und ermöglichen, dass Patientin und Therapeutin den Zustand der Schemata überprüfen können.

Das Problem der Kontaminierung belastet Patientin und Therapeutin bei der Auseinandersetzung mit einer Ekelthematik. In diesem Fall kann es hilfreich sein zu klären, welcher Container für die Traumainhalte bereit steht und diesen getrennt von der Person der Therapeutin metaphorisch darzustellen, z.B. in dem sie eine Schale vor sich stellt oder die Hand aufhält, aber ihren Rumpf schützt.

Selbstverständliche Merkmale der traumaadaptierten Vorgehensweise wie Schweigepflicht und Transparenz bekommen bei gestörtem Containerschema eine besondere Bedeutung: »Ist der Container der Therapie dicht?«, »Erhalte ich Einsicht in den Innenraum des Therapiekonzeptes der Therapeutin?«. Skepsis und Abwehr, Verwandte des Ekelaffekts, können im Sinne eines gesunden Misstrauens unterstützt und der »Pförtner« gestärkt werden, besonders bei dem grenzenlosen Einlassen mancher Patientinnen.

Ambivalenz besteht häufig in Bezug auf das »therapeutische Futter«, dass wieder ausgespuckt, statt aufgenommen wird. Wenn wir Widerstände als beziehungsregulierend akzeptieren, kann durch die Verringerung der Menge, meist ein erträgliches Maß für die Patientin gefunden werden. Manche Patientinnen vertragen beispielsweise nur eine einzige Bewegungserfahrung von 5 Minuten Dauer, über die sie jedoch wochenlang reflektieren. Wie in den Fallbeispielen der Torhüterinnen und des schwarzen Lochs ist es wichtig für Patientinnen, die Ekel bezogen auf ihre Person und Grenzüberschreitungen erlebt haben, Grenzen und Halt real zu erfahren. Komplexe posttraumatische Belastungssyndrome entstehen bekanntlich nicht nur aufgrund von Übergriffen, sondern in Kombination mit einem grundsätzlichen Mangel an Zuwendung und Fürsorge. Viele traumatisierte Patientinnen fühlen sich ekelhaft, unwert und unberührbar. Unter einem Berührungstabu lässt sich Vertrauen in sich und Andere nur bedingt herstellen. Das Abstinenzkonzept der Tanztherapie sieht vor, Berührung im Dienste der Entwicklung der Patientinnen und mit ihrer informierten Zustimmung anzuwenden. Die dialektische Erprobung effektiver Abgrenzungsmöglichkeiten und kontrollierbarer Kontaktmöglichkeiten kann angemessene haltende Berührung für die Patientin, die entweder zu viel oder keine Berührung zulässt, zugänglich machen.

Schließlich gehören zur Containermetapher für die therapeutische Beziehung intrapersönliche- und reziproke Beziehungskonstellationen. Beispielsweise kann die Patientin mal die Therapeutin stützen und mal sich stützen lassen. Reziprozität als typische Technik der Tanztherapie wirkt antiregressiv. Es ermöglicht, dass die Patientin beide Anteile des Containers – das Gefäß und den Inhalt, die regulierenden und die zu regulierenden Anteile – in sich verkörpern und vereinen kann. Umso leichter fällt es ihr dann, sich selbst zu stützen und zu halten bzw. sich selbst zu vertrauen und Selbstzuwendung anzunehmen.

Literatur

Bohus, M. (2008): Hauptvorlesung Psychosomatische Medizin und Psychotherapie, SS 2008. Zentralinstitut für Seelische Gesundheit. (15.11.2008).
Damasio, A. (2003): Der Spinoza-Effekt. Wie Gefühle unser Leben bestimmen. München: List.
Eberhard-Kaechele, M. (2009a): Von der Katharsis über die Kontrolle zur Ko-Regulation: Rückblick und Ausblick auf die Förderung der Affektregulation in der Tanztherapie. In: S. Trautmann-Voigt & B. Voigt (Hrsg.) Affektregulation und Sinnfindung in der Psychotherapie. Gießen: Psychosozial Verlag, S. 115–151.
Eberhard-Kaechele, M. (2009b): Heimkehr zu sich selbst: Die Wiedererlangung von Affektregulation und Impulskontrolle. In: M. Moore & U. Stammermann Hrsg. Bewegung aus dem Trauma: Traumazentrierte Tanz- und Bewegungspsychotherapie. Göttingen: Vandenhoek & Ruprecht, S. 165–191.
Fischer, G. & Riedesser, P. (2003): Lehrbuch der Psychotraumatologie. München: Ernst Reinhard.

Gibbs, R.W. (2005): Embodiment and Cognitive Science. New York: Cambridge University Press.
Izard, C. (1993): Organizational and motivational functions of discrete emotions. In: M. Lewis & J.M. Haviland (Hrsg.) Handbook of Emotions. New York: Guilford Press, S. 631–642.
Johnson, M. (2007): The Meaning of the Body. Aesthetics of Human Understanding. Chicago: University of Chicago Press.
Johnson, M. (1987): The Body in the Mind: The Bodily Basis of Meaning, Imagination, and Reason. Chicago: University of Chicago Press.
Koch, S.C. (2006): Interdisciplinary Embodiment Approaches. Implications for the Creative Arts Therapies. In: S.C. Koch & I. Bräuninger (Hrsg.). Advances in Dance Movement Therapy. Springfield, IL: Charles C. Thomas, S. 17–28.
Krause, R. (2000): Affekt, Emotion, Gefühl. In: Mertens, W., Waldvogel B. (Hrsg.) Handbuch psychoanalytischer Grundbegriffe. Stuttgart: Kohlhammer, S. 30–37.
Lazar, R.A. (2000): Container-Contained. In: Mertens, W., Waldvogel, B. (Hrsg.) Handbuch. psychoanalytischer Grundbegriffe. Stuttgart: Kohlhammer, S. 114–118.
Mertens, W. (1991): Was hat sich in den theoretischen Grundlagen der Psychotherapie gewandelt? In: Buchheim,P.; Cierpka, M. & Seifert, Th.: Psychotherapie im Wandel. Heidelberg: Springer, S. 20–44.
Miller, S.B. (2004): Disgust: the gatekeeper emotion. New York: Routledge.
Pauen, S. (2005): Wie lernen Babies? Lindauer Psychotherapiewochen. http://www.lptw.de/archiv/vortrag/2005/spauen.pdf (25.1.2006).
Piaget, J. (1952): The origins of intelligence in childhood. New York: International Universities Press.
Pitman, R.K. & Orr, S.P. (1990): The Black Hole of Trauma. Biological Psychiatry. 27, 469–471.
Reddemann, L. (2001): Imagination als Heilsame Kraft. Stuttgart: Klett-Cotta.
Rudolf, G. (2005): Psychotherapeutische Medizin und Psychosomatik. Stuttgart: Thieme.
Seel, C. (08.11.2004): Wofür ist Ekel gut? Interview mit Rainer Krause. Welt Online. http://www.welt.de/print-welt/article351140/Wofuer_ist_Ekel_gut.html. (15.11.2008).
Spelke, E. (1988): When perceiving ends and thinking begins: The apprehension of objects in infancy. In. A. Yonas (Hrsg.) Perceptual development in infancy. Hillsdale: Erlbaum, S. 197–234.
Stark, R. (2007): Neurowissenschaftliche Erkenntnisse zu Furcht und Ekel. Ausbildungsinstitut für klinische Verhaltenstherapie, Gelsenkirchen. http://www.vt-ausbildung.de/04_downloads.../Vortrag%20Stark.pdf. (15.11.2008).
Van der Kolk, B. (2006): Clinical Implications of Neuroscience Research in PTSD. Annals of the New York Academy of Sciences. 1071, S. 277–293.
Van der Kolk, B. (1994): The Body Keeps the Score: Memory and the Evolving Psychobiology of Post Traumatic Stress. Harvard Review of Psychiatry, 1994, 1(5), 253–265.
Wicker, B.; Keysers, C.; Plailly, J.; Royet, J-P.; Gallese, V. & Rizzolatti, G. (2003): Both of Us Disgusted in My Insula: The Common Neural Basis of Seeing and Feeling Disgust. Neuron, Vol. 40, 30 October 2003. Cell Press, S. 655–664.
Wöller, W. (2006): (Hrsg). Trauma und Persönlichkeitsstörungen. Stuttgart: Schattauer.
Young, L. (1992): Sexual Abuse and the Problem of Embodiment. Child Abuse & Neglect. Volume 16, Issue 1, S. 89–100.

Ekel – Sexualität – Verachtung: Verdecktes und Archaisches im Körpererleben

Sabine Trautmann-Voigt

Einleitung

Seit den Erkenntnissen der neueren Hirnforschung (z.B. LeDoux 2003) gehört es zum common sense aktueller Psychotherapietheorie, aktualisierte Emotionen von PatientInnen im Hier und Jetzt der Therapiestunde zu berücksichtigen, um sie dabei zu unterstützen, ihr Denken und Handeln auf Veränderungen auszurichten. Mit anderen Worten: Es wird davon ausgegangen, dass das Gehirn und damit die eingefahrenen »Autobahnen« menschlichen Agierens und Reagierens sich dann besonders effektiv verändern, wenn die im therapeutischen Kontakt aktualisierten Emotionen im Vordergrund des Interesses stehen. Diese Erkenntnis ist nun nicht besonders neu. Neu ist allerdings aus neurobiologischer Sicht eine ausdrückliche Anerkennung des Umstandes, dass bei einer solchermaßen emotionszentrierten Psychotherapie *körpersprachliche und handlungsorientierte Aspekte* psychischer Störungen notwendiger Weise in jede Therapie integriert werden sollten (van Well 2009).

Schon Freud sprach übrigens 1915 von der Verdrängung unliebsamer Erlebnisinhalte ins Unbewusste, die er mittels der »talking cure« rückgängig machen wollte. Punkt 1 und 2, die tiefe emotionale Beeindruckung des Patienten und eine ganzheitliche Achtsamkeit im Kontakt berücksichtigte er dabei, und sogar den körperlichen Aspekt benannte er ausdrücklich mit (»das Ich ist immer ein Körperliches«)! Leider wurden aber direkt körperbezogene Interventionen in den Folgejahrzehnten selbst verdrängt. Dies ist ein anderes spannendes Thema, würde jedoch den vorliegenden Rahmen sprengen (vgl. Trautmann-Voigt 2003).

Wozu dient Ekel?

Traditionell gilt Ekel als eine elementare Emotion. Er äußert sich als starke Abneigung oder Widerwillen gegen Substanzen wie Nahrung,
 Ausscheidungen oder verwesendes bzw. verfaulendes organisches Material. Ekel kann bekanntlich auch gegenüber Menschen, Tieren oder bestimm-

ten Verhaltensweisen empfunden werden. Ekel gilt als Form der Ablehnung mit starken körperlichen Begleiterscheinungen wie Übelkeit, Würgen bis zum Erbrechen, Schweißausbrüchen, sinkendem Blutdruck – bis hin zur Ohnmacht. Er ist kein Instinkt, da nicht angeboren, sondern Ekel kann definiert werden als »soziale(r) Mechanismus, der kulturell bedingt und pädagogisch vermittelt (ist), sich den primitiven Brech- und Würgereflex zunutze macht, um die vorrational erworbene, soziale Basisidentität zu schützen« (Penning, 1984, S. 2). Erst ab etwa drei Jahren reagieren Kinder mit typischen Anzeichen von Ekel (Reuschenbach 2002), vorher werden Exkremente oder Abfälle durchaus zu Erkundungszwecken in den Mund gesteckt. Also scheint eine sozialisierende Komponente beim Erleben des Ekelaffekts von großer Bedeutung zu sein, so auch eine Metastudie zu 50 Wolfskindern, die außerhalb der Zivilisation aufwuchsen und alle Nahrungsaversionen bzw. -präferenzen, aber keine Ekelreaktionen aufwiesen (Simpson 1994).

Nach Rozin (2000) ist der nahrungsbezogene Ekel als evolutionärer Ursprung dieser Emotion anzuerkennen. Er bezeichnet ihn als »core disgust« oder Basisekel, der sich weiterentwickelt hat zu Ekelgefühlen gegenüber Tieren, zu interpersonellem Ekel und zu moralischem Ekel. Biologisch betrachtet, handelt es sich beim Ekel zunächst um eine orale Abwehrreaktion, die schließlich zu einer machtvollen Form negativer Sozialisation geworden ist und auch heute noch zur Ausgrenzung sozialer Gruppen in manchen gesellschaftlichen Kontexten (Homosexuelle, Ausländer, Frauen) dient.

Ekel sei in vielerlei Hinsicht die »Emotion der Zivilisation« (a.a.O., S. 649), so Martha Nussbaum, die in den 90er Jahren des vergangenen Jahrhunderts darauf aufmerksam machte, dass Ekel z.B. im Hinblick auf Homosexualität gleichgesetzt wurde mit »gegen die Natur gerichtet« (Nussbaum 1999). Im Hinduismus spielt der interpersonale Ekel eine besondere Rolle: Gläubige vermeiden strikt jeglichen Körperkontakt mit Angehörigen niedriger Kasten. Die Berührung einer Speise durch eine »unreine Person« führt zur Verunreinigung der gesamten Speise: ein Beispiel dafür, wie sehr Ekel auch im Kopf und in der kollektiven Psyche verwurzelt sein kann und mit kollektiver Entwertung und Verachtung gekoppelt ist.

Beginn Fallvignette Susanne :
Unbewusste Entwertung und Verachtung spielten in der Therapie mit der 36jährigen Susanne eine große Rolle. Sie kam zu mir, weil sie seit vielen Jahren an einer Bulimie litt, die immer mal wieder phasenweise weg war und dann wieder ausbrach. Aktuell wollte sie wissen, ob das mit ihrer Idee zu heiraten zu tun haben könnte. Außerdem habe sie eine Spinnenphobie, eine Verhaltenstherapie (vor ca. 10 Jahren) habe gewirkt. Jetzt kämen die Symptome aber zurück. Susanne berichtet, dass sie immer schon Sex nur mit sol-

chen Männern ertragen konnte, die ihr gegenüber distanziert und meistens viel älter und verheiratet waren. Sie lebt aktuell mit einem 5 Jahre jüngeren Mann zusammen, der aufgrund eines Autounfalls an den Rollstuhl gefesselt ist, den sie heiraten möchte und der vollständig auf ihre Hilfe angewiesen ist. Sie pflegt ihn komplett, inclusive Windeln wechseln, wie ein kleines Kind. Sexualität ist kein Thema zwischen beiden. Früher, sie kennen sich seit mehreren Jahren, ging er ständig fremd, sie tat alles, um ihn zurück zu erobern. Sie ist froh, dass sie sich vor ihm nicht mehr ekelt. Die sexuellen Kontakte zu den anderen Männern, denen gegenüber sie immer dann Ekelgefühle entwickelte, wenn es ernster wurde oder wenn sie sich sogar von ihren Ehefrauen ihretwegen trennen wollten, hat sie nach und nach eingestellt.

Ekel im Gehirn: Ausgewählte Aspekte zur Neurobiologie von Emotion und Gedächtnis

Ekel entsteht in der Amygdala, wo auch andere wichtige Emotionen wie Angst, Wut und Freude verarbeitet und vor allem auch bewertet werden. Die *Amygdala* ist *die* für die Wahrnehmung und emotionale Bewertung von Sinnesreizen essentielle Kernstruktur und hat starken Einfluss auf die Unterscheidung von bedeutsamen und weniger bedeutsamen Informationen von damals und von heute (Markowitsch und Welzer 2005).

Je höher die Aktivierung der Amygdala ist, die vorrangig auf das implizite Emotionsgedächtnis[1] einwirkt, desto besser kann auf bewusstseinsferne Erinnerungen eingewirkt werden. Die Amygdala moduliert die Wirksamkeit des Hippocampus (,der auch als »Schaltstelle des Gehirns« bezeichnet wird). Der Hippopcampus wiederum hat eine besondere Bedeutung für *Kontext abhängige Konditionierungen* und die Analyse raum-zeitlicher Beziehungen, m.a.W. und stark vereinfacht formuliert: Alte Gedächtnisspuren sind sehr abhängig von frühen Prägungen durch die Amygdala, die die Atmosphäre des Erlebens scannt bzw. gescannt hat. Frühe, eher sensorisch verarbeitete Gedächtnisspuren sind zudem immer unabhängiger vom Hippocampus und vom Cortex, als neuere Erinnerungen und können wahrscheinlich besser beeinflusst werden, wenn im Rahmen des sog. »window of tolerance«[2] direkt

---

1 Das Langzeitgedächtnis kann in unterschiedliche Systeme unterteilt werden: a) Prozedurales Gedächtnis (für motorische Fertigkeiten), b) Priming-Gedächtnis (für höhere Wiedererkennung von zuvor unbewusst wahrgenommenen Sinnesreizen), c) perzeptuelles Gedächtnis (für Bekanntheit oder Familiarität mit einem Objekt oder Individuum), d) Wissenssystem (für kontextfreie Fakten), e) episodisches Gedächtnis (für kontextbezogene Erinnerungen).
2 Extrem erregende traumatische Erlebnisse führen zu einer Beeinträchtigung des Gedächtnisses, unter extremem Stress kommt es sogar zu neurodegenerativen Veränderungen. Daher

auf die Amygdala, also auf die *Wahrnehmung über die Körpersinne*, eingewirkt wird (Trautmann-Voigt und Voigt 2009, S. 47ff.).

> Bei Interventionen, die den Körper und die Handlungsebene der menschlichen Kommunikation integrieren, werden die Kernstrukturen des Gehirns, besonders die Amygdala, involviert, die besonders stark auf das emotionale Gedächtnis und abgespeicherte Atmosphären zugreifen können.

Für die Praxis der Psychotherapie bedeutet dies: Wenn der Kortex (sprich: die ratio) eingeschaltet ist, kommt es zwar zu sog. »Top-down-Mechansmen«, also Einwirkungen auf niedrigere Verarbeitungsstrukturen: neue Gedächtnisspuren können so tatsächlich über verbale Interventionen entstehen, allerdings geschieht dies mit langfristiger Wirkung nur dann, wenn auch die sog. »niedrigen Regionen« des Gehirns, die die basalen Emotionen steuern, aktiv einbezogen werden.

Besonders wichtig für effektive Therapiemethoden scheint daher zu sein, drei Faktoren gemeinsam zu berücksichtigen:

- eine *tiefgreifende emotionale Beeindruckung* des Patienten, um die »vergessenen Erlebnisinhalte« wieder zu beleben (Amygdala ansprechen!)
- eine besondere *psychophysische Achtsamkeit* für den therapeutischen *Kontakt*, um über das Erschreckende zu kommunizieren (Beziehung pflegen!)
- viele *Wiederholungen*, die sich auch amygdal, also *sinnen-reich verkoppeln* können, um eine neue Gedächtnisspur wirksam zu verlegen (körperzentriert auch Neues anbieten und üben!).

All diese Aspekte berücksichtigen z.B. moderne Körperpsychotherapie- und Kreativtherapien, weshalb sie wahrscheinlich auch als besonders wirksam von vielen Patienten und Patientinnen eingestuft werden (Olbrich, 2007). Sie verknüpfen in der Praxis psychodynamische und verhaltenstherapeutische Erkenntnisse und finden sich z.B. aktuell in verschiedenen Ansätzen wider (Roediger 2009, Trautmann-Voigt und Voigt 2009).

Lassen Sie uns nun einige Erklärungsansätze zum Basisaffekt Ekel eingehender betrachten.

---

sind sowohl eine Übererregung oberhalb des speziellen Toleranzfensters einer/s PatientIn, aber auch eine Untererregung unterhalb des Toleranzfensters (z.B. bei Lethargie, Apathie, Langeweile) im therapeutischen Kontext kontraindiziert. Es müsste also, mit anderen Worten, Ziel einer jeden Therapie sein, eine optimale Verbindung zwischen kognitiver, körperlicher und emotionaler Kontrolle im Rahmen einer angenehmen Erlebnisintensität (wieder) herzustellen.

Wie wird Ekel definiert?

Schutzfunktion und basaler Reaktionsmechanismus: die evolutionsbiologische Perspektive

Charles Darwin (1872) ging bei der Ekelreaktion zunächst wegen der universell üblichen Mimik von einem angeborenen Instinkt aus, der schon bei Säuglingen vorhanden sei und hielt Ekel für eine evolutionäre Weiterentwicklung des Brechreizes. Der typische und gänzlich entwickelte Gesichtsausdruck beim Erwachsenen (mit Naserümpfen, Hochziehen der Oberlippe, Herunterziehen der Mundwinkel, ggf. Zunge herausstrecken oder Spucken und Kopf zurückziehen oder Hand vor Nase und Mund legen) habe eine deutliche Schutzfunktion und diene dem Hinweis darauf, vor Ungenießbarem zu warnen.

Im Anschluss an Darwin versteht *Paul Ekman* (1975) Emotionen als Affektprogramme, die, basal und kulturübergreifend, unbewusste komplexe Reaktionsmechanismen darstellen und mit typischer Mimik einhergehen. Curtis (2004) vertritt z.B. die auf Ekman zurückreichende These, dass Ekel keine Lernerfahrung, sondern gänzlich genetisch bedingt sei, weil die meisten als ekelhaft empfundenen Substanzen mit Krankheiten, Infektionen oder Tod zu tun hätten Diese Angst vor Schmutz und Krankheiten und die Angst vor Tod und Verletzung könnten Hauptursachen für die Mobilisierung des Ekelaffekts sein. Ich folge dieser Auffassung nicht, da Angst *vor* etwas bereits ein Bewusstsein voraussetzt, der Ekelaffekt aber archaischen Ursprungs und bereits präverbal und atmosphärisch mit frühen Interaktionserfahrungen verkoppelt ist. Wir kommen hierauf zurück.

»Liebe im Reich der Unberührbaren«. Die Verkehrung der Liebe in Abscheu – die triebtheoretische Perspektive

Widmen wir uns kurz der ursprünglichen psychoanalytischen Sichtweise:

Sigmund Freud verstand Ekel als Abwehrmechanismus gegenüber archaischen Triebregungen im Zuge der Sauberkeitserziehung. Er hebt als Erster die Ambivalenz von Lust und Ekel hervor: Das Ekel erregende Objekt diene eigentlich dem Lustgewinn. Über-Ich und Ich würden mit Hilfe des Ekelaffektes dafür sorgen, dass ursprüngliche Lustgefühle verdrängt werden. In der sexuellen Perversion könne der Erwachsene diese ursprüngliche Lust dann wieder ausleben.

Fortführung Fallvignette Susanne:

Susanne erzählt, dass sie es durchaus genossen habe, wenn die älteren Männer sie gefesselt oder wenigstens hart angefasst hätten. Später kann sie herausfin-

den, dass sie das wie ein »starkes Festhalten« erlebt habe. Sie fühlte sich gerne schwach, eher wie ein Kind, in den starken Armen der meist älteren Männer.

Interessant ist, dass schon Freud davon ausging, dass jede überwundene Entwicklungsstufe (bei ihm die orale und die anale) neben der nächst höheren (der ödipalen) bestehen bleibe, dass sich jedoch normaler Weise die ehemaligen Objekte der Begierde in Objekte des Abscheus umwandeln würden: Was einmal archaisch geliebt wurde, werde nun verabscheut, weil das Begehrenswerte mit den moralischen Werten des heranreifenden Ich in einer Über-Ich gesteuerten Gesellschaft nicht mehr in Einklang zu bringen sei. Ekelschranken definieren bei Freud somit verdrängte Triebregungen, über die die Libido jedoch immer wieder triumphieren möchte. Seine Ausführungen zum Inzest-Tabu haben hier ihre Wurzeln. Im Jahr 2008 machte ein australische Paar, bestehend aus dem 69-jährigen Vater und 36-jährigen Tochter Schlagzeilen: Es kämpfte (laut Spiegel-online vom 7.4.2008) für die Akzeptanz ihres gemeinsamen Kindes und zeigte keinerlei Scham, wenn die Boulevardpresse ihren Abscheu vor dem realen Inzest unverhohlen und sensationsbegierig zum Ausdruck brachte.

Ein Exkurs zur Triebtheorie des Ekels sei gestattet:

Die Lage der Genitale beschreibt Freud so, als würde er die frühen Stufen der Begierde weiter verehren: »inter urinas et faeces«. Die Genitalien sind bei Freud letztlich »dem Tierischen verhaftet« geblieben und haben sich nicht, wie andere Teile des Körpers, ästhetisch weiter entwickelt. Tierische Gelüste werden normaler Weise überwunden, aber was Freud eben auch ausmacht und in allen Jahrzehnten zu Protest geführt hat: Freud selbst bleibt der Sexualität als Hauptantrieb für die weitere Entwicklung des Menschen verhaftet.

Ein Bespiel:

In Freuds Dienstmädchentraum werden »Resi« mit dem hässlichen, alten, geilen Mann nicht etwa als Dämon und Hexe verteufelt, sondern Freud sieht in der Verbindung des alten sexuell erregten Mannes mit der weitaus jüngeren Untergebenen ein Relikt aus einer älteren (voranalen) Lustphase, in der es bei Freud zwar nicht um ein eher bindungstheoretisch begründbares Festhalten – wie es meine Patientin Susanne schildert –, sondern eher um orale und anale Lusterlebnisse des Kindes geht, wo solch frühe Lusterlebnisse aber dennoch in Freuds Interpretation in einem beinahe dankbar anmutenden Andenken verehrt werden! Der leitende Sinn für die Verbindung des alten Herrn mit Resi sei der archaische Geruchssinn (ein Mädchen namens Resi war sein, Freuds, Kindermädchen…), der auch beim Tier der leitende Sinn für Sexualität sei – so findet Freud. Er schrieb 1897 an Wilhelm Fließ sinngemäß: Durch den aufrechten Gang verliere der Geruch beim Menschen seine ursprüngliche Bedeutung, wodurch die orale und die anale Libido dem Ekelgebot mehr und mehr verfielen.

Manche Autoren stellen auch aktuell noch fest, dass die empirische Psychologie nicht besonders weit über diese Freud'schen Ekelausführungen hinausgelangt sei (Luhr 1999). Da kann man sicherlich geteilter Meinung sein!

Ich möchte Ihnen an dieser Stelle jedenfalls ein illustrierendes Beispiel zu einer möglichen ödipalen Interpretation des Ekels aus einer gegenwärtig laufenden Therapie in Bonn nicht vorenthalten:

Vignette Tina:
Eine 22-jährige Patientin berichtet mir mit allen Anzeichen des Ekels im Gesicht, wie sie ihren 53-jährigen Vater zur Rede gestellt hat mit den Worten: »Es ist ekelhaft, dass du eine Affäre mit einer 24-jährigen hast! Das ist so, als wärest Du mit mir zusammen!« Sie brach den Kontakt zum Vater und dessen neuer, im dritten Monat schwangeren Freundin danach für drei Jahre komplett ab. Sie kam damals zu mir mit einer Adipositas: 112 kg bei 1,64 m Körpergröße, einem unbändigen Hass auf sich selbst und ihren unförmigen Körper und starken Einsamkeitsgefühlen. Sie schämte sich für diesen Vater und sie verachtete ihn. Die ödipale Problematik der verschmähten Tochter wurde in der Therapie zum Thema, was ihren Selbsthass und Ekel, den sie nun auf ihren eigenen Körper projiziert hatte, mit der Zeit verringerte.

Kulturelle Aspekte und eine Weiterentwicklung des Ekelbegriffs

Kurz soll nun auf mir notwendig erscheinende weitere Differenzierungen des Ekelaffekts, vor allem auf die Verknüpfung zwischen *Ekel und Verachtung*, eingegangen werden. Ich vertrete die Auffassung, dass Ekel ein Mischaffekt ist, der Anteile aus verschiedenen anderen Affekten, die nicht differenziert wahrgenommen werden dürfen, beinhaltet und diese teilweise »deckt« – im Sinne von verdecken und von schützen vor nicht aushaltbaren bedrohlichen Gefühlen wie innere Leere, Hass bzw. starke Wut. Eine in diese Richtung weisende und stärker differenzierende Definition lautet: »Ekel ist mehr als gesteigertes Missfallen, aber weniger und anders als Hass. Ekel...ist körpernäher als alle anderen Formen der Abwehr und Abkehr; Ekel ist deshalb auch etwas anderes als moralische Verachtung und geradezu ein Gegenbegriff zu Angst...Im Ekel ist keine Bedrohung spürbar, nur eine unerträgliche *Belästigung*« (Liessmann 1997, S. 107). Auch in der Emotionspsychologie wird dieser Mischaspekt benannt: Verachtung wird entweder als eine spezielle Form des Ekels betrachtet (Ekman und Friesen 1975) oder als eine spezielle Form der Wut oder als eine Mischung aus beiden. Robert Plutchik (2002) glaubt, dass Ekel und Wut in einer ungaten Mischung das bedrängende Gefühl der

Verachtung ausmachen, das aus moralischen Gründen als nicht akzeptabel vom Ich abgewehrt werden muss. In jedem Fall handele es sich im Kontext von Ekel um *Bewertungen einer oder mehrer anderer Personen als moralisch minderwertig.*

In streng hierarchisch strukturierten Kulturen entsteht Verachtung, häufig gekoppelt mit Ekel, durch die Besetzung eines bestimmten sozialen Ranges und damit verbundenem Prestige. »Minderwertige« werden verabscheut, »als Dreck« bezeichnet oder, im übertragenen Sinne, wie ein lästiges Insekt zertreten oder im besten Falle nicht beachtet. Ich halte diesen Einbezug der soziologischen und kulturanthropologischen Dimension bei der Diskussion über den Ekelaffekt, der oben am Beispiel der Hindus bereits erwähnt wurde, für unverzichtbar. Ekel enthält – wie Verachtung – unbewusste, aber äußerst scharfe Formen der Exklusion, des Ausschlusses und der Negation anderer, die durch diese Exklusion als minderwertig verurteilt und bestraft werden sollen. Wenn sich diese Gefühle auf Bezugspersonen richten, die eigentlich noch dringend gebraucht werden, so erhalten sie solch eine bedrohliche Ladung, dass diese Gefühle unbedingt abgewehrt werden müssen und zwar in einer archaischen Form, z.B. in Ekel, den wir heutzutage auch im Sinne einer Somatisierung verstehen könnten.

Das Sinnbild des Ekelhaften ist übrigens weiblich und alt: die literarische Wurzel

Der Topos der »veluta«, des alten Weibes, kommt in der selten übersetzten Epode von Horaz besonders deutlich zum Ausdruck:

»Da du doch schwarze Zähne hast,
mit Runzeln hohes Alter dir die Stirne furcht
und weitauf klafft so scheußlich dürres Becken
der Hintern wie bei einer Kuh!
Doch es erregt vielleicht der Busen mich?
Die Brüste welk wie Stuteneuter!
Der schlaffe Bauch, die Schenkel strotzend,
Waden dürre angefügt!«

Zum Topos des Ekelhaften gehört der üble Geruch gleichermaßen dazu wie der angeblich weibliche unersättliche Appetit auf (junge) Männer. Die Grundidee der Moderne war dann das ästhetische Verbot dieses Topos, bekanntlich ins Gegenteil verkehrt durch spindeldürre kindlich wirkende Models und die Ästhetik ewig andauernder Kraft und Jugend.

Schon Horaz reagierte auf den Topos des alten Weibes mit Verachtung, aber auch mit Lust:

*»Damit du ihn mir hochholst von den stolzen Hoden,
musst mit dem Munde du dich müh'n«.*

Von dem Ekelhaften und Verworfenen geht also auch eine große sexuelle Anziehung aus, oder, psychoanalytisch ausgedrückt: In der Abwehrbildung kehrt das Abgewehrte wider.

Als aktuelle Ergänzung hier eine Nachricht aus dem WDR2 vom 26.5. 2009 gegen 20.50 Uhr: In Tossa di Mare an der Costa Brava wurde in diesem Sommer der Sex am Strand verboten, so die Bürgermeisterin des Badeortes. Eine Einheimische älteren Geburtsdatums kommt in der Sendung zu Wort und genau übersetzt: »… weil es eine ekelhafte Schweinerei ist, wenn man der Jugend mit ihren Hormonwallungen statt den Meereswellen zuschauen muss«.

Ekelgefühle sind somit auch gesellschaftlich genutzte archaische Hilfen zur Distanzierung von potenziell feindlichen Lustgefühlen, die vom Ich und/oder Über-Ich als solche nicht anerkannt werden.

Zur Psychodynamik des Ekels

Ein Misch- und Deckaffekt, am Beispiel der Bulimie

Joraschky (unveröff. Vortrag in Dresden, Nov 2008) weist mit Bezug auf Grawe (2004) darauf hin, dass sich alle Emotionen im Kontaktverhalten zeigen und ihre Valenz als Annäherungs- oder Vermeidungsverhalten zum Ausdruck kommt (vgl. ausführlich Trautmann-Voigt und Voigt 2009, S. 173ff.). Mit Bezug auf Krause, der Ekel, Scham und Aggression als Leitaffekte für Vermeidungsverhalten einstuft, definiert Joraschky den Ekel bei der Bulimie als schambesetzte Körperausstoßung bei mangelnder eigener Körperakzeptanz und hoher Sexualaversion.

Ich folge dieser Auffassung in Teilen, glaube allerdings, dass es um einen *Teufelskreis der Aversion* geht, der bei der Bulimie, wie auch bei anderen Ess-Störungen auf eine tiefgreifende psychische Erstarrung hinweist, die sich in stereotypen Wiederholungen in der Symptomatik zeigt: Der Ekel ist dabei ein Misch- und Deckaffekt, der besser auszuhalten ist, als alles andere, was mit ihm verkoppelt ist.

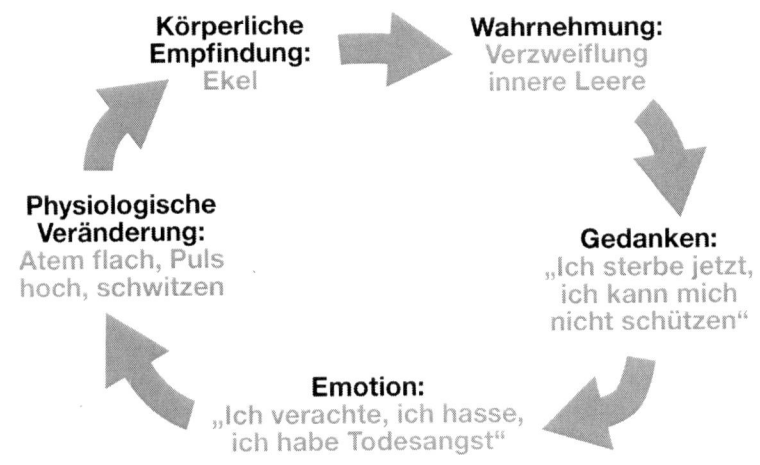

Abb. 1: Teufelskreis Ekel

Der Prozess der bulimischen Attacke verläuft ja so:
1. Es existiert ein diffuses Gefühl innerer Leere oder Verzweiflung (psychisch bedingt).
2. Dies wird verleugnet und ruhig gestellt durch die ungesteuerte Zufuhr von Nahrung (physisch kompensiert).
3. Danach folgt das induzierte Erbrechen (physisch und psychisch benötigt)

Nr 1. setzt nach einer gewissen Zeit wieder ein usw.

Ich greife nun vor:

Die Bulimie ist, symptomatologisch betrachtet, meines Erachtens eine Verschiebung von Bindungsregulationsbedürfnissen, (die z.b. durch Verachtung, Nicht-Achtung, Entwertung u.a. frustriert wurden) auf eine ohnmächtige und Impuls-gesteuerte physiologische Pseudo-Regulation, die im beschriebenen Teufelskreis entgleist.

Der Ekel tarnt die eigentlich »darunter liegenden« psychischen Distanzierungswünsche des Menschen (des ehemaligen Kindes), der als Reaktion auf Verachtung, Entwertung, Nicht-Wahrnehmung und was es sonst noch alles gibt, durch die (früheren) Bezugspersonen entstanden ist.

Die Psychodynamik, die gleichzeitig die Psychosomatik der Bulimie darstellt, (aber auch anderer Störungen, bei denen der Ekel eine mehr oder minder wichtige Rolle spielt) lässt sich folgendermaßen verstehen:

Beim Erbrechen geht es um eine Externalisierung von zuvor introjizierten negativen Objektanteilen. Es wird eine *Entleerung eingeleitet*, um zuvor aufgenommene negative Gefühle (wie Hass bzw. Entwertung oder Verachtung oder Missachtung) loszuwerden, am liebsten ungeschehen zu machen! Durch das Erbrechen soll das negative Introjekt, bzw. negative Beziehungserfahrung, möglichst schnell und kraftvoll und in einer einmaligen Aktion hinausgestoßen werden. Statt einer progressiven Aggressionsentwicklung gegen die ursprünglichen »Angreifer« wird auf einer körperlich ungefährlichen, archaischen Stufe »das Gift ausgespuckt«. Im Anschluss an diese Aktion kann die entstandene (ursprünglich gefühlte) innere Leere aber nicht ausgehalten werden und muss notdürftig durch erneute suchtartige Inkorporation von Nahrung wieder aufgefüllt werden. Die Fressattacken ersetzen die unersättlichen Bindungswünsche an gute Objekte, die nicht vorhanden sind.

Meines Erachtens geht es in der Therapie von PatientInnen mit Ess-Störungen vor allem um das gemeinsame Verstehen dieser Verschiebung des Antriebes zu handeln, weg vom Motivationssystem der Bindung hin zum Motivationssystem der Physiologie und einer damit kurzfristig verbundenen Pseudoentlastung im bulimischen Teufelskreis.

Es geht bei der Somatisierung im ekelhaften Erleben vor allem um die Angst vor totalem Selbstverlust, da das Erbrechen, psychodynamisch gedeutet, Teile des eigenen Selbst umfasst, es also um eine Form der »Selbstausstoßung« geht, verbunden mit der tödlichen Angst vor der inneren Leere, das heißt vor dem kompletten Selbstverlust. Es sind zwar tragischer Weise in der Realität keine tröstenden und schützenden Bezugspersonen und im Inneren des Subjekts keine guten Introjekte zu finden, die aber zwanghaft in der Verschiebung auf Nahrung immer wieder (zwanghaft) zugeführt werden sollen. Im Körper befindlich, wird diese Nahrung, als Ersatz für die Zuwendung durch eine gute Bezugsperson dann als »schlecht« bzw. als »Gift« auf einer archaischen Stufe bewertet und muss wieder ausgestoßen werden, weil sie sonst den eigenen Innenraum zerstören würden.

Die Archaische Tarnung

> Meine These lautet: Der Ekelaffekt kann von der (kindlich aktivierten) Psyche als eine perfekte Tarnung für Verachtung und archaischen Hass genutzt werden, der ursprünglich von einem wichtigen Objekt ausging und als Reaktion des Selbst nun seinerseits auf eben dieses wichtige Objekt gerichtet ist. Der Ekel distanziert auf einem somatischen Level von »darunter liegenden« Affekten wie mörderischer Hass, Wut und Todesangst, welche nicht gefühlt werden dürfen, weil sie den kompletten Selbstverlust zur Folge hätten.

Selbsthass und Ekel, die auf den eigenen Körper z.b. in einer Ess-Störung projiziert werden, sind allemal erträglicher, als der Hass auf und die Verachtung des Objekts, das aus der Sicht der kindlichen Psyche noch dringend benötigt wird! Ekel mit allen körperlichen Anteilen ist eine starke Emotion und besetzt die eigenen Sinne vollständig. Ekel verdeckt dadurch besonders effektiv andere emotionale Regungen und *schützt*

1. vor der Wahrnehmung der *narzisstischen Kränkungen* durch die wichtigen Objekte, also die *erlittene Verachtung* und
2. vor der *daraus resultierenden eigenen Verachtung* eines oder beider Objekt oder vor der Erkenntnis, wie deren Beziehung funktioniert oder eben nicht und
3. *verhindert das Ausbrechen der Wut* bzw. des zerstörerischen Hasses auf den (wichtigen) anderen.

Diese »Deckung« muss aus zweierlei Gründen erfolgen:

1. Offene Wut ist zu gefährlich.
2. Der Kampf gegen das Objekt ist außerdem aussichtslos!

Eine offene Form von Verachtung des zunächst geliebten, dann gehassten Objekts, als eines Gefühls, das die Eigenwahrnehmung und -bewertung eines (narzisstischen) Höher-Gestellt-Seins dem Objekt gegenüber beinhalten würde, ist dem Kind zudem (noch) nicht möglich. Eine Verkehrung der Wut auf und Verachtung des Objekts ins Gegenteil und die Wendung dieser Affekte gegen das Selbst sind als Bewältigungsstil aber durchaus möglich und können vielleicht anhand eines Beispiels aus der Praxis noch genauer verstanden werden:

Multimodale Therapie zur Einwirkung auf den Ekelaffekt

Das ist das eigentliche Dilemma der Bulimie:
  Innen »voll sein« ist zerstörerisch, innen »leer sein« ist genau so zerstörerisch.
  Ziel jeder Therapie mit PatientInnen, die den Ekelaffekt in dieser beschriebenen weise mobilisieren, muss also sein:

- Die Internalisierung von »guten Objekten« – statt Nahrungsaufnahme
- Die Externalisierung von »bösen Objekten« – statt impulshafter Nahrungsentledigung.

Die Frage stellt sich:
Kann dabei an den *Ekelaffekt direkt angekoppelt* werden? Er ist stark emotional geladen, er taucht ständig in der therapeutischen Arbeit auf, und er ist belastend!

Der Ekel ist aber auch, wie dargestellt, *der* Schutzmechanismus, um die nicht aushaltbaren Gefühle, Verachtung und starke Wut auf die wichtigen Objekte sowie tiefsitzende Ängste, nicht spüren zu müssen: Wegspucken statt Sprechen ist einfacher als Konflikte austragen und, wie dargelegt, auf einem vorsprachlichen Niveau, also atmosphärisch bzw. procedudural, angesiedelt!

Meiner Erfahrung nach eignen sich multimodale Rituale, Kontaktspiele, meditative Tänze, die Arbeit mit Symbolen und vor allem körpersprachliche Handlungsdialoge, um eine andere Art der Affektregulation wieder herstellen zu können.

Zu berücksichtigen sind dabei von Seiten des Therapeuten
- ein empathisches Eingehen auf die hohe Intensitätskontur, mit der der Ekelaffekt verbunden ist
- geduldige und immer wiederholende Versuche auf allen Wahrnehmungsebenen, um neue Regulationsmechanismen (wieder) aufzubauen.

Susanne – Bulimarexie und Umgang mit dem Ekel in der Therapie

Susanne, meine Patientin mit der Bulimarexie, stellt im Rahmen einer Gruppentherapiestunde[3] ihr Körperbild vor.

Die grün gemalten Arme und Beine wirken wie abgetrennt. Auffällig ist eine starke Spaltung zwischen Armen, Rumpf und Beinen. Der Kopf scheint auf den ersten Blick überhaupt nicht vorhanden zu sein. Assoziationen aus der Gruppe lauten:
»Wie an einen Galgen gehängt«, »Unterworfen«, hingegeben, aber angespannt und instabil«. »ausgeliefert«, »verspannter Oberkörper«, »Der Intimbereich ist ungeschützt«.

---

3 Im Rahmen unseres Medizinischen Versorgungszentrums in Bonn führen wir, (die Autorin und ihr Ehemann, Dr. med. Bernd Voigt), Kombinationen von Einzel- und Gruppentherapie durch. Die Patientin war bei mir (S. T-V) seit 16 Stunden in Einzeltherapie. Die Gruppe wird als behandlungsbegleitendes Angebot parallel zur Einzeltherapie ausschließlich für Patient-Innen angeboten, die bei mir oder bei meinem Mann in Psychotherapie sind, so dass sich ein kombiniertes Setting ähnlich dem Setting in einer Klinik entwickeln kann. In der Gruppe angeschnittene Aspekte können in den Einzelstunden vertiefend bearbeitet werden und umgekehrt. Diese Gruppe existiert seit 20 Jahren und wird halboffen geführt.

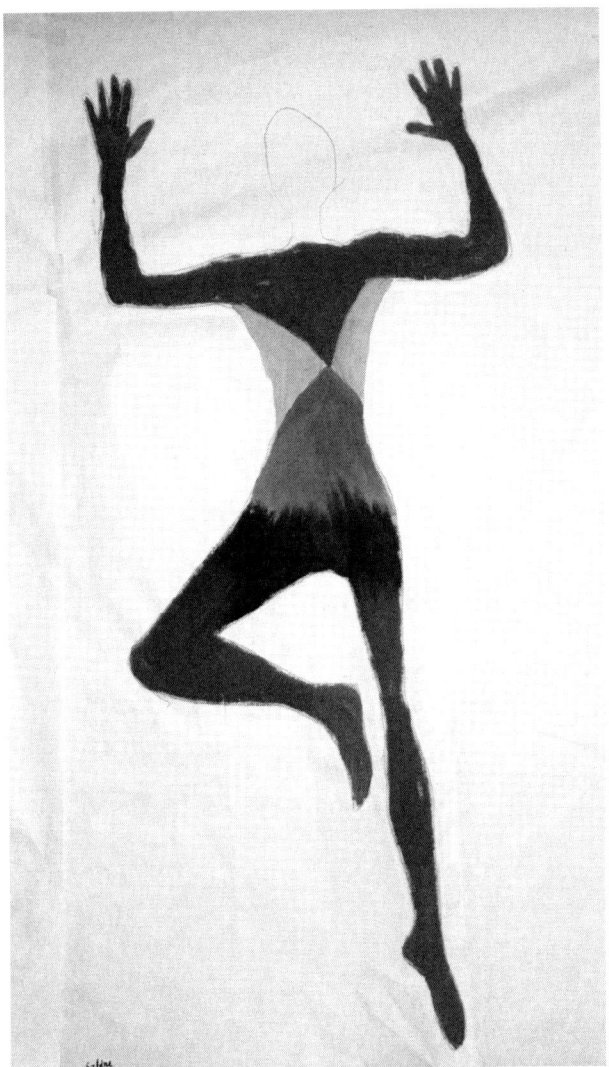

Abb. 2: Körperbild Susanne

Bei Versuchen der Teilnehmer, dieses Bild in eine selbst gewählte Bewegung umzusetzen, kommen bei einigen Gruppenmitgliedern Rollbewegungen am Boden zustande, die in einem zunächst angespannten Liegen, ähnlich wie auf dem Körperbild, beginnen, dann in ein entspanntes Liegen in Rückenlage führen und mit einem zur Seite Rollen in eine Embryonalhaltung hinein enden.

Assoziationen einer Gruppenteilnehmerin lauten:
»Es geht um Schutz, um Geborgenheit und darum, sich zu entspannen, die Ausgangsstellung ist nicht auszuhalten!«
Jemand anders sagt:
»Die Kraft ist blockiert, unten sind die kraftvollen Farben, das Rot und das Schwarz: Die drängen nach oben. Durch diese Abtrennung durch die zwei gelben Dreiecke im Taillenbereich kann die Wucht von unten, vor allem aus dem Genitalbereich, nicht nach oben in den Kopf hinein, da würde sie außerdem explodieren!«
Einige bewegen sich wie Reptilien am Boden, einer kommt sich vor wie ein sezierter Frosch. »Wenn man dem Frosch den Kopf abhackt, dann bewegt er sich auch weiter«. Einige schütteln sich bei diesen Worten vor Ekel und benennen dieses Gefühl auch. Einige assoziieren Szenen aus dem Märchen Froschkönig:
Im Märchen verliert die Prinzessin ihre goldene Kugel. Der Froschkönig hilft ihr die Kugel wieder aus dem Brunnen herauszubefördern, aber nur unter der Bedingung, dass er bei der Königstochter am Tisch mit essen, ihren Teller benutzen und schließlich sogar mit ihr ins Bettchen gehen darf. Die Königstochter unterwirft sich dem strengen Reglement ihres Vaters, des Königs, ekelt sich aber extrem, als der Frosch sie küssen will und wirft ihn voller Wut und Verachtung an die Wand. Der schöne Prinz erscheint – und alles wendet sich zum Guten. Ekel in seiner Verknüpfung mit Verführung, Lust, Wut, Verachtung und Unterwerfung wird in diesem Märchen symbolträchtig thematisiert.
Susanne erzählt von einem Vater, der niemals andere habe tun lassen, was diese wollten. Die Mutter beschreibt sie als unterwürfig und immer auf der Seite des Vaters, wenn der sie brauchte. »Das war ekelhaft. Ich hatte immer dieses eklige Gefühl, wenn ich ins Wohnzimmer kam und die beiden auf dem Sofa saßen und Zeitung lasen«. Die Mutter forderte sie dann oft auf: »Sag doch mal was zu deinem Vater«. Oder: »Frag Deinen Vater doch mal was!« Oder: »Sei doch mal leise, der Papa muss sich ausruhen«. Zum Vater sagte die Mutter in solchen Situationen auch schon mal: »Nun spiel doch mal endlich mit dem Kind«. Alle diese Sätze zu Aufforderungen, es dem Vater Recht zu machen und zu Kontrollversuchen durch die ihrerseits hilflos wirkende Mutter tauchen auf, nachdem der Froschkönig auftauchte. Eine Teilnehmerin fragt Susanne nach ihrer Wahrnehmung des Verhältnisses zwischen ihrer Mutter und ihrem Vater.
Susanne fällt eine typische Handlungssequenz ein, die den elterlichen Kontakt in seiner tieferen Bedeutung vergegenwärtigt:
Wenn Vater und Mutter gemeinsam eine Gesellschaft verlassen hätten, dann habe der Vater die Mutter immer vor sich her geschoben, sie an der

Schulter gefasst und gesagt: »Na, Süßes?« Die Mutter habe dann immer verschämt zurückgeblickt, von unten nach oben zu ihm aufgeschaut und unterwürfig gegrinst. Die Patientin berichtet, dass sie genau jetzt diesen Ekel von früher extrem stark spüren würde!

Wir setzen diese Erinnerung, einen affektiv stark mit Ekel besetzten Handlungsdialog, nun in Bewegung um[4]. Die Teilnehmer finden sich zu zweit zusammen und spielen die verbal genau beschriebene Szene nach, fühlen sich in Haltung, Gehtempo, Sprachmelodie und Bewegungen ein: Der »Vater« schiebt von hinten, die »Mutter« geht, sein Tempo aufnehmend, vorweg. Wenn er die beiden Worte: »Na, Süßes?« spricht, dreht sie sich, unterwürfig grinsend, zu ihm um.

Die Rückmeldungen aus diesen Körperidentifikationen der Gruppenmitglieder[5] sind wie folgt: In der Rolle der Mutter fühlten sich die meisten »vor Aggressionen fast platzend«, »im Oberkörper völlig verspannt«, »ohne Chance, dieser Hand von hinten zu entkommen«, »wütend auf diesen Schieber«. Das Grinsen der Mutter wird als »zynisch«, »ätzend und widerlich«, »heuchlerisch« und »verlogen« bezeichnet. Diejenigen Gruppenmitglieder, die in der Rolle des Vaters steckten, erlebten sich als »machtvoll und ohne Gefühl«, »verächtlich auf ›diese Kleine da vorne‹ hinunterblickend«, »die stärkere Position auskostend«. Es wird gefragt, ob dieses Paar überhaupt positiv miteinander umgehen könne, ob diese beiden überhaupt Zärtlichkeit und Sexualität miteinander haben könnten, oder ob es nur um Unterwerfung und Kontrolle durch diesen Vater gehe. Es kommen sogar Phantasien über eine sado-masochistische Beziehungskonstellation auf!

Susanne sitzt auf dem Boden, zieht den Kopf ein, wirkt betroffen. Sie trippelt nervös mit den Füßen am Boden und schlingt die Hände um ihre angezogenen Knie.

Sie wirkt jetzt wie ein sehr kleines Mädchen, das sich einerseits abgrenzen möchte und wütend, aber hilflos, mit den Füßen auf den Boden trampelt. Sie drückt den Kopf auf die Knie und beginnt zu weinen, schluchzt, dass sie sich immer so ausgeschlossen gefühlt habe, dass der Ekel, den sie bei jeder Berührung, die die Eltern miteinander hatten, irgendwie »mit diesem Gefühl des Ausgeschlossenseins und mit dieser schrecklichen Wut« zusammenhängen müssten, die sie eben hatte, als sie den Bewegungen der anderen zusah.

Sie erzählt weiter, dass sie abends immer vom Vater mit scharfen Worten aus dem Zimmer geschickt wurde, wenn sie nicht einschlafen konnte: Sie solle den Eltern gefälligst die »kurze Abendentspannung« lassen. Dann

---

4 vgl. zur Interventionsentwicklung im Rhythmisch-dynamischen Handlungsdialog Trautmann-Voigt und Voigt (2009, S. 173ff.).
5 vgl. zur Bedeutung der Spiegelneurone und der multimodalen Resonanz für die Interventionsentwicklung in der Psychotherapie: Trautmann-Voigt und Voigt (2009, S.95ff.).

habe sie sich wie tot gefühlt, voller Wut und Verzweiflung sei sie irgendwie und irgendwann eingeschlafen. Irgendwann später habe sie dann angefangen nachts heimlich zu essen, es sei ihr zeitweise besser gegangen. Dann habe sie begonnen, sich zu erbrechen, weil sie dick und dicker wurde. Jetzt hasse sie ihren Körper, bange um jedes Pfund, das sie zunehmen könnte und kontrolliere ihr Gewicht zweimal am Tag.

Eine Teilnehmerin sagt, dass das Körperbild von Susanne sie an die Tarot-Karte: »Der Gehängte« und die Interpretationen dem Handbuch für Jungianisches Tarot erinnere. Ich habe diese Karten in der Praxis und hole sie in die Gruppe.

Die Teilnehmerin kennt sich damit aus und erzählt: Ursprünglich sollte diese Karte wohl Judas, den Verräter, darstellen, der umgekehrt aufgehängt ist und Beutel voller Silber hält, die hier nur noch als heller Strahlenkranz erscheinen. Heute wird der Gehängte im Jungianischen Symbolverständnis als Zustand des Bewusstseins angesehen, den man »Sammadhi« nennt, ein Hindu-Begriff, für den es keine westliche Entsprechung gibt. Es ist der Zustand, in dem das *Zentrum des Bewusstseins sich aufgibt,* so dass Dimensionen gegenstandslos werden und das Subjekt mit einem oder mehreren Objekten verschmilzt. Man sieht »hinab« vom Unbewussten zum Bewussten statt umgekehrt. Als psychologische Verfassung beinhaltet diese Haltung, dass das Selbst alle Merkmale seines persönlichen Selbstzustandes aufgegeben hat und statt dessen alles, was es meint zu sein, verleugnet: Es ist leer, nur noch eine Körperhülle.

Susanne ist wieder sehr betroffen: Ihr Vater fällt ihr ein, diesmal aus der Wahrnehmung der Jugendlichen von damals. Er sei ein gnadenloser Banker gewesen, der Kunden auch heute noch in die Pleite reißen würde. Unterwerfung unter diesen strengen und gefühlskalten Vater sei immer gekoppelt gewesen mit dem Gefühl, ihn zu verachten. Nur dass sie sich das nie eingestanden hätte!

Und eine weitere Szene fällt ihr ein. Sie sagt, dass sie Herzrasen bekomme, wenn sie daran denke: Wenn überhaupt der Vater mit ihr spielte, dann sonntags morgens: »Er hatte immer den Bademantel an und roch nicht gut – von der Nacht. Er setzte mich auf seine breiten Schultern und ging mit mir durch den Garten. Ich wollte da runter. Ich sollte aber die Namen der Blumen und Steingartenpflanzen auswendig lernen, erst wenn ich wieder ein paar aufsagen konnte, durfte ich runter, er hielt mich dann immer für eine Zeit mit dem Kopf nach unten und schaukelte mich an den Beinen hin und her, dachte wahrscheinlich, das macht mir Spaß ... Es war widerlich und ich hatte Angst und war froh, wenn es vorbei war!«

Ich bin verblüfft über die symbolischen Zusammenhänge zur Tarot-Karte und denke in meiner Gegenübertragung kurz über C.G. Jungs Ideen über das kollektive Unbewusste nach und über die Komplexität der Gefühle, die sich eben nicht so einfach klassifizieren und einordnen lassen. Ist diese Dimension bei all der Evidenzbasierung der letzten Jahre ganz in Vergessenheit geraten? – Irgendwie auch schade! ...

Doch gehen wir weiter zu einem anderen tiefenpsychologischen Erklärungsversuch des Ekelaffekts:

Meine persönliche Auffassung über Ekel nähert sich in Teilen auch einer Definition von *Julia Kristeva* (1982), die den Begriff »l'abjection« (=Verwerfung) im Zusammenhang mit dem Ekelaffekt aufbrachte. Kristeva beschäftigt sich auch weniger mit den Ekel auslösenden Substanzen und Stoffen selbst, sondern mit der Beziehung einer Person zu Ekel auslösenden Objekten oder Menschen und mit deren Bewältigungsstrategien. Somit kommt die *interpersonale Dimension* bzw. ein mehr objektbeziehungstheoretischer Ansatz in die Diskussion um den Ekel. Der Ekel erfüllt laut Kristeva eine wichtige Funktion bei der Unterscheidung des Selbst von dem Anderen. Sie versteht l'abjection auch als Teil der frühen Ablösung von der Mutter, wobei sie klebrige, schleimige und eher diffuse Substanzen mit dem Mütterlichen verbindet. Darüber hinaus gehe es immer bei Ekelgefühlen um *spezielle ödipale Konstellationen,* in denen das Mädchen erlebe, wie der Vater statt Liebe und Verständnis für die Mutter und sie selbst zu zeigen, verachtend und entwertend, kränkend oder emotionslos agiere. In dieser Konstellation kann weder eine phasentypische Konkurrenzkonstellation zur Mutter entwickelt werden bzw. eine Ablösung von ihr erfolgen, denn die Mutter wird als unterworfen und insofern auch verachtenswert wahrgenommen – was nicht sein darf! Es steht nicht unbedingt das Gefühl eines »Verschleimt – seins« mit dieser Mutter in einer symbiotischen Zweieinheit im Vordergrund! Das Kind ist vielmehr ohnmächtig und verzweifelt, es ist wütend und allein mit seiner Verachtung auf eine Macht- und Unterwerfungsbeziehung der Eltern!

Zum zweiten kann der Vater nicht begehrt werden, weder als einer, mit dem es sich lohnen würde, nahe zu sein, denn er agiert und reagiert seinerseits mit »l'abjection«, noch als einer, mit dem das Spielen angenehm wäre, denn »es stinkt ihr« – hier Susanne, im wahrsten Sinne des Wortes –, wenn der Vater ihr seine Vorstellungen von Spiel als erzwungenes Auswendiglernen von Pflanzennamen aufdrängt. Der Vater wird nicht libidinös besetzt, das, was eigentlich geliebt werden will, wird stattdessen insgeheim gehasst. Das, was gehasst wird, kann aber nicht offen gehasst werden, deswegen schiebt sich der Ekel als einzig mögliche Gefühlskontur davor und kann als pars pro toto dienen: Statt differenzierter Affektbenennungen wie Abscheu, Verachtung, Wut, bis Hass und bodenlose Einsamkeit imponiert als körperliches Äquivalent für die ganze erlebte familiäre Atmosphären: der Ekel.

Ekel – der besondere unter den Affekten – im Hinblick auf das implizite Emotionsgedächtnis. Oder – Geruchspräferenzen und Ekelsensationen sind zwei Seiten einer Medaille: die evolutionsbiologische Bedeutung

Ekel als starkes Gefühl reguliert zunächst Nähe und Distanz bzgl. gefährlicher Substanzen und schützt zudem den Organismus vor der Aufnahme von Giften, die der Arterhaltung schaden könnten. Gift kann dabei eine biologische Substanz oder eine interpersonelle Angelegenheit sein. Ekel kann, wie bei Susanne, zu einem schützenden somatischen Panzer gegen die diffus empfundenen Ohnmacht-, Hass- und Verachtungsgefühle konvertieren und zunächst in Form einer heftigen Essstörung symptomatologisch imponieren.

Wie ist, darüber hinaus, die besorgte Aussage einer anderen Patientin zu verstehen:

»Seit ich schwanger bin, kann ich meinen Mann nicht mehr riechen, es ekelt mich, neben ihm zu liegen. Das kann ich ihm doch aber nicht sagen, oder?« Wieso wird hier der Ehemann durch das Ekelgefühl auf Distanz gebracht?

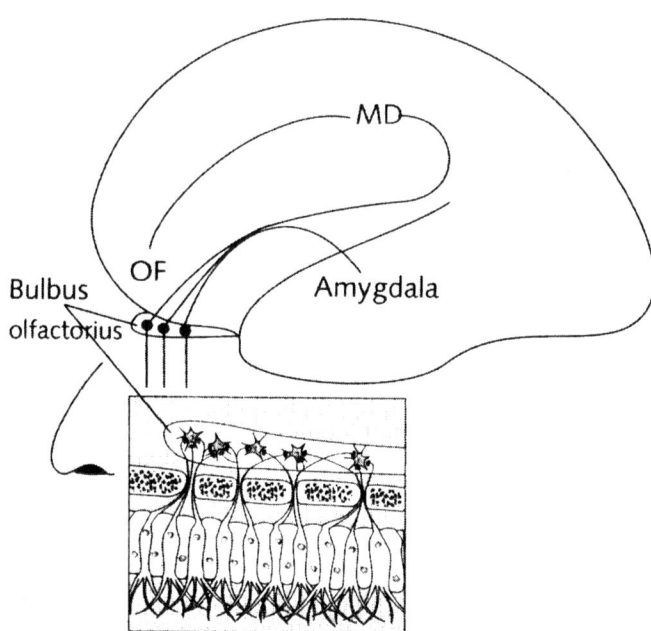

Abb. 3: *neuronale Verschaltung Geruch*

Pheronome, das sind individuelle Duftstoffe, die ein Lebewesen ausdünstet, bewirken z.B. bei den Borkenkäfern, dass sie sich schwarmartig organisieren und zu einem Wirtsbaum krabbeln und diesen leer fressen. Der Duft des brünftigen Ebers lässt die Sau in die sog. »Duldungsstarre« verfallen, da die Penetration durch den Eberpenis sehr schmerzhaft ist. Auch beim Menschen bewirken bestimmte Duftstoffe sexuelle Anziehung oder Abstoßung. Frauen suchen sich ihre Männer unbewusst nach deren Geruch aus und zwar nach einem bestimmten Prinzip: der Mann, der genetisch am weitesten von ihrer Sippe entfernt ist, ist der Attraktivste. Ganz anders in der Schwangerschaft: In dieser Phase wird der Geruch präferiert, der dem eigenen genetischen Code am nächsten ist, vielleicht, weil man der Ursprungsfamilie eher zutraut zu pflegen und zu sorgen als dem Artfremden (Menninghaus 1999, S. 283ff.). Das Baby erkennt die Mutter sofort nach der Geburt am Geruch. Die Mutter wiederum erlebt den Geruch der Ausscheidungen ihres eigenen Babys als kaum unangenehm, im Gegensatz zu den Ausscheidungen anderer Babys bzw. älterer Menschen.

> Der Geruchssinn bietet aus biologischer Perspektive die sicherste Basis für die Interpretation, ob z.B. über die Aktivierung des Ekelaffekts eine interpersonelle Grenze gezogen werden soll bzw. nicht und der physische oder psychische Innenraum, als individueller oder als interpersonaler Lebensraum, geschützt werden soll oder nicht. Dies beruht auf der Besonderheit des olfaktorsichen Sinnessystems.

Bei allen anderen Sinnessystemen (Gehör, Gleichgewicht, visueller Sinn, somatosensorischer Sinn einschließlich Schmerzwahrnehmung, Geschmackssinn) verläuft die Verarbeitung von peripheren Reizen zuerst über das periphere Empfängerorgan über eine Umschaltung im Thalamus, die Herzstruktur des Gehirns. Danach verläuft der Reiz nach Einflüssen durch die Amygdala zum Cortex.
Die Nase hingegen ist über Sinneszellen direkt mit der Riechhirnrinde, dem sog. Bulbus olfactorius, verbunden. Von hier aus gibt es direkte Verbindungen in die Amygdala, die für eine umgehende Auswertung der Riechreize sorgt. Erst ab dieser Stufe erfolgt, wie bei den anderen Sinnessystemen, eine Verbindung zum Thalamus und dann zum Cortex. Mit anderen Worten: Alle Sinnessysteme sind zunächst mit den sensorischen Qualitäten wahrgenommener Reize beschäftigt, während der Geruchssinn von Anfang an Wahrnehmungen bewertend und damit stark affektbesetzend codiert. Diese Areale sind dort im Gehirn angesiedelt, wo auch Erinnerungen gespeichert werden.

> Es ist anzunehmen, dass der Ekel auch deswegen bisher ein vernachlässigter Affekt in der psychotherapeutischen Auseinandersetzung gewesen ist, weil so wenig greifbare, sprich: rationale Aussagen über ihn getätigt werden können Ekel ist direkt körperlich verankert und stark mit anderen Sinneswahrnehmungen sowie mit Scham, Wut und Verachtung vermischt. Ekel ist der am frühesten atmosphärisch geprägte Affekt.

Ekel – aus der Perspektive einer Vitalitätskontur

Bisher ging es um die Annäherung an zwei Frage:

1. Was ist alles unter Ekel zu fassen?
2. Wozu gibt es diesen Affekt überhaupt?
   Im folgenden stellt sich die Frage:
3. Wie zeigt sich der Ekelaffekt in der Körpersprache, nicht nur als mimische Kontur?

Meine These: Der Ekelaffekt ist über die Mimik hinaus in bestimmten Handlungs- und Bewegungsmustern auffindbar, die unbewusst während der Gefühlsaufwallung ablaufen und auf die frühe, automatisierte Körpersprache verweisen.

Es handelt sich beim Ekel, bewegungsanalytisch[6] betrachtet, um eine räumliche Spannungskontur in einer gewissen Zeiteinheit mit gewissen Parametern, die einen quasi eingefrorenen Körperzustand abbilden:

- Ganzkörperliches *Angehalten sein mit einer Öffnung des Mundes, was Schutzlosigkeit sowie Aggressionen beinhalten, wie ein angehaltenes Fletschen der Zähne oder ein lautloser Schrei!* (bzgl. der muskulären Anspannung während des Affekterlebens ohne die Möglichkeit einer Weiterbewegung, z.B. einer Schließung!)
- *plötzlich eintretende* und einige Sekunden andauernde *Erstarrung* (bzgl. der rhythmisch-dynamischen Verlaufskontur des Affekts), als ob die Zeit stehen bleibt.
- *Fixierung in mehreren Körperbereichen* und Gelenken (bzgl. des Bewegungsflusses während des Affekterlebens)

---

6 Das System der Bewegungsanalyse und ihre Anwendungsmöglichkeiten in Psychotherapie und Beratung haben wir ausführlich in »Grammatik der Körpersprache« (Trautmann-Voigt und Voigt 2009) beschrieben. Weitere Ausführungen würden den Rahmen des hier vorgegebenen Umfangs sprengen.

- *zurückweichende Kopf- und/oder Oberkörperbewegungen* (bzgl. der Raumnutzung während des Affekterlebens)

Die Signale, rein körpersprachlich betrachtet, lauten also:

- Ich stoppe meine Vitalität (ich stelle mich tot)!
- Ich bin starr und handlungsunfähig (vor Entsetzen?)!
- Ich halte mich (mühsam) zusammen!
- Ich bin aber schon zurückgewichen!

Dieser Körperzustand entspricht in weiten Teilen einem Schreckzustand beim kleinen Baby, das noch nicht die Ursache seiner Aversion differenzieren kann, aber ähnlich auf der körperlichen Ebene agiert, nur das es zusätzlich dabei laut tönt, nämlich schriet und so seinen Affekt abführen kann!

Ich stelle folgende These auf:

Die Fixierung in dem Zustand, den wir Ekel nennen, entspricht in weiten Teilen einer erstarrten und abwehrenden und dabei unvollständigen Schreckreaktion, wie sie auch in der frühen Moro-Reaktion, einem bereits intrauterin nachweisbaren Reflex, auffindbar ist und normaler Weise ca. 2–4 Monate nach der Geburt durch eine reife Schreckreaktion abgelöst werden sollte. Bei dringend abzuwehrenden Gefühlen kann sich diese unreife Schreckreaktion habitualisieren und in ihrem körperlich-atmosphärischen Anteil *auch als Ekel* empfunden werden. Dies ist häufig bei traumatisierten Patienten anzutreffen (Trautmann-Voigt und Voigt 2007). Man spricht auch vom *Furcht-Lähmungsreflex* (Kaada 1989). Dieser Reflex führt zu Bradykardie, was als physiologischer Schutzmechanismus zur Konservierung des Sauerstoffs anzusehen ist. (vgl. Trautmann-Voigt und Voigt 2009, S.58ff.)

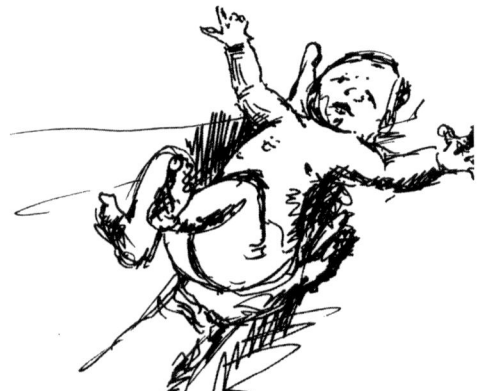

Abb. 4: Moro-Reaktion (aus: Trautmann-Voigt und Voigt 2009, S.60)

Der »Ekelreflex« als »Moro-Kontur« in der Körpersprache besteht ursprünglich aus

- der biologisch angelegten extremen Schreckreaktion in einer fixierten Rückzugsposition
- mit Stimulation des sympathischen Nervensystems und zunächst einem Ansteigen der Herzfrequenz
- mit Erhöhung des Blutdrucks
- flacher und schneller Atmung
- Rötung des Gesichts, von einem Gesichtsausdruck begleitet, der als Wut und Verzweiflung interpretiert werden kann
- einhergehend mit einer körperlichen Panzerung

Das Kind, später auch der Erwachsene, versucht damit körpersprachlich über eine starke muskuläre Anspannung eine unwillkürliche Überreaktion zu kontrollieren. Dabei entstehen alle Anzeichen des Furcht-Lähmungs-Reflexes mit allen aus der Mobilisierung des Ekelaffekts bekannten parasympathischen Folgereaktionen. Es kommt dabei nicht zu einer reifen Schreckreaktion, die ein schließendes Zurückführen der Arme zum Schutz des Oberkörpers beinhalten würde (= Startling-Phänomen, vgl. Abb. 5, ausführlich in Trautmann-Voigt und Voigt 2009, S. 59–64).

Der Ekelaffekt als körperliche Reflexantwort, verstanden also als eine Regression auf Teile der frühen »Moro-Kontur« des Erlebens, ist auch, wie die Moro-Reaktion selbst, der einzige Affekt, der mit allen Sinnessystemen, und vor allem, wie erläutert, mit dem olfaktorischen Sinn, vernetzt ist. Da der Moro-Reflex als erster frühkindlicher Reflex auftaucht, bildet er eine besondere Basis für die Interaktionsentwicklung und kann bei jeder starken Schreckreaktion auftauchen. So macht es Sinn, dass er auch z.B. beim Erschrecken über die eigene starke Wut und die starke Verachtung gegenüber den engsten und wichtigsten Bezugspersonen mobilisiert wird.

Rein körpersprachlich betrachtet, sorgt die mit dem Ekelaffekt verbundene körpersprachliche Blockierung für folgende Intensitätskontur:

Nähe-Distanz-Regulation	Bewegungs-Fluss/Handlungfähigkeit	Krafteinsatz/Aktivität
zurückgezogen	erstarrt, blockiert	muskulär angespannt
(Startling-Phänomen) Statt: sowohl vor - als auch zurück	(Startling-Phänomen) Statt: sowohl anhaltend – als auch fließend	(Startling-Phänomen) Statt: sowohl angespannt – als auch entspannt

Tab. 1: Körpersprache des Ekels

Nicht: sowohl vor als auch zurück in der räumlichen Nähe-Distanz-Regulation – sondern: *nur zurückgezogen*
Nicht: sowohl frei und fließend als auch zeitweise anhaltend im Bewegungsfluss – sondern: *nur anhaltend, bzw. erstarrt oder blockiert im Körper und in den Gelenken*
Nicht: sowohl muskulär angespannt als auch entspannt – sondern: *nur muskulär angespannt*

> Der Ekel ist meiner Ansicht nach ein biologisch angelegter Blockierungsaffekt, der die Funktion hat, keine Informationen in den Organismus hinein und keine Informationen hinauszulassen! Er wird mobilisiert, wenn die atmosphärische Interpretation des Individuums (subcortikal) dazu rät, keine reifen Reaktionen und keinen differenzierten Affektausdruck zu wagen.

Wie wird also durch Ekel die eigene Schädigung durch »Noxen«, hier schädigende Beziehungserfahrungen, blockiert?

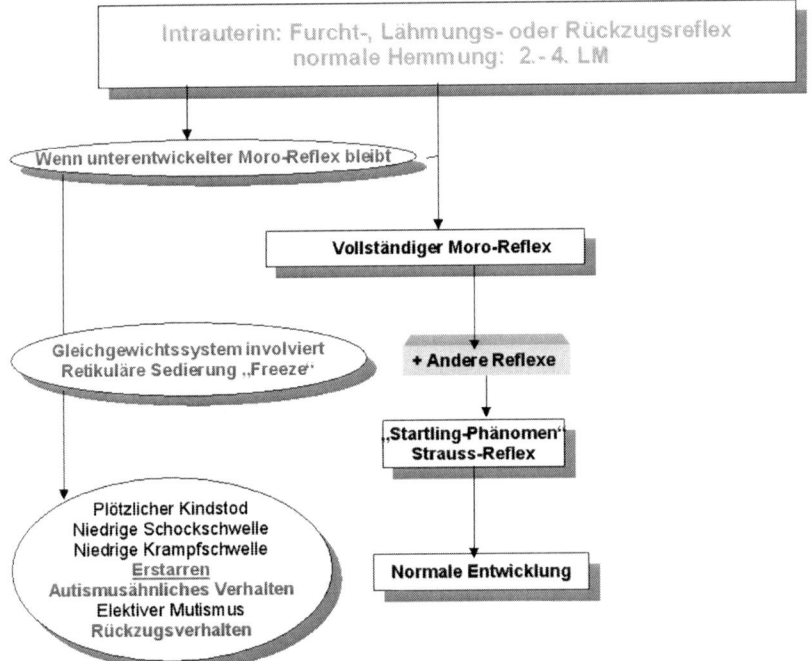

Abb. 5: Furcht-Lähmungsreaktion (vgl. Trautmann-Voigt und Voigt 2009, S. 59–64).

1. Es handelt sich beim Ekelaffekt auch um eine tiefe Regression auf früheste Mechanismen der automatisierten Körpersprache, *die unreife Schreckreaktion im Moro-Reflex und die Furcht-Lähmungs-Reaktion.*
2. Ekel wird *nur in seinem körperlichen Anteil stark erlebbar*, er ist aber durch eine *vielschichtige verinnerlichte atmosphärische Erinnerung an Interaktionserfahrungen*, in denen Verachtung, Unterwerfung, affektive Kälte und unterdrückte Wut eine Rolle spielten, geprägt worden. Dabei werden die Gerüche der mit diesen frühen Wahrnehmungen verkoppelten Personen als »ekelhaft« vor allem in ihrer olfaktorischen Dimension gespeichert, weil eine konfliktbesetzte Auseinandersetzung mit den betroffenen Personen zu gefährlich ist und daher nicht geführt werden kann.
3. Herausgefiltert und somit vom *affektiven Gesamterleben isoliert* wird also aus den vielen, sich ständig wiederholt erlebten negativen Interaktionsepisoden der *früheste sensorische Empfindungsanteil*, der evolutionsbiologisch für die Distanzierung vom schädigenden Noxen sorgt, damit der Organsimus überleben kann.

1. Abwehr	2. Affektive Ladung	3. Ekel als „Deckung"
Verkehrung ins Gegenteil	Statt nach außen: nach innen gerichtet	Hass ↓ Selbsthass ↑
Wendung gegen das Selbst	Statt nach außen: nach innen gerichtet	Angriff ↓ Selbstschädigung ↑
Affektisolierung / Ungeschehenmachen	Statt Affekttoleranz: Affektisolierung	Konflikt ↓ Vermeidung ↑
Verschiebung	Statt Verachtung/Wut: Ekel / Selbsthass	Affektdifferenzierg ↓ Somatisierung ↑

Tab. 2: Abwehr

4. Die kindliche Psyche muss *diese bedrohliche Realität abwehren* und tut dies bei der Nutzung des Ekels als *Deck- und Mischaffekt mit folgenden frühen primitiven Abwehrmechanismen:*
   - Verkehrung ins Gegenteil (Hass verkehrt in Selbsthass)
   - Wendung gegen das Selbst und Selbstschädigung (z.B. in Symptombildungen wie unterschiedlichen Ess-Störungen[7]),

---

[7] Auf die Problematik der narzisstischen Anteile bei Ess-Störungen, auf emotionale Instabilität und strukturelle Schäden in der Ich-Struktur kann in diesem Artikel leider aus Platzmangel nicht eingegangen werden.

- Affektisolierung (Leeregefühle und Ekel bei Nahrungszufuhr und -ausstoßung statt Wut, Hass und Verachtung[8])
- Verschiebung (Verachtung und Wut in Ekelgefühle) und Somatisierung (z.b. Klagen über körperliche Beschwerden statt Affektdifferenzierung).

Fazit für die Praxis

1. Es sollte therapeutisch an impliziten Bewusstseinsinhalten angesetzt werden, da nicht alle, sogar eher wenige, mit der vordergründigen Symptomatik verkoppelte Emotionen, die dem Ekelaffekt inhärent sind, bewusst sind: es handelt sich beim Ekel-Erleben eigentlich um die Reaktivierung von atmosphärischen und implizit im Körpergedächtnis abgespeicherten *Handlungsdialogen und körpersprachlich sichtbaren Signalclustern*, die eine (symbolische) Hinweis- und eine Schutzfunktion aufweisen sowie eine Bindung einfordernde Appellfunktion zeigen und sich unabhängig vom Symptom auch in der therapeutischen Beziehung oder in Gruppenkonstellationen (vgl. Gruppenassoziationen zu Susannes Körperbild) ereignen. Dies zeigt sich in besonderen Übertragungs- Gegenübertragungsszenerien im Kontakt mit essgestörten PatientInnen. Solche Handlungsdialoge (Trautmann-Voigt und Voigt 2005). enthalten häufig verdeckte psychisch mit starken Konflikten besetzte Themen und Körpererinnerungen aus verschiedenen Gedächtnissystemen und aus verschiedenen Zeiten
2. In einer modernen, neurobiologisch fundierten Psychotherapie sollten durchgehend amygdale Verarbeitungsmodi berücksichtigt werden: Für die Praxis im Umgang mit dem Ekelaffekt heißt dies insbesondere, es sollte auf die **psychophysischen Reaktionsmuster** mit starker emotionaler Ladung mit Hilfe von **mehrmodalen Interventionen** (z.B. durch Körperbildarbeit, Einbezug von Symbolen, Umsetzung von affektiv stark besetzen Szenen in rhythmisch-dynamische Handlungsdialogen) eingewirkt werden.
3. Der Affekt des Ekels wird analysierbar und interpretierbar durch die Analyse spezifischer, **ritualisierter affekt-motorischer Handlungsmuster**, die im Kontext des Ekel-Erlebens auftauchen, die immer eine bestimmte Intensitätskontur aufweisen, welche auf verinnerlichte Interaktionsrepräsentanzen hindeuten (vgl. Beziehungsdialog zwischen Susannes Eltern).

---

8 Ebenso muss auf die wichtige Auseinandersetzung mit den verinnerlichten Täterintrojekten und die hilflosen Versuche, diese z.B. im Ritual der Bulimie zu entsorgen, verzichtet werden.

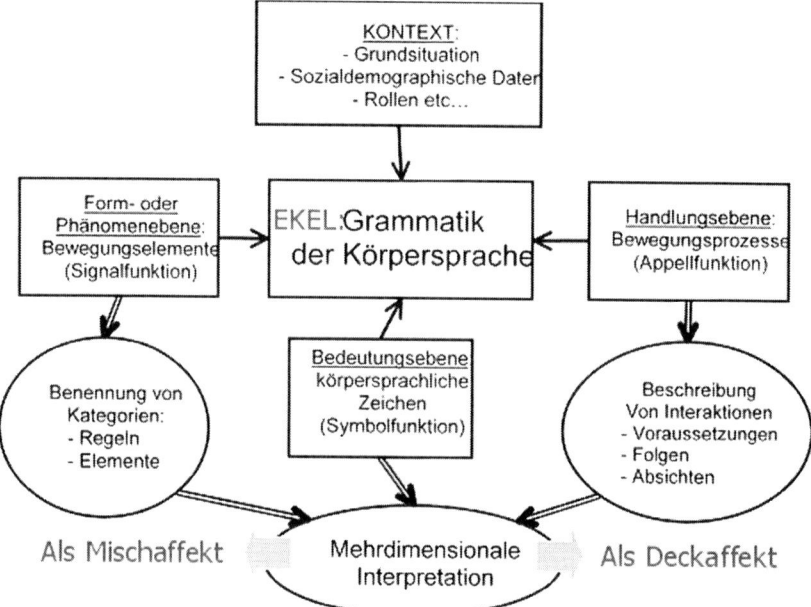

Abb. 6: Ekel als komplexes Gefühl

Für jede neurobiologisch fundierte Psychotherapie, ganz gleich welcher Schule, ergibt sich die Berücksichtigung zweier Basisprinzipien: die Berücksichtigung amygdaler Verarbeitungsmodi durch mehrmodale und körpernahe Interventionen und das Anknüpfen an komplexen impliziten Bewusstseinsinhalten – und seien diese zunächst nur als diffuse Ekelgefühle fassbar, was die »Grammatik der Körpersprache« in ihrer ganzen Vielfalt erst verständlicher macht.

Zusammenfassung

Am Beispiel von PatientInnen mit massiven Essstörungen wird das Thema Ekel in Verknüpfung mit Wut, Verachtung und Abwehr von Sexualität behandelt. Eine Kombination aus Einzel- und gruppentherapeutischem Vorgehen hat sich ebenso bewährt wie eine Kombination aus tiefenpsychologischen, körpertherapeutischen und kreativen Interventionen. Das Konzept einer methodenintegrativen Psychotherapie im rhythmisch-dynamischen Handlungsdialog wird in Praxis und Theorie entfaltet. Ekel wird als Deck- und

Mischaffekt mit Anteilen von Verachtung, Wut und frühen Ohnmachtgefühlen gedeutet und als Schutzmechanismus vor der Wahrnehmung erniedrigender Interaktionserfahrungen verstanden. Interventionsmöglichkeiten, die auf die Wahrnehmung und Differenzierung des Ekelaffektes auf der Ebene der Körpersprache zielen, werden vorgestellt und unter multimodaler Perspektive diskutiert.

Literatur

Curtis, V. (2004): http://dr-mueck.de/HM_Emotionskompetenz/HM_Ekel.htm.
Darwin, Ch. (1872): The Expression of the Emotions in Man and Animals, Chapter 11, online (http://human-nature.com/darwin/emotion/chap11.htm).
Ekman, P. & Friesen, W.V. (1975): Unmasking the Face. A Guide to Recognizing Emotions from facial Clues. New Jersey: Eglewood Cliffs Prentice Hall.
Grawe K. (2004): Neuropsychotherapie. Göttingen, Bern, Toronto: Hogrefe.
Kaada, B. (1989): Electrocardio response associated with the fear paralysis response in infant rabbits and rats. Presented at Rogaland Central Hospital. Funct Neurol 1989, 4; p4ff.
Kristeva, J. (1982): Powers of Horror: An Essay on Abjection. New York.
LeDoux, J. (2003): Das Netz der Persönlichkeit. Wie unser Selbst entsteht. Düsseldorf und Zürich: Walter.
Liessmann, K.P. (1997): »Ekel! Ekel! Ekel! – Wehe mir!« Eine kleine Philosophie des Abscheus. In: Enzensberger H.M. (Hg), (1997): Ekel und Allergie. Kursbuch 127, Berlin: Rowohlt.
Luhr, G.(1999): Der Ekel in der Kultur. Winfried Menninghaus' differenzierte Geschichte einer starken Empfindung. (http://www.literaturkritik.de/public/rezension.php?rez_id=302&ausgabe=199907).
Markowitsch, H.J. & Welzer, H. (2005): Das autobiographische Gedächtnis. Hirnorganische Grundlagen und biosoziale Entwicklung. Stuttgart: Klett-Cotta.
Menninghaus, W. (1999): Ekel, Theorie und Geschichte einer starken Empfindung. Frankfurt: Suhkamp: 1999.
Nussbaum, N.C. (1999): »Secret Sewers of Vice«: Disgust, Bodies and the Law. In: Bendes, S (Hg) (1999): The Passions of Law, NYU Press. P. 19–62.
Olbrich, D. (2007): Kreativtherapien – psychotherapeutische Königswege oder brotlose Kunst? In: Trautmann-Voigt, S. und Voigt, B. (2007): Körper und Kunst in der Psychotraumatologie. Stuttgart und New York: Schattauer, S.155–163.
Penning, L. M.(1984): Kulturgeschichtliche und sozialwissenschaftliche Aspekte des Ekels. Universität Mainz, Dissertation.
Plutchik, R. (2002): Emotions and Life. Perspectives from Psychology, Biology, and evolution. New York: Harper and Row.
Reuschenbach, B. (2002): (http://www.emotionspsychologie.uni-hd.de/emotio2002/pdf_files/kapitel12.pdf).
Rozin, P. (2000): Disgust. In: Lewis (M) (2000): Handbook of Emotions. Guilford Press S. 637–653.
Simpson, T. (1994): The development of Food Preferences and Disgust, Skript.
Trautmann-Voigt, S. (2003): Über die Aneignung des Körpers in der Tanztherapie und die Scham mancher Denker. In: Psychoanalyse und Körper 2003, 1(3): 75–102.

Trautmann-Voigt, S. & Voigt, B. (2005): Entwicklung, Abstimmung, Regulation. Tiefenpsychologisch fundierte Psychotherapie im rhythmisch-dynamischen Handlungsdialog. In: Wöller, W. und Kruse J. (2005): Tiefenpsychologisch fundierte Psychotherapie. Basisbuch und Praxisleitfaden. Stuttgart, New York, Schattauer: 221–232.

Trautmann-Voigt, S. & Voigt, B. (2007): Körper und Kunst in der Psychotraumatologie. Methodenintegrative Therapie. Stuttgart und New York: Schattauer.

Trautmann-Voigt, S. & Voigt, B. (2009): Grammatik der Körpersprache. Körpersignale in Psychotherapie und Coaching entschlüsseln und nutzen Stuttgart und New York: Schattauer.

van Well, F. (2009): »emotio emotione mutatur« – Emotionspsychologie im Spannungsbogen von Gestaltpsychologie und Neuropsychoanalyse. In: Trautmann-Voigt, S. und Voigt, B (hg): Affektregulation und Sinnfindung in der Psychotherapie. Gießen, Psychosozial-Verlag: 69–92.

http://www.spiegel.de/panorama/justiz/0,1518,grossbild-1143767-545928,00.html. Aus: spiegel-online.de Artikel: Inzest. Vater und Tochter kämpfen um ihre Liebe und ihr Kind, vom 7.4.2008.

Ekel – ein ernstzunehmendes Phänomen in der psychotraumatherapeutischen Praxis

Gabriele Kluwe-Schleberger & Bettina Baumanns

»Du ekelst dich – ich ekel (nicht) mit«

Einleitung

Ekel, Verachtung und Schamgefühl spielen auch und gerade in der psychotherapeutischen Praxis eine nicht unerhebliche Rolle, insbesondere wenn es um psychotraumatische Therapieinhalte geht. Die für unser Miteinander so segensreichen Spiegelneuronen, die es uns im Alltag erleichtern, uns in einen Mitmenschen hineinzuversetzen, können, wenn Gefühle des Ekels, der Verachtung und der Scham bei einem traumatisierten Gegenüber im Spiele sind – und das ist sehr oft der Fall – dazu beitragen, dass sich ein die Therapie erschwerendes Missverständnis in die Beziehung zwischen Klient und Therapeut[1] einschleicht: Der empfundene Ekel, der sich auf dem Gesicht des Therapeuten widerspiegelt, wenn ein Klient sein Trauma preisgibt, wird von diesem als Ekel vor ihm, dem Klienten selbst, empfunden. Die eigene Mimik ist schwer zu kontrollieren. Das zeigt sich in Supervisionen immer wieder bei Videoaufnahmen von Sitzungen; Ekel und Verachtung sind immer wieder als Leitausdruck zu sehen. Deshalb hat die Autorin auf der Basis vorhandener Therapiemethoden eine modifizierte Methode entwickelt, die solche Missverständnisse von vornherein leichter verhindern kann und die psychotraumatherapeutische Praxis weniger anfällig für Missverständnisse macht: die »Neurolaterale Imaginative Traumatherapie« (NLITT).

Praxiserfahrungen

Ein Beispiel aus der Praxis einer Psychotherapeutin: *Frau W. kommt das dritte Mal in die Praxis ihrer Therapeutin. Sie hat starke Schlafstörungen und depressive Verstimmungen als Problem angegeben, ihr Ehemann hatte sich vor wenigen Wochen von ihr getrennt. Der gemeinsame Sohn lebt bei ihr,*

---

1 Der durchgehende Gebrauch des Maskulinum dient der sprachlichen Vereinfachung ist frei von jeder sexistischen Bewertung.

steckt mit 15 Jahren mitten in der Pubertät und leidet auf seine Weise unter der Trennung. Frau W. findet kaum noch Zugang zu ihm, sondern wird in der Regel barsch abgewiesen. Sie macht sich Sorgen um ihn. Das Therapieziel war zunächst, in den kommenden Sitzungen behutsam zu versuchen, mit Frau W. das Problemknäuel zu entwirren und Hauptstränge sichtbar zu machen.
   In der dritten Sitzung kommt es bei Frau W. zu einem Affektdurchbruch. Scheinbar ohne Vorwarnung dissoziiert sie von der affektiv sehr kontrolliert wirkenden Klientin zu einem kleinen verzweifelten Mädchen, das kaum noch erreichbar ist und verzweifelt vor sich hin weint. Ihre Therapeutin versucht, die letzten Gesprächsfetzen vor dem Ausbruch der Klientin zu rekapitulieren, aber kommt zunächst zu keinem schlüssigen Ergebnis ... Was soll sie mit Frau W. und dem kleinen Mädchen machen? Wie ist die erwachsene Klientin zurückzuholen und die Kleine zu unterstützen? Warum manifestiert sich in der Klientin überhaupt der ungesunde Ich-Zustand eines kleinen Mädchens? Da auf einmal erinnert sie sich an eine für sie eher nebensächliche Bemerkung über die manchmal wohltuende Stille, nachdem Frau W. sich über die lautstarke und aggressive Musik ihres Sohnes beschwert hatte. Das scheint der Trigger gewesen zu sein, der den Ich-Zustand des kleinen Mädchens ausgelöst hat. Dahinter schien sich ein frühes traumatisches Ereignis zu verbergen, für das sie sich schämte. Die Äußerung der Therapeutin empfand sie als Missachtung ihrer Situation, als Zeichen der Abneigung, weil die Therapeutin das, was sie offensichtlich hasste, was in ihr Ekel hervorrief, als positiv befand und sie damit in die Opferrolle drängte. Was die Klientin als unangenehm, als eklig empfand und wofür sie sich schämte, schien nun auch die Therapeutin durch ihre Bemerkung über die wohltuende Ruhe, die offensichtlich nicht wohltuend war, unbewusst als eklig zu konstatieren.
   Schließlich klärte sich die Situation auf: Die Klientin war als kleines Mädchen zwei Tage lang in einer fremden Wohnung alleingelassen worden, weil ihre Mutter sie davor schützen wollte, dass ein wildgewordener Stalker sich an der Tochter rächt.

Klienten mit unbewussten oder expliziten traumatischen Erfahrungen gehören zum Alltag in der psychotherapeutischen Praxis. Die Symptome, die durch psychische Traumata hervorgerufen werden, können sehr unterschiedlich sein. Es können Depressionen, Neurosen oder Angststörungen sein, dazu kommen die explizit diagnostizierten Posttraumatischen Belastungsstörungen – mit und ohne Flashbacks der Trauma-Situation. In eine solche Situation können aber nicht nur die Traumatherapeuten kommen, sondern auch alle anderen Psychotherapeuten. Deshalb benötigt auch derjenige ein therapeutisches Notfall-Paket, der sich nicht auf Traumapatienten spezialisieren will, sondern erst einmal nur »Ladung aus der Situation herausnehmen möchte« und dem Patienten helfen will, seine Affekte wieder unter Kontrolle und damit in eine therapiezugängliche Form zu bekommen. Selbst bei psychiatrischen Erkrankungen wird das Erleiden schwerer Traumata immer häufiger als Auslöser für die psychische Vulnerabilität angenommen, die zum Ausbruch der Erkrankung führt.

Deshalb noch einmal zur Erinnerung: Mit welchen Traumata werden Psychotherapeuten am häufigsten konfrontiert? Klassische Traumata sind Kriegserlebnisse, Naturkatastrophen, schwere Unfälle und Angriffe auf die körperliche Integrität, hier insbesondere sexuelle Gewalt oder Ausbeutung im Kinder- und Jugendalter oder Vergewaltigungen von erwachsenen Frauen – auch als Kriegstaktik wie z.B. in Bosnien Ende der 90er Jahre. Die American Psychiatric Association definiert ein Trauma als »ein psychischen Stress auslösendes Ereignis außerhalb der üblichen menschlichen Erfahrung«. Eine solche Erfahrung macht jeden Menschen sehr verletzlich, sie ist in der Regel auch mit Scham verbunden, dass einem so etwas überhaupt passieren konnte.

Möglicherweise führen gerade unerträgliche Schamgefühle zu einem »Kippen« von traumatisierten Persönlichkeiten in psychische Erkrankungen oder in eine Übernahme der Täterrolle. Dieser »Ausweg« wird Männern immer noch gesellschaftlich angeboten bzw. durch den weiterhin überproportionalen Täterschutz bei Körperverletzungsdelikten leicht gemacht. Letztlich ermöglicht die Identifikation mit dem Täter dem Opfer, seine totale Ohnmacht und die Scham darüber, sich als so schwach zu erleben, auszuhalten. Aus Frauen werden bei dieser Art »Lösung« dann Mittäterinnen. Diesen Teufelskreis, der immer neue Opfer produziert, gilt es zu durchbrechen. Aus dem Szenario lässt sich unschwer erkennen, dass eine frühzeitige therapeutische Intervention durch Schambegrenzung für das Opfer, egal ob Frau, Mann oder Kind, auch unendlich viel Schadensbegrenzung leisten kann.

Problemanalytische Anmerkungen

Der Blick in die menschlichen Abgründe birgt auch für eine engagierte und abgeklärte Therapeutin die Gefahr, ungewollt von der empathischen, aber distanzierten therapeutischen Haltung in die Übertragung zu gehen und selbst mit Abwehrverhalten zu reagieren. Wenn eine Klientin – wie Frau W. – eine solche Ausgrenzung ihres Traumas aus dem gesellschaftlichen Kontext erleidet, wird ihr ihre Würde nicht im Nachhinein durch öffentliche oder bilaterale Anerkennung der schweren Erfahrung restituiert. Ihr ist nicht nur Unfassliches passiert, sondern es will auch niemand wissen, wie schrecklich es in der zweitägigen Einsamkeit wirklich war. Nicht einmal, so das Empfinden der Klientin, die Berufsgruppe in unserer Gesellschaft, die für solche Probleme zuständig ist: die Psychotherapeuten. Ihr Leiden wird schmerzlich und verliert eine wie auch immer geartete Sinnhaftigkeit, wenn die Gesellschaft daraus nichts lernen will. Auf das sinnentleerte Leiden folgt die sprachlose Einsamkeit.

Mit Zunahme der verwandtschaftlichen Nähe nimmt die Bereitschaft und Fähigkeit zur Strafanzeige ab. Eine Verurteilung der Täter kann nur nach rechtstaatlichen Prinzipien erfolgen, die jedoch dem Gerechtigkeitsempfinden der Betroffenen nicht Rechnung tragen können. So wird ein gerichtliches Verfahren zu einer zusätzlichen Extrembelastung für die Opfer und führt auch auf dieser Ebene kaum zu der von den Opfern erwarteten ausgleichenden Wiedergutmachung.

Seit etwa zwei Jahrzehnten haben wir dank der neurophysiologischen Forschungen, z.B. von Antonio R. Damasio (Damasio, 1994), eine annähernde Vorstellung davon, was in unseren Gehirnen abläuft, wenn wir tief greifende Emotionen wie Ekel empfinden oder traumatisierende Erfahrungen machen. In beiden Fällen spielt das limbische System mit der Amygdala (Mandelkern) als Zentrum starker Gefühle die wichtigste Rolle. Während beim Ekel gleichzeitig mit der Amygdala auch der orbitofrontale Kortex aktiviert wird, so dass sich ein Bewusstsein über die Situation bildet, ist dies im Falle von schwereren komplextraumatischen Erfahrungen nicht der Fall, da die Erfahrungen unterbewusst in verschiedene Ich-Zustände dissoziiert werden.

So überschattet das Trauma mit seinen wiederkehrenden Störfeuern aus der Amygdala im Gehirn das gesamte weitere Leben der Opfer. Ein Trauma, das im Unterbewusstsein verharrt, kann keine Ruhe geben. Von Betroffenen willkürlich erlebte Trigger (Aussagen und Verhaltensweisen von Menschen, bestimmte Situationen, Gerüche, alles was irgendwie über Assoziationsbrücken mit dem Trauma verbunden ist) veranlassen das Trauma immer wieder, sich zu »Wort zu melden«. Das Bedrohliche ist: Diese Situationen sind für das Opfer selten steuerbar. Das Gefühl der Ohnmacht, das jedes Trauma hervorruft, kann sich so auch in eigentlich nicht bedrohlichen Situationen re-inszenieren, wie wir gesehen haben.

Zusammenfassend lässt sich sagen: Die Spiegelneuronen der Psychotherapeuten, die normalerweise für die Gegenübertragung und damit die intuitive Wahrnehmung der inneren Situation von Klienten sorgen, können beim Anhören von schweren Traumata zu einer Reaktion führen, die nicht gewollt ist und die von Klienten missinterpretiert werden kann: Ekel und Verachtung im Gesicht einer Therapeutin über die Traumainhalte kann von einer Klientin als Ekel und Verachtung vor ihr erlebt werden. Dies ist nicht ein Versagen des Therapeuten und auch nicht der Klientin, denn erstens sind viele Traumainhalte ekelerregend und entsetzlich und zweitens ist eine gewisse Bedrohlichkeit den Traumata immanent. Die Ohnmacht des Opfers ist selbst als Therapeut oft nur schwer mitzutragen, und eine Identifikation des Therapeuten birgt die ernsthafte Gefahr einer Sekundärtraumatisierung. Dies abzuwenden, und nicht mit Ekel und Abwehr zu reagieren, weder bewusst, noch unbewusst mit der Mimik oder anderen Formen nonverbaler Kommunikation ist überhaupt nur möglich mit dem passenden therapeutischen Handwerkszeug. NLITT bietet genau dafür eine hilfreiche Unterstützung.

Exkurs zu den Begriffen Ekel und Scham in der Psychotraumatherapie

Ekel bezeichnet ursprünglich eine Empfindung von starker Abneigung und von Widerwillen gegen schädliche Substanzen und Objekte wie verdorbene Nahrung, Exkremente und verwesendes organisches Material, sowie gegen damit zusammenhängende Gerüche. Es dient evolutionär dem Überleben.

Ekel kann jedoch im erweiterten Sinne auch gegenüber Personen oder Verhaltensweisen empfunden werden. Wissenschaftlich gilt Ekel als elementare Emotion, nicht als Instinkt. Ekel zu empfinden, ist angeboren. Ekelgefühle werden aber erst im Laufe der ersten Jahre durch Sozialisation erworben. Kleinkinder empfinden noch wenig Ekel, deshalb stecken sie Kot, Käfer und Regenwürmer in den Mund, wenn sie nicht daran gehindert werden. Erst mit drei bis vier Jahren übernehmen die Kinder die Bewertung »ekelhaft«, wenn auch die sie umgebende Gesellschaft etwas als ekelhaft ansieht (vgl. Insekten als Nahrungsquelle im asiatischen Raum oder als Ekelquelle in westlichen Zivilisationen).

Weltweit gibt es einen typischen Gesichtsausdruck für das Empfinden von Ekel: Die Nase wird gerümpft und die Oberlippe hochgezogen, während die Mundwinkel nach unten gehen. Bei starkem Ekel wird zusätzlich leicht die Zunge herausgestreckt. Physiologisch kommt es häufig zu Würgreflex, Speichelfluss und Übelkeit mit Brechreiz, im Extremfall zu starkem Blutdruckabfall und zu Ohnmacht. Auf der psychophysiologischen Ebene entscheidet die Amygdala aufgrund früherer Erfahrungen, ob ein Reiz als schädlich einzustufen ist oder nicht. Die Reizbewertung kann durch neue Erfahrungen oder neue Bewertungen verändert werden. Durch Studien belegt ist auch ein Zusammenhang zwischen dem Ausbruch von Herpes und vorhergehendem Ekel. Es wird bei starkem Ekel das Stresshormon Cortisol ausgeschüttet, dass die Immunabwehr schwächt.

Wissenschaftler gehen davon aus, dass der nahrungsbezogene Ekel der evolutionäre Ursprung dieser Emotion ist, um vor ungenießbarer Nahrung zu warnen – die Definition von Ungenießbarkeit ist jedoch kulturspezifisch und zeitabhängig und variiert. Tiere, die bekanntlich ohne ein Selbstbewusstsein leben, zeigen nach Auffassung von Forschern keine Ekelreaktionen, obwohl sie auf unangenehme Geschmacksreize deutlich mit Abwehr reagieren. So wie beim Menschen führt Übelkeit auch bei Tieren nach Genuss eines Nahrungsmittels zur Entwicklung einer dauerhaften Abscheu gegenüber dieser Speise und kann auch unmittelbar durch einen Würgreflex wieder erbrochen werden. Auch der Überdruss-Ekel nach übermäßigem Essen und Trinken gehört in diese Kategorie körperbezogenen Ekels ohne ein notwendiges Bewusstsein über das Ekelobjekt. Es gibt eine weitere evolutionäre Dimension des Ekels: der Geruch von Fäulnis, Verwesung und Tod assoziiert die eigene Sterblichkeit. Aurel Kolnai beschrieb dies bereits 1929 in einem Aufsatz im Jahrbuch für Philosophie und phänomenologische Forschung.

Interessant ist eine Studie der Grazer Psychologin Anne Schienle von 2003, die nachweisen konnte, dass Frauen mit Essstörungen eine signifikant höhere Ekelempfindlichkeit zeigen als gesunde Frauen. Dies ist vor allem bei der Bewertung von Körperausscheidungen und verdorbenem Essen zu beobachten. Die erhöhte Ekelneigung war jeweils auch vor Ausbruch der Essstörung bereits vorhanden. Wenn man bedenkt, dass z.B. sexuelle Gewalt häufig mit dem Auftreten einer Essstörung in einen Zusammenhang gebracht wird, erscheint die erhöhte Ekelneigung als ein Akt von Abwehr und Ausgrenzung im Nachhinein verständlich. Essstörungen sollen dabei den existentiellen Kontrollverlust auf einer Körperebene (z.B. durch einen sexuellen Übergriff) kompensieren, in dem sie die selbstbestimmte Kontrolle über den Körper und das Introjekt auf einer anderen Ebene, nämlich dem Körpergewicht und dem Nahrungsmittel, wiederherstellen.

Neben dem notwendigen Bewusstsein sind die Assoziationen eine weitere Brücke zu einem abstrakter empfundenen Ekel. Viele Teilnehmer an einer Studie (Degen, 2005) weigerten sich, eine Suppe zu essen, die vorher mit einem fabrikneuen Kamm umgerührt wurde. Auch Orangensaft, der in einer neuen, sterilen Urinflasche angeboten wurde, löste Ekel aus, ebenso Schokoladenpudding angerichtet in Form von Hundekot. Der empfundene Ekel gegenüber Personen oder Verhaltensweisen hat sich – wie der amerikanische Psychologe Paul Rozin seit den 80er Jahren erforschte (Rozin, 1993) – vermutlich über einen Ekel gegenüber bestimmten Tieren zu einem interpersonellen und in noch größerer Abstraktion zu einem moralischen Ekel entwickelt. Nach Studien von Rozin gibt es zwischen Eltern und Kindern einer Familie eine relativ hohe Korrelation der Ekelempfindlichkeit und -objekte. Wie Freud geht er davon aus, dass die frühkindliche Sauberkeitserziehung eine der ersten Lernerfahrungen für die Ausbildung von Ekel ist. Ekel in der modernen Gesellschaft diene in erster Linie dazu, unsere genetische Verwandtschaft mit Tieren zu verdrängen; »animalisches Verhalten« werde generell als ekelhaft bewertet. Diese Bewertung sei auf Verhalten ausgeweitet worden, das als unmoralisch eingestuft werde.

Ekel erfülle daher auch eine soziale Funktion und diene der Abgrenzung zu anderen sozialen Gruppen und Kulturen. Die These von Rozin besagt: »A mechanism for avoiding harm to the body became a mechanism for avoiding harm to the soul. The elicitors of disgust may have expanded to the point that they have in common only the fact that decent people want nothing to do with them. At this level, disgust becomes a moral emotion and powerful form of negative socialization.« Negative Sozialisation heißt Ausgrenzung und Isolation. Evolutionär führte soziale Ausgrenzung zu lebensbedrohlichen Situation für die Menschen. An diesem Punkt wird deutlich, wie sich Klienten fühlen müssen, wenn sie die Reaktion von Therapeuten als Ekel gegenüber sich und ihrem Trauma erleben.

Hier könnte auch die wahre Ur-Erfahrung von Jean-Paul Sartre liegen. Er wurde 1938 berühmt mit seinem ersten philosophischen Roman »Der Ekel«: Der Einzelgänger Antoine Roquentin stellt mit seinen Aufzeichnungen den Seinsüberdruss des Menschen dar, den Ekel, die Sinnlosigkeit des Daseins.

Die französische Psychologin und Literaturwissenschaftlerin Julia Kristeva untersuchte in den 80er Jahren diese Dimension der Ekel-Projektion strukturell (Kristeva, 1982): »Der Ekel konfrontiert das Ich mit seinen Grenzen und seinen Ängsten und erfüllt damit eine wichtige Funktion, indem es die Unterscheidung zwischen ›dem Selbst‹ und ›dem Anderen‹ erst ermöglicht.« Ausgrenzung und Tabus sind nach Kristeva Phänomene der Abjektion (Verwerfung), die dazu dienen sollen, bestimmte Grenzen, Regeln oder Systeme zu sichern. Wo es nicht möglich sei, etwas völlig auszugrenzen, gebe es in allen Kulturen bestimmte Reinigungsrituale mit dem Ziel einer Katharsis. Diese kathartische Funktion übernehme auch die Kunst wie im Roman.

Richard S. Lazarus legte seinen Schwerpunkt bei der Betrachtung von Emotionen wie Ekel auf die kognitiven Einstellungen gegenüber Objekten und Ereignissen (Lazarus, 1994). Es gehe bei der Emotion also um eine Beurteilung der Beziehung des Subjektes zur Umwelt. Dabei unterscheidet er verschiedene Dimensionen: Den Bezug der Emotion zu eigenen Zielen, die Einbeziehung spezifischer ichbezogener Einstellungen, sowie Verantwortlichkeitszuschreibungen, die Einschätzung der eigenen Reaktionskompetenz und die daraus resultierende Zukunftserwartung. In diesem Rahmen erklärt er Ekel als bezogen auf einen unverdaulichen Gegenstand oder, im metaphorischen Sinn, eine ebensolche Vorstellung oder Idee, die aufgenommen und als »zu nah« beurteilt wird. Lazarus beschreibt hier ziemlich genau die widersprüchlichen Impulse, die das Erzählen eines Traumageschehens durch Klienten in Therapeuten auslösen kann.

Während Ekel sich als Gefühl gegen ein anderes Objekt richtet und Abstand schafft, richtet sich das Schamgefühl gegen das Subjekt selbst. Es ist ein Gefühl der Angst vor der Bloßstellung, die sowohl durch die Verletzung der Intimsphäre auftreten, als auch auf dem Bewusstsein beruhen kann, durch unehrenhafte, unanständige oder erfolglose Handlungen sozialen Erwartungen nicht entsprochen zu haben. Körperliche Signale können bekanntlich Erröten oder Herzklopfen sein, immer aber ist subjektiv empfundene Scham für das Individuum nur schwer auszuhalten. Scham trennt ein Subjekt von seiner sozialen Gruppe, es stellt seine Mitgliedschaft existenziell in Frage. Damit wird auch verständlich, warum Scham als »tödlich« empfunden werden kann. Wir können allein nicht überleben. Ekel und Scham sind zwei Seiten einer Medaille, deren Rand von der Verachtung gebildet wird: wer von anderen Ekel gegenüber sich, seinen Handlungen oder Erlebnissen verspürt, reagiert auf diese starke Abwehr häufig mit einem Gefühl von Scham und Schuld. Denn wenn man sich für das Ekelobjekt schämt, ist das Gefühl eigener Schuld nicht mehr weit. Deshalb zeigen die Opfer von sexuellen Übergriffen in vielen Fällen mehr Schuld- und Scham-Gefühle als die Täter. Hier muss die Hilfe der Therapeuten einsetzen. Mitgefühl macht es möglich, dass die Klientin die Scham über das Geschehene aushält, die Schuld beim Täter belässt und die eigene Ohnmacht in der gegenwärtigen Situation – nämlich zu zweit – als aushaltbar erfährt. Hier setzt die Therapiemethode NLITT über eine Mobilisierung und Verspeicherung vorhandener Ressourcen der Klienten an.

Schamgefühle werden wie Ekelgefühle von Kindern erst etwa im Alter von zweieinhalb bis vier Jahren entwickelt. Der Psychoanalytiker und Freudschüler Erik H. Erikson (Erikson, 1966) benennt in seinem Stufenmodell der psychosozialen Entwicklung Scham und Zweifel als Effekte einer misslingenden Lernerfahrung auf dem Weg zur »Autonomie« des zwei bis dreijährigen Kindes. Die Kinder befinden sich hier in der analen Phase, in der die Sauberkeitserziehung stattfindet. Scham tritt hier in Gegensatz zum Stolz über gemeisterte Entwicklungsschritte. Das gezielte Auslösen von Schamgefühlen in erzieherischer oder feindseliger Absicht stellt in allen Gesellschaften eine schwere Demütigung dar und ist eine scharfe soziale Sanktion. Während Sigmund Freud sich mit Schamkonflikten noch kaum auseinandergesetzt hat, werden jetzt verstärkt Zusammenhänge von traumatischen Schamerfahrungen und schweren psychischen Pathologien wie Dissoziale

Persönlichkeit, Sucht, Borderline-Störungen und Schizophrenie untersucht, z.B. in Arbeiten von Léon Wurmser (Wurmser, 1989).

Für den deutschen Philosophen und Soziologen Hellmuth Plessner (Plessner, 1935 und 1959) ist Scham ein Wertgefühl. Sie zeige die Empfindung an, im eigenen Wertbewusstsein herabgedrückt oder bedroht zu sein. Ein Gefühl, das im Nachkriegsdeutschland gegenüber dem Holocaust der Nazizeit nicht zu leugnen, aber auch nur schwer auszuhalten war. Norbert Elias hat 1939 in seinem Hauptwerk »Über den Prozess der Zivilisation« das Vorrücken der Schamschwelle als wesentliches Element der Zivilisation seit dem Mittelalter erfolgreich zu einem Schlüsselbegriff der Soziologie gemacht, indem er in der Scham ein wesentliches Kriterium für die Umwandlung von Fremdzwängen in Selbstzwänge gesehen hat.

In der existentialistischen Philosophie von Jean Paul Sartre beschäftigte sich sein zweites Werk »L'être et le néant« (dt. Das Sein und das Nichts – Sartre, 1943) mit der Scham, hier insbesondere in Anerkennung der Tatsache, dass ich so bin, wie der andere mich sieht. Scham wird wie der Ekel aus einem Gefühl der Ohnmacht gegenüber der Wertung durch andere definiert. Dies war eine traumatische Grunderfahrung von Sartre selbst, der von Mitschülern in der Schulzeit als »hässlich wie eine Kröte« bezeichnet worden war. Die Verbindung zum Thema des ersten Roman ist evident.

Wenn der Ur-Ekel durch die Ungenießbarkeit verdorbener und verwesender Lebensmittel hervorgerufen wurde, dann ist das Ur-Gefühl der Scham, das der ungewollten Nacktheit. Für die Abrahamitischen Religionen Judentum, Christentum und Islam ist die Scham ein Ergebnis des Sündenfalles von Adam und Eva und wird daher als ein Teil der Menschwerdung angesehen. Ungewollte Nacktheit, auch im metaphorischen Sinne, ist immer ein Zeichen von Schutzlosigkeit, nichts ist bedeckt, »man gibt sich eine Blöße« – und die kann im Zweifel von anderen ausgenutzt werden, nackt scheint der Mensch viel leichter verletzbar. Die Scham ist Folge der eigenen Schutzlosigkeit, es ist das Gegenteil des Konzepts der Selbstwirksamkeit. Nackt ist man selbst in der Defensive nur schwach, an eine Offensive ist gar nicht mehr zu denken. Wer sich schämt, hat mit diesem Gefühl genug zu tun, fühlt sich vernichtet. In dieser Position hat eine feindliche Gegenseite nichts mehr an Gegenwehr zu befürchten.

Das haben Machthaber zu allen Zeiten gewusst und in der psychologischen Kriegsführung, auch im Rahmen von Folter und bei Vergewaltigung als Kriegsmittel ausgenutzt. Aber unerlöste Scham kann sich auch maskieren, sie kann umschlagen in Neid, Verachtung, Zynismus, Größenfantasien, aber auch emotionale Erstarrung und Sucht. Scham hat viele Gesichter.

Problembewältigung mit NLITT[2]

Die *Neurolaterale Imaginative Traumatherapie (NLITT)* vereinigt – so das Konzept der Autorin – die Vorzüge der bilateralen Stimulierung einerseits und der imaginativen Techniken andererseits. Sie stützt sich dabei auf die aktuellen Erkenntnisse der Hirnforschung, wonach Vertrauen das »Gegengift« gegen Angst ist. Vertrauen besetzt die gleichen Hirnareale wie Angst, und es »fährt sie herunter« (Gerald Hüther, 2005). Mit NLITT erhalten Therapeutinnen und Therapeuten ein wirkungsvolles Instrumentarium, das dem Traumaopfer hilft, aber auch die Gefahr einer Sekundär-Traumatisierung für den mitfühlenden Therapeuten verhindert, weil er nicht in »seiner« Ohnmacht stecken bleibt.

Traumatische Erfahrungen verlangen andere pädagogische Reaktionen, als die für die neurotische Abwehr gelernten. Und psychotherapeutische Methoden wie EMDR dürfen Pädagogen nicht einsetzen. Kluwe-Schleberger suchte nach sanfteren Möglichkeiten, um die »bedrohliche Ladung« aus den Situationen zu nehmen – nach dem Motto »Du ekelst Dich – ich ekel (nicht) mit.« Was bedeutet das?

Ziel der NLITT ist eine schnelle und gezielt Entlastung bei Hochstresslagen sowie die Befreiung von Angst durch Vertrauensbildung und Ressourcenstärkung. Gestärkt werden sollen in erster Linie die salutogenetischen Fähigkeiten des Organismus. Besonders gute Beispiele für die Anwendung der erwähnten neurobiologischen Erkenntnisse sind folgende drei Übungen, von denen die zweite etwas eingehender dargestellt werden soll:

Die Übung *»Zurück in die Zukunft«* entzerrt ganz bewusst Ort und Zeit durch Spaltung des Hier und Heute und Dort und Damals bei der neurolateralen Stimulierung. Gemeinsam mit dem – vom Protokoll angeordneten – imaginativen Wegführen vom Angst auslösenden Ereignis werden sehr schnell Entlastung, Tröstung und Selbst-Vertrauen erreicht.

Die Übung *»Ressourcenmobilisierung und -verankerung«* hilft verschüttete Fähigkeiten ins Erleben zu heben und den Ressourcentransfer in die belastende Situation im Hier und Heute zu ermöglichen. Damit werden die lösungsnotwendigen Fähigkeiten aktualisiert und durch neurolaterale Stimulierung gefestigt.

---

2 Die nachfolgenden Ausführungen zu NKITT sind in einzelnen Abschnitten dem Artikel »Zur Integration von Psychotraumatherapie und Traumatisiertenpädagogik – Aspekte eines salutogenetischen Konzepts in der stationären wie ambulanten Jugendhilfe« von Y. Bierbrauer und G. Kluwe-Schleberger in: »Hinter dem Horizont geht es weiter«, hrsg. von Frank Natho, 2009 (noch nicht erschienen) mit Genehmigung des Verlegers entnommen.

Bei der Übung »*Bildschirmtechnik zur Ressourcenstabilisierung*«, die eine alte Tradition in der Hypnotherapie hat, erfolgt zusätzlich zur Imagination die Projektion der Visualisierung auf eine imaginierte Projektionsfläche. Es werden also mehrere Sinneskanäle aktiviert. Durch mehrfache Neuverknüpfungen und Verankerung verfestigt sich die Ressource und bleibt stabil im Alltag verfügbar.

Ein Beispiel aus der Supervisions-Praxis der Autorin verdeutlicht die oft erstaunliche Wirkung der Übungen: *Auf einer Fortbildung mit Kollegen, die sich alle schon recht gut kannten, wird von einem Kollegen mit einer Kollegin die Übung »Zurück in die Zukunft« trainiert. Er hatte die Kollegin begleitet, Kontakt zu dem ressourcenorientierten Kind in ihr zu bekommen, aber nun stockte der Prozess. Das Kind war traurig, die Trauer schlug durch bis zur Kollegin. Das Kind erzählte von seiner schlimmen Großmutter, die es als Kind malträtiert hatte. Der Kollege wurde angeleitet, die Kollegin zu bitten, das Kind zu fragen, ob es wisse, dass die Großmutter schon gestorben sei. Da ging ein Strahlen über das Gesicht der Kollegin und ihr Kind sagte: »Dann ist ja alles gut!« Abends ergab es sich noch im Kollegenkreis das Ritual einer fröhlichen Beerdigung.*

Ressourcenmobilisierung und -verankerung: Bei dieser Übung geht es um folgendes: Vieles, was Menschen in ihrem Leben widerfährt, wird kontextbezogen abgespeichert. Dies gilt auch für die Entwicklung von Fähigkeiten und Fertigkeiten. Ein Ressourcentransfer in neue Situationen ist für viele Menschen aus diesem Grund schwierig oder unmöglich. Die Übung hilft, verschüttete oder an bestimmte Kontexte gebundene Fähigkeiten ins Erleben zu heben und den Ressourcentransfer in die belastende Situation im Hier und Heute zu ermöglichen. Die Fähigkeiten werden in die Gegenwart transferiert und im Hier und Heute nutzbar gemacht. Damit werden die lösungsnotwendigen Fähigkeiten aktualisiert und durch neurolaterale Stimulierung gefestigt. Ein weiterer Schritt ist die zukunftsbezogene Verspeicherung des erarbeiteten Materials im Sinn einer Zukunftsprojektion.

Zunächst wird die Situation, für die der Klient die Fähigkeiten benötigt, beschrieben und die Belastung von 0-10 eingeschätzt. In einem weiteren Schritt wird der alte Kontext, in dem die Situation entstanden ist, beschrieben. Aus diesem Kontext wird ein Bild herausgelöst, das die Person in Verbindung mit ihrer Fähigkeit oder Fertigkeit zeigt. Dem Gehirn wird dadurch ein bildliches Symbol dargeboten. Durch diese Symbolisierung wird der alte Kontext verlassen und das Bild ins Hier und Jetzt geholt. Es ist bekannt, dass zum optimalen Speichern von Gedächtnisinhalten eine mittlere affektive Ladung hilfreich ist. Außerdem ist die Verankerung im Körperempfinden notwendig. Das wird bei dieser Übung erreicht, indem die positive affektive Ladung, die mit dieser Fähigkeit verbunden ist, bewusst gemacht und benannt wird. Dabei ist es sinnvoll, positiv konnotierte Affekte zu benennen. Das heißt, man bedient sich der durch den Nucleus accumbens angenehm eingefärbten Gefühle.

Bei sogenannten kontaminierten, d.h. belasteten Situationen und Affekten werden weniger die Ressourcen mobilisiert, es wird vielmehr bereits die Aufarbeitung angestoßen. Das ist mit dieser Übung grundsätzlich möglich, aber nicht unbedingt intendiert. Um dem Organismus die Verankerung dieser positiven Ressource und der Gefühle zu ermöglichen, ist die Benennung des Ortes und der Intensität des Körpergefühls wichtig. Durch das zusätzliche Verankern der Körperrepräsentanz wird der Transfer wesentlich vereinfacht, und auch die Verankerung bleibt stabiler.

Um ein stabiles Ressourcengerüst im Hier und Jetzt zu verankern, werden drei Ressourcen benannt. Diese werden auf dem beschriebenen Weg durch bilaterale Stimulierung im Hier und Jetzt verankert. Weitere Schritte sind die Zusammenfassung aller Ressourcen, Gefühls- und Körpergefühlszustände, eine erneute Verankerung und die Zukunftsprojektion. Das heißt: Die in der Gegenwart verankerten Fähigkeiten werden für die Zukunft nutzbar gemacht. Dabei sind unterschiedliche Vorgehensweisen möglich. Eine Variation ist, die schwierige Situation zu imaginieren, während der Klient mit den Fähigkeiten in Kontakt bleibt, was einer imaginativen Desensibilisierung gleich kommt.

Eine weitere Möglichkeit besteht darin, die Zukunftsprojektion in einer modifizierten Form der Bildschirmtechnik durchzuführen: Der Klient bleibt mit den Fähigkeiten in Kontakt, visualisiert den Film mit der vorgestellten Belastungssituation und bleibt in Kontakt mit seinen Fähigkeiten. Dieser Prozess wird mit schneller bilateraler Stimulierung, etwa 25 mal durchgeführt. Am Ende des Sets wird der Klient daran erinnert, dass er in Kontakt mit seinen Fähigkeiten ist. Aus dieser Position betrachtet er noch einmal den vorgestellten Film und schätzt die zu dem Zeitpunkt empfundene Belastung erneut ein. Diese sinkt deutlich. Bei Akuttraumatisierungen verändert sich der Belastungslevel nur unwesentlich um ein bis zwei Punkte pro Belastungsbild. Wenn die einzelnen Elemente noch deutlich dissoziiert sind, ist es erforderlich, die einzelnen Einstellungen in einem Ressourcenpool aufzubauen, um die Belastung insgesamt sinken zu lassen.

Daneben werden in der NLITT situativ – und prozessbezogen – Märchen, kunsttherapeutische Elemente, beseelbare Objekte (Vogt, 2004) oder Gegenstände eines Therapiekoffers (Schneider, 2008) eingesetzt. Auch frei erfundene Märchen, Heldengeschichten, Metaphern, Phantasiereisen und Imaginationen (Reddemann, 2001), Theaterspiele mit Hand- oder Fingerpuppen, körperbezogene Arbeit (Vogt, 2004) oder Strukturarbeit finden Einsatz. Die Neurolaterale Imaginative Traumatherapie beruht u.a. auf der von Francine Shapiro vor etwa zwanzig Jahren entwickelten psychotraumaspezifischen Therapiemethode EMDR (Eye Movement Desensitization and Reprocessing), die die Möglichkeiten der Behandlung seelisch traumatisierter Patientinnen nachweislich erheblich verbessert hat. Nach neueren Meta-Analysen von kontrollierten Behandlungsstudien zur posttraumatischen Belastungsstörung gilt die EMDR-Methode als eines von vier effektiven Therapieverfahren (v. Etten & Taylor, 1998). Die Methode ist u.a. von der American Psychological Association (APA) und der International Society for Traumatic Stress Studies (ISTSS) als effektiv anerkannt und wird weltweit erfolgreich in der Behandlung von Traumafolgeerkrankungen eingesetzt (Hofmann, 1999 und 2005).

Fazit: Aus dem Praxisprotokoll

Mit der NLITT-Methode gelang es leichter, Frau W. dabei zu helfen, ihr in seiner Verzweiflung gefangenes, kleines Mädchen zu erreichen und von ihm zu erfahren, was ihm fehlt und was es braucht. Die Klientin war, wie schon angedeutet, als sechsjähriges Mädchen von seiner Mutter zwei Tage in einer fremden Wohnung alleine eingesperrt worden, ohne zu wissen, wann und ob die Mutter wiederkommt

Als die Therapeutin der erwachsenen Klientin ermöglichte in Kontakt mit dem kleinen Mädchen zu kommen, konnte ein Dialog entstehen, der die Situation klärte und mit dem die Grosse die Kleine trösten konnte. Die alleinstehende Mutter der Klientin war in dieser Zeit selbst von einem Stalker bedroht worden und hatte sich nicht anders zu helfen gewusst, als wenigstens ihr Kind »in Sicherheit« zu bringen. Die Mutter hatte sich vor Jahren für dieses traumatische Erlebnis tränenreich bei der erwachsenen Klientin entschuldigt. Mit dem getrösteten Kind in sich und dem Wissen, was damals wirklich war, konnte Frau W. ihre aktuellen Probleme durch die Trennung ihres Mannes und die Ängste um ihren Sohn aus einer ganz anderen Perspektive betrachten. Mit Hilfe ihrer Therapeutin fand sie neue Lösungsmöglichkeiten, erkannte die Chancen, die neben dem Schmerz in der Trennung steckten, und die Schlaflosigkeit sowie die depressiven Zustände verschwanden bald.

Klienten die Arbeit mit Ego-States zu ermöglichen kann hoch affektgeladene Situationen entschärfen. Denn ungesunde Ego-States, Ich-Zustände von vor allem komplextraumatischen Erlebnissen, können ein erhebliches Eigenleben in der Psyche der Betroffenen führen, ohne dass sie völlig eigenständige Persönlichkeitsanteile darstellen, wie dies bei der Dissoziativen Persönlichkeitsstörung der Fall ist. Bei entsprechender Sensibilisierung sind sie häufiger zu diagnostizieren. Dissoziation, letztlich physiologische Abspaltung unerträglicher Situationen, sind ein wirksames Hilfsmittel des Organismus, um in unerträglichen Situationen weiter leben zu können. Es ist unsere Aufgabe als Therapeuten, die Klienten dabei zu begleiten, die abgespaltenen Teile wieder integrieren zu können, wenn sie das spätere Leben unserer Klienten durch die Störfeuer der Amygdala zu sehr beeinträchtigen. Hierzu bietet NLITT eine wirksame Hilfe.

Literatur

Damasio, Antonio R. (1994): Descartes' error: Emotion, reason, and the human brain, New York.
Degen, Rolf (2005): Nicht nur Verdorbenes macht Angst, in: Tabula 02/2005.
Erikson, Erik H. (1966): Identität und Lebenszyklus – Drei Aufsätze, Frankfurt a.M.
Elias, Norbert (1977): Über die Zivilisation, Bd. 1: Wandlungen des Verhaltens in den weltlichen Oberschichten des Abendlandes, Frankfurt (3. Aufl.).
Hofmann, Arne (1999/2005): EMDR – Therapie psychotraumatischer Belastungssyndrome, Stuttgart (3. Aufl.).
Hüther, Gerald (2005): Biologie der Angst – wie aus Stress Gefühle werden, Göttingen.
Kolnai, Aurel (1929): Der Ekel, in: Jahrbuch für Philosophie und phänomenologische Forschung, Halle/S., S. 120.
Kristewa, Julia (1982): Powers of horror: An essay of abjection, New York.
Lazarus, Richard S. (1993): From psychological stress to the emotions. A history of changing outlooks, in: Annual review of psychology, Palo Alto, S. 1–21.
Reddemann, Luise (2001): Imagination als heilsame Kraft, Stuttgart.
Rozin, Paul et al. (1993): Disgust, in: Handbook of emotions, New York.
Sartre, Jean-Paul (1938/1982): Der Ekel, Hamburg (52. Aufl. 2008).
Sartre, Jean-Paul (1943): L'être et néant, Paris.
Schienle, A.; Walter, B.; Schäfer, A.; Stark, R. & Vaitl, D. (2003): Ekelempfindlichkeit: ein Vulnerabilitätsfaktor für essgestörtes Verhalten, in: Zeitschrift für Klinische Psychologie und Psychotherapie, Nr. 32, S. 295–302.
Schneider, Wilfried (2008): Schneider-Therapiekoffer, Hamburg.
van Etten, M.L. & Taylor, S. (1998): Comparative efficacy of treatments for posttraumatic stress disorder: A meta-analysis, in: Journal of Counseling and Clinical Psychology, No. 67, S. 13–18.
Vogt, Ralf (2004): Beseelbare Therapieobjekte, Gießen.
Wurmser, Léon (1989): Die zerbrochene Wirklichkeit. Psychoanalyse als das Studium von Konflikt und Komplementarität, Berlin u.a.

3 Ausgewählte Problemfälle der Behandlung von Ekelgefühlen in der psychotraumatisch-analytischen Praxis

Sechs Fallvignetten mit starken Ekelsymptomen als komplexer/dissoziativer Traumanachfolgestörung

Irina Vogt

Ich berichte im Folgenden von sechs therapeutischen Begegnungen, die mir alle aus unterschiedlichen Gesichtspunkten als – aus meiner persönlichen fachlichen Sicht – zur Zeit besonders wichtig erscheinen. Einige der Frauen, von denen sie lesen werden, haben mich persönlich gebeten, dass ich stellvertretend für sie über das Erlebte schreibe. Um den Datenschutz zu wahren, erfahren sie als Leser weder Alter noch Beruf der Frauen.

Ich sehe mich beim Verfassen des Artikels auch ein wenig in der Rolle einer Anwältin, sozusagen einer Übertragungsanwältin. Real hat es diese im Leben dieser Kinder nicht gegeben und es wird sie wohl leider auch in der Gegenwart und Zukunft nicht geben. Dafür scheint das öffentliche Interesse und die Gerichtsbarkeit nicht groß genug zu sein.

Für uns stellt ein Kongress aber auch die Öffentlichkeit dar und so erscheint es mir wichtig, wenigstens diesen Rahmen, genau wie den Rahmen dieses Buches, zu nutzen, ein wenig davon an das Licht zu bringen, was meist nur im Verborgenen gehalten wird.

Das therapeutische Konzept, welches grundlegend hinter allen Fallvignetten steht, ist das von meinem Mann und mir entwickelte SPIM-20-KT, ein psychoanalytisches, handlungsorientiertes, körperorientiertes und traumatherapeutisches Konzept, das die Kopplung von Einzel- und Gruppentherapie beinhaltet (vgl. Vogt, 2007).

Ekel aus pränataler Zeit

Der erste Fallbericht handelt von traumatischen Erfahrungen in den ersten neun Monaten der Frau S., also während der Pränatalzeit.

Frau S. kam erneut in die Therapie aufgrund starker Übelkeit und Erbrechen während eines Existenzgründerseminars. Sie litt unter Nahrungsmittelallergien, Hautproblemen und Herpes. In ihrem Leben hatte sie verschiedene Entgiftungen durchgeführt. Bereits als Kind hätten sich die Ärzte über die Vergiftungserscheinungen im Körper des Kindes gewundert. Sie habe im Leben sehr oft Erbrechen müssen und litt unter starken Ekelgefühlen.

Frau S. reagierte mit großer Abneigung gegenüber dem Riesenei (vgl. Vogt, 2007, S. 277 u. 280 – Riesenei als beseelbares Therapieobjektangebot) im Behandlungsraum und sagte, dass sie sich selbst keine Schwangerschaft für sich vorstellen könne. Sie könne sich aber über jede Freundin, die schwanger wird, freuen und mag Kinder sehr.

Wir kannten uns bereits aus einer vorangegangenen Therapie und kamen so schnell in den Arbeitsprozess. Während der Traumarekonstruktion bearbeitete Frau S. zunächst die Geburtstraumatisierungen.

Sie erinnerte, wie ein Arzt den Bauchnabel falsch behandelte und verstand so ihre ständigen Bauchnabelprobleme, die sie bereits zu einigen Ärzten geführt hatten. Außerdem erinnerte sie, dass der Vater vor Übelkeit den Raum verlassen hatte. Damit realisierte sie, dass ein Teil ihrer Übelkeit vom Vaterintrojekt herrühre. Langsam freundete sie sich mit dem Ei im Therapieraum an. In den weiteren Therapiesitzungen widmeten wir uns der Ekelsymptomatik in der Pränatalzeit. Die Patientin sagte u.a. solche Sätze wie: »Ich halte die Nabelschnur zu. Ich will das nicht, was da durchkommt. Da kommt immer mehr durch, was ich nicht will. Ich werde immer schlapper. Meine Schleimhäute schwellen an. Alles tut weh. Gleich sterbe ich. Der Kopf tut weh. Das Kind übergibt sich.«

Bis zur nächsten Stunde hatte sich die Ekelsymptomatik verstärkt und auch die Hautproblematik. Die Patientin musste sich verstärkt kratzen. Sie sagte, dass das Fruchtwasser sehr unangenehm gewesen sei.

In der nächsten Traumaexpositionsstunde berichtete sie anfangs von kalten Händen und Füßen. »Der Körper tut sehr weh. Es ist eklig und brennt im Mund und Hals. Es ist bitter und widerlich, wie feine Stückchen. Es kommt immer wieder und verstopft alles. Diese schwarzen Dinger. Ich schlage um mich. Es sind so schwarze Sprießel da, die kommen immer wieder in meinen Mund. Ich kann mich nicht ausruhen. Mir wird übel. Ich spanne mich an. Ekel. Der Bauchnabel tut weh. Da kommt alles rein durch die Nabelschnur. Die verteilen sich überall im Körper und gehen nicht mehr raus. Die machen müde und verstopfen alles. Mir wird blöd und schlecht. Ich versuche die Schnur zuzudrücken. Die Nieren tun mir weh. Es wird gefährlicher. Ich werde wütend und kratze mich am Hals. Ich will da raus. Es ist wie eine Dauerstrafe.«

Frau S. sagte dann, es ist wie ein Gefühl nicht erwünscht zu sein und deshalb so viel abzubekommen.

Frau S. realisierte mit viel Entsetzen und Ärger, dass die Mutter während der Schwangerschaft geraucht und getrunken hatte.

Etwa ein Jahr nach dieser Bearbeitung wurde sie selbst schwanger. Die Symptomatik war insgesamt deutlich gelindert. Zu guter Letzt genoss sie das Liegen im Ei.

Ich bin fest davon überzeugt, dass wir in den nächsten Jahren die pränatalen Traumatisierungen viel mehr in den Fokus der Psychotherapie bekommen werden.

Ekelgefühle in der Mutterrolle

Mein zweiter Fallbericht bezieht sich auf Ekelgefühle und Abwehrhandlungen einer Mutter nach der Geburt ihrer Tochter.

In der Therapie von Frau B. geht es um stark verdrängten, dissoziierten Ekel, der psychosomatisch ebenfalls durch eine Essstörung, durch Nahrungsmittelunverträglichkeiten und Migräne daherkommt. Frau B. leidet unter einer komplexen Traumafolgestörung.

Trotz jahrelanger Therapie ist die Bearbeitung der schweren Ekelproblematik nach wie vor sehr schwierig. Auch sie erlitt pränatale Traumatisierungen aufgrund der Ablehnung durch die Mutter und den starken Stress, dem die Mutter während der Schwangerschaft ausgesetzt war. Nachdem das Kind zur Welt gekommen war, wurde es durch die Mutter beim Windeln nur mit Gummihandschuhen und Mundschutz angefasst. Das Baby wurde von ihren Geschwistern ferngehalten. Im weiteren Leben hört das Kind sehr oft von der Mutter den Satz »ich könnte mich kotzen vor Dir.« Die Mutter kam meist sehr erschöpft nach Hause und die Wohnung befand sich in einem desolaten Zustand. Die Patientin putzte die Wohnung und kümmerte sich um die erschöpfte und harte Mutter. Frau B. schämte sich für den Zustand der Wohnung. Aber die Sorge um die Mutter, die Angst sie zu verlieren und das Bedürfnis für Ruhe und Harmonie zu sorgen, ließen sie alle Gefühle verdrängen. In der Schule fühlte sie sich ebenfalls gedemütigt und ausgeschlossen, da die Kinder ihr auch spiegelten, dass sie sich vor ihr ekelten bzw. sie widerlich fanden. Von der Lehrerin bekam sie ebenfalls Abneigung entgegengebracht.

Aufgrund der ständigen Zuschreibung, dass man sich vor ihr ekele, ist es anscheinend zu einer sehr tiefen Identifizierung mit dem Ekel gekommen (Ich bin der Ekel.), die sich nur zögerlich auflösen lässt.

In den letzten Therapiestunden realisierte die Patientin den Ekel, den sie auch als Kind gegenüber der Mutter erlebte und verstand damit die Abwehr ihrer weiblichen Körperlichkeit etwas mehr. Damit einher kam dann das Gefühl einer tiefen Sehnsucht nach der Mama.

Abschließend zu dieser Fallvignette ist zu sagen, dass Frau B. nur sehr zögerlich den Ekelfragebogen ausfüllte und über ihren Widerstand zur Abwehr des Ekels gekommen ist. Als sie dies realisierte, öffnete sich plötzlich der Blick für das Abgewehrte und die Therapie ging ein gutes Stück weiter.

Exkurs: Ekel und Kultprogrammierungen

Im Rahmen von Therapien mit Menschen, die innerhalb von bestimmten Sekten- und Kultzusammenhängen komplextraumatisiert wurden, kennen wir den Fakt von ganz gezielten, bewussten Ekeltrainingsprogrammierungen. Ich schließe in diesem Zusammenhang auch Opfer von Mind Control Techniken und Folter durch z.B. Geheimdienste, die sich ebenfalls dieser Methoden bedienten, mit ein.

Es geht dabei aus Sicht der Täter darum, einen Menschen zur Verfügung zu haben, der sich nicht mehr ekelt oder unter bestimmten Bedingungen extrem ekelt. Dieser wird aus Tätersicht für bestimmte Aufgaben benötigt. Das Ekeltraining zielt auf Abstumpfung und Gefügigmachen und bedient sich jeglicher Ekelsituationen, die ein Mensch sich nur ausdenken kann. Dabei geht es um Blut, Kot, Urin, Sperma, Käfer, Maden, Würmer, Spinnen, Erbrochenes, Jauche usw. Und es geht darum das das Genannte über die Haut und in jegliche Körperöffnungen, hauptsächlich aber über den Mund in den Körper kommt. Es wird als Bestrafung und als Mutprobe eingesetzt und es geht um ein gezieltes Schaffen von bestimmten Anteilen – Personen, States. Je nachdem welcher Kinderanteil wofür geschaffen werden soll, wird diese Folter eingesetzt. Zum Beispiel Max, wenn Du nicht gehorchst, müssen wir Dich mit dem Eintauchen in Jauche bestrafen. So lange bis Max als bewusster Anteil nicht mehr da ist. Das Kind, was dann da ist, bekommt vielleicht gesagt: Du bist aber mutig und toll, dass Du Dich das traust. Nennen wir ihn Karl. Karl ist dann später als Jugendlicher und Erwachsener in der Lage z.B. dieses Ekeltraining mit Anderen durchzuführen oder er ist in der Lage, bei militärischen Einsätzen durch Abwässer durchzuschwimmen usw. Auch ein zukünftiger Mediziner für die Aufgaben des Kultes ist »hervorragend aufgestellt«, um mal diese neumodische technische, militärische Objektsprache zynischerweise zu benutzen, um schnell und ohne große menschliche Irritationen durch problematische Situationen durchzukommen und sich nicht zu

Übergeben und sie eklig zu finden oder sich über bestimmte Verletzungen oder Krankheiten zu wundern. Es sei zunächst erst einmal ausreichend illustriert, wofür jemand durch diese Art Training hergerichtet werden kann. Zusammenfassend möchte ich noch einmal hervorheben: Max kann dann auch bei normal alltäglichen Situationen, die Ekel erregen, in Karl switchen oder Karl vorne dabei haben ohne es zu wissen und sich nicht zu ekeln oder Max wundert sich im Verlauf von Psychotherapie über sehr starke Ekelgefühle und entdeckt noch Fritz, der Anteil, der den Ekel als Gefühl gespeichert hat und da war, als Max schon weg war und Karl noch nicht da war.

Ich kann aus meiner Praxis sagen, dass Patientinnen mit diesem Hintergrund erst sehr spät in der Therapie über Ekelempfindungen sprechen, weil sie sie bewusst ja nicht haben. Ein Fall ist z.B. Frau M., eine Patientin, die anscheinend noch keinen Ekel selbst fühlt, aber kognitiv weiß, dass es ekelig ist und mich immer fragt: Sie müssen sich doch vor mir ekeln oder Ekeln sie sich nicht vor mir, wenn ich sage, dass ich in eine Jauchengrube gehalten wurde oder dass ich jeden Abend kotze und die Toilette verstopft ist und ... Die Patientin hat die Erinnerungen als Wissen zur Verfügung und möglicherweise in diesem Moment ein Bild davon. Lebensgeschichtlich weiß sie vieles von dem, was ihre Mutter zu Hause mit ihr getan hat. Der Hintergrund des Kultes ist noch zu großen Teilen amnestisch. Die Patientin ist unter anderem mit Coli-Bakterien ganz bewusst von der Mutter attackiert worden und die Mutter manipulierte sehr viel am Körper des Kindes. Infolgedessen hat die Patientin neben einer sehr starken Bulimie, verschiedene organische psychosomatische Erkrankungen wie Rheuma, Nierenleiden, Darmprobleme, Zahnprobleme usw.

Die Fragen, ob ich mich vor ihr ekele, weil sie z.B. in eine Jauchegrube gesteckt wurde, waren für mich sehr komplex. Ich erlebte Überforderung, diese zu beantworten und dachte dann auch, dass sie nicht wirklich eine Antwort wollte. Ich kam mir sehr komisch vor, als ich nein sagte. Was für diesen Moment durchaus stimmte. Denn vor der Frau ekelte ich mich nicht. Sicher ist dem Kind damals vermittelt worden, dass es keiner anfassen will und alle sich vor ihm ekeln, wenn es so nach Jauche stinkt. Und in der Tat hätte ich große Mühe, jemanden der aus der Jauche kommt, zu begegnen. Es wäre äußerst strapaziös für mich, diesem Kind zu helfen, es zu reinigen. Aber es ist natürlich klar, dass es die Jauche ist, vor der mich ekele und nicht das Kind. Aber all das konnte ich der Patientin damals nicht mitteilen, weil ich entsetzt über diese Taten war, gleichzeitig mich wunderte, warum es mich nicht ekelte, also ich keinen Ekel erlebte und ich dachte, ob sie mir glauben wird, dass ich mich nicht vor ihr ekele. Nach außen brachte ich ein NEIN »wieso sollte ich« und ein »Es ist entsetzlich, was ihre Mutter Ihnen angetan hat«.

Für die Patientin ist es dadurch möglich geworden, über einige wirklich sehr eklige Vorfälle von damals und was ihre Bulimie betrifft, von heute, zu reden. Also dieses Wissen zu teilen, zu verbalisieren, es in den Ausdruck zu bringen und es war wichtig, dass es jemanden gab, der ihr glaubte und es ernst nahm und die Sorge spiegelte. Dadurch war es ihr möglich, daran zu arbeiten und sich z.b. auch Ärzten zuzumuten.

Ekel und Kult in der Familie

Ich möchte nun noch über eine andere Frau und therapeutische Situation aus der nunmehr 9-jährigen therapeutischen Begleitung schreiben. Diagnostisch gesehen litt die Patientin aufgrund von körperlicher, seelischer und sexueller Gewalt im Rahmen eines Kultes, zu dem die Mutter das Mädchen immer mitnahm, an einer dissoziativen Identitätsstörung. Vom Vater erlitt sie ebenfalls sexuelle Gewalt. Im offiziellen Leben sind Vater und Mutter in der Stadt sowie dem Umfeld bekannte Persönlichkeiten und stolz auf den Beruf und die Bekanntheit der Tochter. Die Patientin hat seit vielen Jahren keinen Kontakt mehr zu den Eltern und wohnt weit weg. Therapeutisch arbeiteten wir so, wie es in der Therapie der Dissoziativen Identitätsstörung nötig ist. Kurz gesagt nach den heute gängigen Lehrbüchern und Lehrmeinungen. Auch hier war es für mich so, dass ich während vieler Traumaexpositionssitzungen keinen Ekel in der Gegenübertragung verspürte. Es wurde auch nicht explizit von uns in der Therapie besprochen. Bis vor Kurzem, wo es mir persönlich vielleicht überhaupt zum ersten Mal in einer Therapiesitzung wirklich sehr übel wurde, also es ein heftiges Gegenübertragungsgefühl gab. Ich denke, dass es damit zu tun hat, dass durch die Integrationsarbeit der Patientin viele Dissoziationsschranken, wie sie früher durch die ca. 30 Innenpersonen bestanden, nicht mehr vorhanden sind und die Patientin dadurch selbst den Ekel mehr spürte und zulassen konnte.

Nun zu der konkreten Traumaarbeit. Es kündigte sich schon eine Zeit lang an, dass die Patientin das Gefühl hatte, jemanden umgebracht zu haben, als sie ein kleines Kind war.

Die Traumarekonstruktion begann damit, dass die Patientin von gemurmelten Gebeten der Angehörigen dieses Kultes, die man nicht versteht, sprach. Bei mir entstand schon eine große Übelkeit. Dann sprach ein Kinderanteil, nennen wir ihn Horst: »mir ist so schlecht,« so übel. Die Patientin sagt, wie sie sieht, dass Blut von einem Baby tropft und wie dieses Blut in einem Behälter aufgefangen wird und dann jeder davon trinken muss. Der Führer der Gruppe trinkt als Erstes und andere Kinder sehen um den Mund herum verschmiert aus. Mir als Therapeutin ist weiterhin sehr übel. Dann erinnerte die Patientin orale Vergewaltigungen der Erwachsenen mit den Kindern. Danach war es zu Ende und die Mutter fuhr mit dem Mädchen nach Hause. Das Mädchen, was zu Hause ankommt, weiß von den Erlebnissen nichts mehr.

In der nächsten Therapiestunde berichtete die Patientin und andere Kinderanteile, dass ihr früher manchmal schlecht war und sie nicht in den Kindergarten gehen wollte und konnte. Die Mutter habe es mit Quatsch abgetan und sie musste in den Kindergarten. Dort sei es ihr weiterhin übel gewesen, aber sie hatte Angst den Erziehern das zu sagen, weil diese es der Mutter mitteilen würden. Sie wurde oft auch schon früher zu einer anderen Frau gebracht, damit die Spuren der Gewalt verheilten. In den nächsten Therapiesitzungen konnte der gesamte Hergang, wie sie als kleines Mädchen zusammen mit zwei anderen Kindern zum Töten eines Baby gezwungen wurde, erinnert werden.

Ekel und dissoziative Störungsdynamik

Die nächste kurze Fallvignette beschreibt eine Erfahrung, die für mich eine absolute Grenzerfahrung darstellte.

Eine Patientin mit einer Mischung aus Dissoziativer Identitätsstörung, Borderline und Psychose kam in eine Sitzung und begann die Stunde mit lauter Handlungsbeschreibungen, die eklig sind. Dabei traten bei mir in der Gegenübertragung ein starker Bauchdruck, Schwirren im Kopf und der Gedanke, hoffentlich werde ich das wieder los nach der Stunde, ein. Ich konnte die Patientin nicht bremsen und beobachtete dieses Phänomen gleichzeitig. Meine Gedanken dazu waren, dass die Patientin in einem dissoziativen Zustand war, der mir sagen wollte, was alles eklig ist.

Es war eine Sitzung, nachdem sie den Ekelfragebogen ausgefüllt hatte, der sie sehr angeregt bzw. getriggert hatte. Sie sagte: »Sperma auf Körper ist eklig. Frau zu lecken ist eklig. Penis im Mund ist eklig. Kotze wegwischen ist eklig. Was ich mit meinem Hund gemacht habe, ist eklig« und noch einiges mehr.

Die Patientin fühlte wahrscheinlich eine Erlaubnis aufgrund unseres Ekelfragebogens, das nun endlich Mal in den Ausdruck bringen zu dürfen, was sie während ihrer Kindheit und Jugend dissoziieren musste. Dynamisch gesehen könnte es auch sein, dass der Anteil Druck hatte, alles sagen zu müssen – die Patientin eine Täterübertragung auf mich hatte.

Aber wie bereits gesagt, konnte ich darüber mit ihr nicht in ein Gespräch kommen. Ich konnte es containen und den Ekel, die Wut, die Verzweiflung, die Schuldgefühle und die Scham der Patientin fühlen. Gerade in der Arbeit mit dieser Frau wurde mir die Schwierigkeit zum verdrängten Ekelgefühl zu arbeiten sehr, sehr deutlich. Die äußerst geringe Ich-Stärke, die große Durchlässigkeit und die starken Verschmelzungsübertragungen ließen die Arbeit sehr problematisch werden. Die Patientin war in ihrer Übergriffigkeit und Sensibilität ständig in meinen Gefühlen und benutzte mich als Objekt ihrer Fantasien und Handlungen, so dass insbesondere hier in dieser Therapie das Problem der Gegenübertragung und damit die Notwendigkeit von immer wieder fortzusetzender eigener Selbsterfahrung sehr deutlich wurde. Wer von uns hat schon in seiner Selbsterfahrung mit dem Lehranalytiker über eklige Situationen aus der Herkunftsfamilie gesprochen oder dem Analytiker gesagt, was man eklig an ihm findet?

Ekel und Borderline-Störungsdynamik

Nun möchte ich einen etwas längeren Fallbericht darstellen. Von der Therapie mit der Patientin war ich längere Zeit relativ positiv angetan. Sie kam mit der Diagnose einer Borderlinestörung nach zwei stationären Aufenthalten. Sie berichtete über ihre Not während des langen DBT-Programms nicht über ihre traumatisch erlebten Kindheitserfahrungen sprechen zu dürfen.

Sie litt unter Versagensängsten, depressiven Stimmungen (»warum muss ich immer unter allem leiden«), unter ausgeprägter »Kontaminationsangst« und Angst, ihr Studium nicht zu bewältigen. Außerdem führte sie eine unglückliche Liebe, die von einem Mann ihr gegenüber nicht mehr erwidert wurde, direkt in die Therapie. Nach ca. einem Jahr Therapie, in dem es um den Autonomie-Abhängigkeitskonflikt und der Abgrenzung von Mutter, Vater und Schwester ging, die Patientin ihr Studium beendete, einen neuen Freund hatte, öffnete sie sozusagen verstärkt das Ekelthema. Die Borderlinestörung, so viel sei noch gesagt, zeigte sich zu Beginn der Therapie im Abwehren von Gefühlen über Sarkasmus, Zynismus und ironischen Beschreiben der Herkunftsfamilie, der Kindheit und des Alltags heute. Es war recht bald geklärt, dass dies auch ein wichtiger Umgangston besonders des Vaters war. Die Patientin stellte sich aber relativ schnell um und versuchte diese Abwehr zu mindern und klarer ihre Gefühle zu zeigen und zu benennen. Relativ häufig saß sie dann mit vorwurfsvollem, genervt wirkendem Ausdruck da und hatte Mühe, diesen Zustand als ein Introjekt oder pubertären oppositionellen Anteil zu fassen. Also das Parallelisieren fiel ihr sehr schwer.

Sie realisierte dann, wie ihre Mutter ihr ständig Vorhaltungen und Vorwürfe gemacht hat und wie wütend sie auf sie sei. In einer der nächsten Stunden hatte sie das Bedürfnis betreffs ihres empfundenen Ekels gegenüber der Mutter im Therapiezimmer sich einmal Luft zu machen und in einem Rollenspiel mit Stuhl ihr Mal gehörig die Meinung zu sagen.

Sie sagte ihr, wie invasiv, schamlos und grenzenlos sie gewesen sei: Wie sie über ihren Fußpilz und die Unterleibsmyome erzählt habe; dass die Handtücher im Bad für oben und unten nebeneinander hingen, es eklige Seifennetze gegeben habe; dass sie die Unterwäsche von sich und der Mutter gemeinsam gewaschen habe; und dass sie zu ihr gesagt habe: »Der Vati braucht auch mal wieder eine Frau,« als sie ihr vom Betatschen durch den Vater als 15-jährige erzählen wollte. In meiner Gegenübertragung verspürte ich starkes Mitgefühl und Solidarität. Ich war froh, dass die Patientin ihren Ärger klar und deutlich benennen konnte.

In der nächsten Stunde kamen wir in den Therapieraum und ich setzte mich und die Patientin blieb in Erstarrung vor dem Ledersessel stehen. Sie drehte sich weg und ging auf Abstand und sagte, dass da rote Spuren drauf seien. Ich dachte, dass sie dachte, dass da eine Frau vor ihr ihre Regelblutung hatte, und sagte nichts. Ich stand auf und sah zwei kleine rote Striche und dachte und sagte: »Es sieht aus wie Buntstift, vielleicht von einem Kind«. Ich holte ihr einen anderen Stuhl, da sie sich nicht hinsetzen konnte. Dann sagte ich noch, dass unsere Reinigungskraft oder ich versuchen werde, diese Striche wegzubekommen. Mir war es sehr wichtig, ihr diesen Therapieraum wieder als sicheren Raum erlebbar zu machen. Bei ihr hatten sich die Welten offensichtlich sehr vermischt. Die Patientin sprach von Vernichtungsgedanken und Auflösungsgefühlen bei dem Gedanken, sich auf diesen Stuhl setzen zu müssen. Etwas später, als sie auf dem neuen Stuhl saß, sagt sie: »Ich finde es extrem eklig, aus ihr herausgekommen zu sein.«

Danach erzählte sie, wie ihre Mutter einerseits zu Hause die Familie mit putzen tyrannisiert habe und andererseits sich eklige Dingen zugemutet hat. Als sie, die Patientin, bereits ihren Führerschein und ein kleines Auto hatte, fuhr die Mutter einmal mit ihr mit und erzählte von starken Blutungen und Myomen, so dass die Patientin kaum noch Auto fahren konnte. Doch danach sei auch der Autositz sehr beschmutzt gewesen und sie habe ihn allein säubern müssen. »Hab Dich nicht so, dass ist doch natürlich,« war der Standardsatz der Mutter. Damit war klar, weshalb die Patientin so stark durch die winzigen roten Striche auf dem Stuhl getriggert war. Während die Patientin darüber sprach, war immer wieder kurz eine Erstarrung in ihrer Körperhaltung und eine kurze Unterbrechung des Redens zu bemerken.

Sie begann dann davon zu berichten, wie sie in einer Klinik behandelt worden sei und bringt mir zum nächsten Mal Aufzeichnungen von der Klinikzeit mit. Ich habe diese Gedankenkette einmal aufgeschrieben:

Situation Blutdruckmessen durch männlichen Pfleger
Gedanken als ich Herrn A. im Labor sehe

Das ist nicht wahr.
↓
Das können die doch nicht zulassen.
↓
Wie der da steht, in erwartungsfroher Position.
↓
Diese verkeimte Blutdruckmanschette ist so eklig.
↓
Aber das geht jetzt gar nicht.
↓
Wenn der Herr A. mir jetzt zu nahe kommt, mich anfasst, werde ich mich auflösen.
↓
Das ist mein Ende, ich werde vernichtet und war am Schluss allein.

Die Mitteilung der Patientin über diese Situation wertete ich als Schilderung ihrer inneren Gefühle und dachte, wo hat die Patientin dies schon einmal in ihrem Leben ähnlich erlebt. Außerdem sah ich es als indirekten Hinweis, dass sie sich bei mir jetzt mehr gesehen und berücksichtigt gefühlt hat. Die starke Täterübertragung auf Herrn A nahm ich wahr, thematisierte sie aber nicht. Dies würde ich heute als problematisch bis fehlerhaft sehen. Aber es ging mir erst einmal wirklich darum, dass die Patientin ihre Opferseite zum Ausdruck bringen konnte.

Wir sehen am Beispiel dieser Gedankenkette, wie schnell und stark Patienten sich getriggert fühlen. Hier war es ein männlicher Pfleger und das Blutdruckmessgerät.

Bei mir im Therapieraum der helle, noch recht neue Therapiesessel mit den winzigen roten Bundstiftstrichen.

Nun weiter mit dem Verlauf der Therapie. Nachdem die Patientin ihr Studium geschafft hatte und sich auf eine Beziehung zu einem Mann einlassen konnte, wurde der Antrag für weitere 30 Sitzungen gestellt und gleichzeitig entschloss sich die Patientin für eine Langzeitgruppentherapie. Sie hatte während eines Gruppenkurses sehr viel positive Aspekte für ihre Entwicklung mitgenommen. Die Patientin litt unter starker Kontaminationsangst mit Ekel und konnte sich gut vorstellen, diese Angst, die sie insbesondere als starke Anspannung in öffentlichen Verkehrsmitteln verspürte und dadurch bereits vieles vermied, in einer Gruppentherapie zu bearbeiten. Sie wollte, wie sie sagte, »nicht mit fremden, insbesondere ekligen Menschen oder deren Spuren in Kontakt kommen.« Und dass sie jemanden als eklig einstufte, ging sehr schnell. Aber auch bezüglich ihrer neuen Partnerschaft hatte sie Angst und war sehr wachsam bezüglich von Gerüchen und Schwitzen. Sie fühlte sich sehr schnell an ihren Vater erinnert.

Beim Sport hatte sie einmal einer Frau, die neu hinzukam, ein T-Shirt geliehen. Sie bekam es gewaschen zurück und entwickelte dennoch sehr viel Ekel und hatte Angst, es in eine Tüte in ihre Tasche zu legen.

Da die Patientin realisierte, dass diese starken Ekelgefühle und das entsprechende Abwehrverhalten mit dissoziativen Erinnerungen zu tun haben müssen, einigten wir uns auf die Erinnerungsarbeit über die Methode des katathymen Bilderlebens, wie ich sie bei Frau Dr. Hochauf kennen lernte. Die Patientin versuchte sich auf die Matte zu legen. Sie konnte sich eine Decke aussuchen und wollte dann aber ein Laken. Ich holte extra aus dem Wäscheschrank ein Laken. Sie legte sich auf das Laken und nahm ein Kissen, welches sie voller Wut durch die Gegend schmiss – da es ihrer Meinung nach roch. Sie konnte sich beruhigen und war im Nachhinein dankbar dafür, auch ihrer Wut Ausdruck geben zu dürfen, ohne Bestrafung befürchten zu müssen. Hier sei angemerkt, dass es auch später keine ausführliche Klärung zu diesem möglicherweise Introjektzustand gab. Es gab auch kein Bedauern der Patientin sich der Therapeutin so zuzumuten. Ich als Therapeutin dachte, dass dies später einmal der Fall sein würde.

Die Patientin sagte mir, während sie lag, genau, wie ich mich setzen sollte, so dass es angenehm für sie war. Damit endete der erste Versuch, auf der Matte zu arbeiten. Die Patientin bat mich, das Laken gesondert aufzubewahren. Es kam in ein leeres Schubfach.

In der nächsten Stunde sah die Patientin aus dem Liegen eine Plastikschüssel an der Decke hängen. Ich erklärte ihr, dass diese im Raum sei, falls mal jemand während einer Arbeit erbrechen müsse oder die Befürchtung hat und damit dieser Impuls nicht unterbrochen werden müsse, habe ich eine Schüssel, wie auch Tücher. Das erleben die Patienten meist als Erlaubnis und Befreiung. Die Patientin bat mich, wobei es im eigentlichen Sinne wohl kein Bitten war, diese Schüssel zu entfernen. Ich brachte sie aus dem Zimmer raus und dachte, ja, eigentlich ein komischer Platz für die Schüssel und ja, na klar, sie kann auch im Nebenraum stehen. Ich dachte auch kurz, da hat sich bisher noch kein anderer Mensch daran hochgezogen und die Kinder hatten es als Spielobjekt betrachtet. Ich überlegte nicht, wie mich die Patientin funktionalisierte und sah wohl nur das Opfer und die schwere Not. Die Patientin erinnerte dann im Laufe einiger Stunden etliche eklige Badszenen aus ihrer Kindheit.

Dann wurde sie durch die Paarbeziehung damit konfrontiert, mit ihrem neuen Freund den Opa zu besuchen, der in einem alten Haus wohne, welches der Freund erben werde. Die Patientin hatte das Bedürfnis, ihren bereits fantasierten Ekel diesbezüglich zu bearbeiten. Sie hatte also durch die anderen Arbeiten verstanden und verspürt, wie ihre Ekelgefühle im realen Leben durch die Aufarbeitung weniger bzw. kontrollierbar wurden. Durch diese neue Alltagssituation berichtete und erinnerte die Patientin zahlreiche Situationen, wo sie als Kind von der Mutter dazu überredet bis gezwungen wurde, die kranken, pflegebedürftigen Großeltern zu besuchen. Ich erspare hier wiederum einzelne Szenen zu berichten, um uns ein wenig zu schonen. Es hatten sich innere Sätze, Überzeugungen bei der Patientin gebildet, wie: »Es gehört sich so, dass man sich dem aussetzt und in erster Linie muss man Rücksicht nehmen und Verständnis haben«.

Sie hatte dann die Aufgabe, alle zu trösten: Vater, Mutter, Tante.

Beruflich wurde sie Krankenschwester und dekompensierte in der Arbeit mit alten pflegebedürftigen Patienten vor lauter Ekelgefühlen. Durch die Traumaarbeit verstand sie ihre Dekompensation jetzt mehr und erlebte den Besuch beim Großvater ihres Freundes als relativ normal.

In der Gruppentherapie äußerte sich die Patientin in der ersten Zusammenkunft sehr aktiv, achtsam. Es gab sehr wertvolle Rückmeldungen für andere Patienten. Sie begann einige ihrer Ekelgefühle zu verbalisieren und sorgte dafür, nicht allen Gruppenmitgliedern die Hand geben zu müssen, d.h. zu brauchen. Sie beklagte sich, dass jemand, der einen seiner Schuhe auf ihre gestellt habe (ein wenig), keine Rücksicht nehme. Insbesondere galten ihre Rückmeldungen den Männern der Gruppe, die zunächst, so auch die Frauen, sehr verwundert über die Vehemenz der Anklage waren, dann aber begannen über ihre eigenen Störungen nachzudenken. Ich sorgte für ein Verständnis der Störung und reagierte insbesondere auf eine Frau, die sehr kopfschüttelnd sagte, »na, man kann es ja auch übertreiben« auf deren aggressive Abwertung.

Die Patientin war sehr zufrieden mit dem, was sie erreicht hatte. Um so verwunderlicher war es, dass sie zum zweiten Gruppentherapietermin nicht mehr kommen wollte. Ich erspare mir detaillierte Berichte darüber und möchte nur noch auf einen Punkt fokussieren. Alle Gruppenmitglieder äußerten ihre Meinungen und Gefühle bezüglich des Abschiedes. Die Gefühle gingen von Enttäuschung, Sorge, Ärger, Ohnmacht vor vollendete Tatsachen gestellt zu sein, also keinen Spielraum mehr zu haben, bis hin zu Hinweisen, doch noch mal zu überlegen. Insbesondere die Männer äußerten, wie sie sich stehen gelassen fühlten und interessiert seien an der Auflösung. Sie zeigten, wie sie angefangen hatten, über das von ihr benannte nachzudenken und fühlten sich nun sehr im Regen stehen gelassen. Im Nachhinein äußerte sich die Patientin nochmals in der Einzeltherapie zynisch und abwertend »ach, auf einmal waren alle Täter Opfer«. Dass sie in ein Täterintrojekt gekommen war, leuchtete ihr nicht ein.

Sie beendete die Therapie.

Fazit meinerseits: Die Patientin hat sich stabilisiert und ihre Ekelgefühle sind deutlich reduziert, aber die starke Täterintrojektion und Identifizierung ist nicht aufgearbeitet.

Ich habe mir am Anfang der Therapie und wohl auch insgesamt zu wenig Raum und Zeit genommen, die Täterintrojektion und die Gegenübertragung diesbezüglich wahrzunehmen und zu benennen. Möglicherweise ging es auch noch nicht früher, denn immerhin stieg die Patientin ja gerade in dem Moment aus, wo es gemeinsam mit den anderen Patienten mehr zur Beleuchtung dieser Strukturen kam.

Abschließend zu meinen angeführten Fallvignetten möchte ich zum Ausdruck bringen, dass ich mir wünsche, in der Bearbeitung von verdrängtem, dissoziierten Ekel in meiner weiteren Arbeit demnächst effizienter arbeiten zu können, um das starke Leiden der KlientInnen unter den Folgen ihrer frühen Ekelerlebnisse lindern zu können, weil gerade dem Traumanachfolgesymptom des Ekels in den o.g. Fällen eine Schlüsselposition zukam, was ich auch in Bezug zu anderen Therapiefällen meiner alltäglichen Praxis vermute.

Literatur

Vogt, R. (2007): Psychotrauma, State, Setting. Psychoanalytisch-handlungsaktives Modell zur Behandlung von Komplex-Traumatisierten u.a. Störungen (SPIM-20-KT). Gießen: Psychosozial-Verlag.

Der Ekel in der therapeutischen Realität und seine Auswirkungen auf die Gegenübertragung des Analytikers

Thomas Reinert

Zu Ekelbegriffen in der Psychotherapie

»Die Art und Weise in der sich der Ekel den Personen aufdrängt, welche von ihm betroffen sind, weist darauf hin, dass dieses Gefühl biologische Wurzeln hat. Ekel ist ein fest in der menschlichen Natur verankertes Grundgefühl, von dem man unmittelbar betroffen wird. Ähnlich wie Angst ergreift der Ekel diejenigen, die er befällt, plötzlich und deutlich spürbar. Er lässt keinen oder kaum Raum für eine Distanzierung«, schreiben die Philosophen Demmerling und Landweer 2007 (S. 93). Jeder von uns hat sich schon geekelt und wird sich in der Regel der Situationen, in denen er den Ekel erlebte, lange erinnern. Insofern scheint es ganz einfach zu sein, zu benennen oder zu beschreiben, was »Ekel« eigentlich ist. Aber die nähere Beschäftigung mit dem Thema belehrte mich eines Besseren: Alleine schon die Durchsicht der mir zur Verfügung stehenden Literatur zeigte, dass, bei Übereinstimmung in wesentlichen Beschreibungskriterien des Begriffs, Herkunft und Charakter des Phänomens »Ekel« gar nicht so einfach zu fassen sind: Während Kruse (1995, S. 139) Forschungen aufführt, nach denen »Ekel- und Schreckreaktionen unmittelbar nach der Geburt auslösbar« seien, zählen Moser und von Zeppelin (1996, S. 34) den Ekel nicht zu den »Grundaffekten«, die bereits bei der Geburt nachweisbar sind, wie Interesse, Erregung und Freude, sondern zu einer Gruppe von Affekten, die zwischen dem 3. und 6. Monat nach der Geburt auftreten, also Ekel, Abneigung, Traurigkeit und Verzweiflung. Auch Lazarus (1991, S. 260) schreibt über den Ekel (= disgust): »... research suggests that it is not present at birth«. Weitgehende Einigkeit besteht aber in der Wissenschaft darüber, dass Ekel zu einer Gruppe »elementarer Emotionen« gehört, deren Zahl nach Kruse (1995, S. 139) bei verschiedenen Autoren zwischen 4 und 10 schwankt. Eine jetzt nicht mehr ganz aktuelle, aber recht umfangreiche Übersicht über verschiedene diesbezügliche Erkenntnisse lieferte in früherer Zeit auch Mayring (1992, S. 132). Ob aber nun der ontogenetisch vorhandene Würgereflex mit damit verbundenem »Ekel-Gesicht«, also einem als Ekelreaktion deutbaren mimischem Korrelat (vgl. Hülshoff, 1999, S. 162), mit auf die Welt gebracht oder erst entwickelt wird, ist wohl nicht von entscheidender Bedeutung; wichtig ist: Es ist eine ganz früh im menschlichen Leben vorhandene »Reaktionsbereitschaft«, deren In-Aktion-Treten sich notwendigerweise ganz wesentlich, wenn nicht zunächst ausschließlich, auf körperlicher Ebene abspielt. Krause (2000, S. 32) zählt Ekel (zusammen mit Freude, Trauer, Verachtung, Angst, Neugier und Wut) zu den »Primäraffekten«, denen er in dieser frühen Entwicklungszeit »prototypischen Charakter« zuspricht und eine »Signalfunktion zur Beziehungssteuerung« zuschreibt. Die frühen »ekel-artigen« Reaktionen des Säuglings scheinen einer Art Schutzmechanismus zu entsprechen, der primär dazu dient, ungeeignete oder gar gefährliche Nahrung abzulehnen. Die Entäußerungen des Ekels sind eigentlich in der frühen Lebenszeit relativ einfach zu beschreiben: Es kommt zu einem Naserümpfen, zu einem Verschließen des Mundes bei hochgezogener Oberlippe, zu einer Abwendung, zu einer motorischen Unruhe, im Extrem zum Würgereiz. Diese Grundmuster bleiben im Prinzip auch später bestehen. Aber wie Karl Landauer schon (1936, S. 29) schrieb: »Im späteren Leben wird (werden) das Gefühl des Ekels (und die damit verbundenen körperlichen Erscheinungen) auch von Reizen ausgelöst, die nichts mehr mit der Nahrungsaufnahme zu tun zu haben scheinen, ... Aber die genaue Untersuchung der Anlässe ergibt, dass durch frühere Erlebnisse die *Ausdehnung* des Gefühls von den für Mund und Nase widerlichen und zur Nahrung ungeeigneten Dingen auf andere Eindrücke ermöglicht wurde«. Er nennt »die Erziehung zur Sauberkeit ... die erste ästhetisch-ethische Beeinflussung, der wir unterliegen«. Und weiter: »In ihr werden von den Erziehern ganz bewusst vielerlei Verknüpfungen mit dem Ekel geschaffen«. In einer auch heute noch gültigen Sichtweise legt er weiter dar: »Die Affekte und ihre Äußerungen sind ererbt, die Affektanlässe werden im Individualleben zum Teil neu erworben, immer aber variiert und spezialisiert« (S. 29). Wir können demnach zunächst einmal festhalten bzw. ergänzend schlussfolgern: Die Fähigkeit zur Ekelreaktion ist überindividuell in nahezu gleicher Weise vorhanden, die spätere Ausbildung und Zielrichtung von Ekelgefühlen und ihre Bedeutung für das Individuum werden aber erlernt und sind in starkem Maße sozialisations-abhängig, sie werden darüber hinaus

- subjektiv, oder wie Adler gesagt hätte: »privatlogisch«, ausgeformt,
- dabei allerdings stark kulturell beeinflusst,
- insgesamt also sowohl quantitativ als auch qualitativ hoch-individuell geprägt.

Eine sehr simple und gerade deshalb anschauliche Beschreibung des ausgesprochen subjektiven Charakters der Ekel-Empfindung lieferte bereits 1904/05 (S. 51) Sigmund Freud: »Die Grenze (des) Ekels ist aber häufig rein konventionell; wer etwa mit Inbrunst die Lippen eines schönen Mädchens küsst, wird vielleicht das Zahnbürstchen desselben nur mit Ekel gebrauchen können, wenngleich kein Grund zur Annahme vorliegt, dass seine eigene Mundhöhle, vor der ihn nicht ekelt, reinlicher sei als die des Mädchens.«

Die kulturelle Gebundenheit von Ekel wird sehr schnell bewusst, wenn man als Mitteleuropäer erfährt, dass in China und Korea Katzen und Hunde als Delikatessen, in weiten Regionen Afrikas auch Ratten, Heuschrecken und Ameisen als wohlschmeckende Speisen gelten und gegessen werden. Ich sehe heute noch den angewiderten Gesichtsausdruck eines Kollegen vor mir, der von einer Afrikareise mit Wüstendurchquerung zurückgekehrt war und davon berichtete, dass Beduinen, bei denen er und seine Gefährten übernachtet hätten, ihm als Ehrengabe die Hoden des den Touristen zuliebe geschlachteten Hammels im Rohzustand dargeboten hatten mit der festen Erwartung, er werde sie unmittelbar vor den Augen aller Anwesenden mit Genuss verzehren. Dieses Beispiel macht nebenbei auch noch deutlich, dass für das Empfinden von Ekel gar nicht ein unmittelbares Erleben der Ekel auslösenden Situation selbst erforderlich ist, sondern dass es vielmehr bereits ausreicht, sich einer solchen Situation zu erinnern, um erneut eine ähnlich intensive Ekelreaktion zu empfinden.

»Negative Gefühle wie Wut, Angst und Trauer, auch Ekel und Scham haben spezifisch trennende, distanzierende und ablösende Wirkungen auf damit belegte Kognitionen«, schreibt Ciompi (1997, S. 302). Er sieht eine »grundlegende Leistung ... des psychischen Apparates« darin, durch »eine Mischung von positiven und negativen Affekten von zunehmend geringerer Intensität(,) schließlich automatisiert und banalisiert, einmal etablierte Affektkognitionsverbindungen« (S. 302) zu schaffen und so die negativen Affekte in die Persönlichkeits-Struktur zu integrieren.

Diese Integration scheint aber offenbar gerade beim »Ekel-Gefühl« ganz häufig nicht so einfach zu gelingen.

Nach Demmerling und Landweer (2007) lassen sich verschiedene Typen von Ekel differenzieren. In Anlehnung an Kolnai sprechen sie zunächst von einem physischen Ekel, der durch »physische Objekte ausgelöst« wird: Hierzu gehören der gesamte Bereich der Fäulnis, Prozesse der Verwesung, Zersetzung, Erweichung, Auflösung, Verfärbung, des Übergangs vom Lebenden ins Tote sowie der Auflösung der Materie. Alle Arten von Ausscheidungen und Sekreten, Klebriges, Halbflüssiges, Anhaftendes werden als ekelhaft erlebt, auch alle Arten von Schmutz und Dreck, wenn sie, und das ist die Bedingung für die Ekel-Empfindung, mit dem betroffenen Menschen in Verbindung kommen. Ekel hat also auch immer etwas mit »Grenzverletzung« zu tun. Dies gilt auch für eine Gestalt- und Konturlosigkeit von Masse, so kann z.B. eine überquellende Fettleibigkeit Ekel auslösen.

Demmerling und Landweer weisen (wieder in Anlehnung an Kolnai) auf das Phänomen des »Überdruss-Ekels« hin, »der sich anlässlich von Sachen einstellen kann, die im Grunde lustvoll sind, aber zum Überdruss führen können, wenn sie lange oder sogar immer währen« (S. 99).

Nach Kolnai ist von den physisch ausgelösten Ekel-Reaktionen abzugrenzen ein »moralischer Ekel«; dieser umfasst Reaktionen auf Verhaltensweisen und Eigenschaften, »die Gegenstand der Moral im engeren Sinne sind: Lüge und Verlogenheit, Falschheit, moralische Weichheit, Haltlosigkeit und Rückgratlosigkeit« (S. 100).

Das Verbindende zwischen diesen verschiedenen Ekel-Arten, deren Aufzählung hier keineswegs vollständig ist, kann nach Demmerling und Landweer gesehen werden zum einen in einer »Art von Unordnung in dem Sinne ..., dass etwas nicht an dem Platz ist, an den es gehört, und zwar Verhaltensweisen oder Eigenschaften, die in anderem Kontext nicht notwendigerweise Ekel erregend wären, während sich bei den anderen Beispielen die Unordnung auf eine Art von moralischer Gestalt- und Konturlosigkeit bezieht« (S. 100).

Während Demmerling und Landweer dem Ekel keinen aggressiven Gehalt zuschreiben, sondern ihn als Auslöser einer »massiven Abkehr von seinem Objekt« und als eine Suche nach »Distanz zu dem, was ihn auslöst«, sehen, kann der Ekel nach Hülshoff (1999, S. 163) sehr wohl »im Dienste der Aggression stehen«, vor allem in Verbindung mit Zorn und Geringschätzung oder Verachtung.

Ekelbeschreibungen in psychotherapeutischen Fallberichten

Dafür, dass der Ekel also, wie erwähnt, übereinstimmend als eine »elementare Emotion« im menschlichen Leben erkannt wurde, ist erstaunlich, dass sich dieses Gefühl in der psychotherapeutischen Literatur nur recht selten finden lässt, am ehesten noch in Falldarstellungen, in denen Ekel meist dann beschrieben wird im Rahmen einer verständlichen aversiven Reaktion eines Patienten/einer Patientin z.B. auf Missbrauch, insbesondere Vergewaltigung oder andere Misshandlungen. In diesen Fällen ist Ekel in der Regel ohne Schwierigkeiten nachempfindbar als eine »psycho=logische«, also in sich stimmige und adäquate Gefühls-Antwort auf ein konkretes auslösendes und zweifelsfrei äußerst negatives Erlebnis, meist eben im Sinne einer Traumatisierung.

Entsprechende Reaktionen werden auch erwähnt als eine typische Folge z.B. von Wohnungseinbrüchen, nach denen u.U. auch ein erheblicher erlittener materieller Schaden in seiner psychischen Wirkung weit zurücktritt hinter das Gefühl eines massiven Ekels, der sich aus dem Erleben entwickelt, dass bei dem Einbruch der eigene höchst-persönliche und private Lebens-raum (und das heißt ja: die eigene Grenze) in ihrer Integrität verletzt wurden. Eine Patientin, die dies erlebt hatte, beschrieb, sie habe ihre gesamte Wäsche, die bei der Tat aus dem Kleider-Schrank gerissen worden war, so stark als »kontaminiert« mit Schmutz und Unrat und damit als hochgradig ekelhaft empfunden, dass sie sie nicht nur einmal, sondern mehrfach habe waschen müssen, bevor sie sie wieder tragen konnte. Auch in diesem Fall erscheint die Reaktion, wenn sie auch objektiv irrationale Elemente enthält, so doch noch ohne Schwierigkeiten nachvollziehbar, wirkt das Ekel-Gefühl wie eine eher weitgehend »gesunde« Reaktion, die zu einer Handlung mit quasi »selbst-therapeutischem Charakter« Anlass gibt. Hier ist der »Ekel« eigentlich gar nicht als Problem zu sehen.

Ganz anders ist unser Erleben allerdings in der Regel sofort dann, wenn bei Patienten/innen ganz offensichtlich die von Ciompi (s.o.) als Aufgabe eines gesunden »psychischen Apparates« beim seelischen Struktur-Aufbau beschriebene Integration negativer Affekte nicht gelingen konnte aufgrund fehlender Resonanz und Förderung durch die Umgebung oder gar wegen bereits in der frühen Lebenszeit erlittener tätlicher oder atmosphärischer (vgl. Reinert, 2007c) Traumatisierung. In diesem Fall wird die ja eigentlich physiologische Befähigung zur Ekel-Empfindung in den Dienst der privat-logischen und u.U. von Irrationalitäten strotzenden Lebens-Organisation einer Persönlichkeit mit offenbar nur rudimentär und nicht ganzheitlich ent-wickeltem Selbst-Bild gestellt und entfaltet hier oft eine Wirkung, die einen starken Symbol-Charakter aufweist. Hier empfinden wir die Konfrontation mit geschildertem oder auch in der Therapie gezeigtem Ekel ohne größere Zweifel unmittelbar als Problem und haben i.d.R. keine Schwierigkeiten, ihn als einen Bestandteil der Pathologie zu erkennen.

Der Fall Luise – analytisch-körperpsychotherapeutische Arbeit mit der Gegenübertragung

Ich möchte dies deutlich machen am Beispiel einer Patientin mit einem durchaus sehr schweren und komplexen Krankheitsbild. Über Luise, da-mals 42 Jahre alt, habe ich schon unter anderen Aspekten berichtet (Reinert, 2007a). An dieser Stelle möchte ich mich auf eine begrenzte Darstellung ei-niger Facetten beschränken, die in unmittelbarem Sinn-Zusammenhang mit der Thematik stehen. Bei Luise handelte es sich um eine borderline-strukturierte Frau mit einer »Multiplen Persönlichkeit«; in ihr verbargen sich insgesamt 8 Personen beiderlei Geschlechts im Alter von ca. 1½ und eben 42 Jahren, die in sehr unterschiedlicher Häufigkeit und bei sehr verschiedenen Gelegenheiten in Erscheinung traten, dann jedoch in Ausschließlichkeit mit eigenem Habitus und Verhalten, eigener Sprache und Stimme. Die Patientin war durchaus in vielfacher Hinsicht tüchtig, vollzeitig tätig in einem anspruchsvollen Beruf, besaß darüber hinaus erhebliche Talente auf künstlerischem Gebiet und war auch noch sportlich sehr aktiv, wobei sie sehr respektable Wettkampfresultate erzielte. In der anfänglichen Therapie erwies sich die Struktur der Patientin, die lange Zeit weitgehend isoliert und einsam lebte, als ausgesprochen fragil, bei geringster subjektiver emotionaler Überforderung drohte die psychotische Dekompensation, wobei die Patientin vorübergehend in Gefahr war, eine von der realen Welt losgelöste Existenz in einer Schrankenlosigkeit verheißenden inneren Welt imaginierter psychotischer Freiheit zu idealisieren, mit dem Wunsch, dauerhaft darin zu verbleiben. Ein wesentliches Problem der Patientin bestand darin, ständig gegen die feste Überzeugung ankämpfen zu müssen, keinen Wert zu besitzen und auf der Welt keinerlei eigenständige Existenzberechtigung zu haben. Infolgedessen konnte sie sich nie konstruktiv-aggressiv einbringen, musste bei Konflikten immer ausweichen und dieses Fluchtverhalten kontinuierlich in Form einer »Identifikation mit dem Aggressor« rationalisierend rechtfertigen. Sie hatte zwar keine eigentliche Essstörung im klassischen Sinn, jedoch war ihr Körper sowohl im Wach-Bewusstsein als auch immer wieder in Träumen Gegenstand intensiver und kritischster Selbstbeobachtung: Vollkommen norm-gewichtig und sportlich trainiert besaß sie einen nach objektiven Gesichtspunkten gesunden und attraktiven Körper. Nicht jedoch in ihrem eigenen Empfinden: Sie ekelte sich permanent vor sich selbst, empfand sich als »zu dick«, wähnte den ganzen Bauch angefüllt mit schwarzem Unrat, mit »Dreck«; sie erlebte sich selbst dauerhaft als Produzentin von Bergen von ekelerregend stinkendem Kot, dessen Menge sie als auf keinen Fall mit der zuvor aufgenommenen Speisenmenge in Übereinstimmung bringen zu können glaubte. Der permanente Ekel belastete die Patientin sehr, begleitete lange die gesamte ablaufende Therapie wie ein unveränderbares »chronisches Unglück«, das ihre Lebensqualität massiv einschränkte.

In seiner dynamischen Bedeutung war das ekelerregende Selbstbild zu verstehen als kompromisshafte, tief symbolische Ausdrucksform des Selbsthasses, der sich ergab aus der Aggression, von der sich die Patientin einerseits »voll« fühlte, die sie aber andererseits nach außen nicht ohne massivste Schuldgefühle ausleben durfte, sondern gegen das eigene Selbst umleiten musste, vor dem sie sich gleichzeitig wegen dieser Selbstverleugnung massiv ekelte, die »verdinglicht« und »bebildert« als »Schmutz« und »Dreck« in den Bauch projiziert wurde.

Die Therapie bestand hier, ähnlich wie das Maaser (2007, S. 376) für die analytisch-körpertherapeutische Arbeit mit Anorexia-nervosa-Patientinnen beschreibt, über lange Zeit in der systematischen konsequenten Aufdeckung der Aggressionsvermeidung der Patientin in ihrem gesamten Leben (natürlich auch in der Therapie), der geduldigen Ermutigung zur Erprobung eigener Abgrenzungen im Schutz der therapeutischen Beziehung und der dabei langsam aber kontinuierlich entstehenden zunehmend »gesunden Selbstbehauptung«.

Der Fortschritt lässt sich in diesem Fall sogar sehr anschaulich mit den eigenen Worten der Patientin darlegen: Sie hatte in einer späteren Phase der Therapie einen Bauchtanz-Kurs belegt und schrieb mir, was sie parallel zu den Therapie-Sitzungen oft tat, eine E-Mail, in der sie diesmal ihre Erlebnisse in einer Bauchtanz-Stunde schilderte: »Besonders spannend finde ich aber das Empfinden unseres (gemeint ist hier das ›8er-Ensemble‹) Körpers. Nach der Pause sind wir erst einmal wieder im viel zu großen T-Shirt angetreten, voller Scham. Aber nach wenigen Minuten wird das Shirt lästig, und wir tanzen bauchfrei wie alle anderen. Ich fühle mich schön, bin begeistert von unserem relativ muskulösen und schlanken Körper. Obwohl uns die Lehrerin beobachtet, tanze ich (!) nicht für sie, sondern für mich (!).« (»!«-Hervorhebungen: TR: Die »multiple Persönlichkeit« geht hier, wahrscheinlich ohne dies an der Stelle selbst zu bemerken, spontan vom »Wir« zum »Ich« über. Eine schleichende Identitäts-Zusammenführung zeichnet sich hier ab.)

Die nächste Vignette stammt ebenfalls von Luise, allerdings aus einer anderen Therapiephase und zeigt den Ekel in einer ganz anderen »Aufgabenstellung«. Gleichzeitig wird hier, quasi »nebenbei«, andeutungsweise verstehbar, welche Bedeutung der multiplen Aufspaltung ihrer Persönlichkeit zukam. In dieser Behandlung war es längere Zeit kaum möglich, bestimmte Themen und Problembereiche verbal anzusprechen. Es war ganz schnell die Grenze der Belastbarkeit zu erreichen mit der Gefahr der Auslösung einer massiven Dekompensation in Form von schweren Dissoziationen oder sogar einer psychotischen Grenzauflösung. Im Normalfall spüren Patienten/innen dieser Art selbst recht gut, »wie viel Thematisierung« und Regression sie aktuell ertragen können. Aufkommende Angst ist hier der Maßstab für das therapeutische Vorgehen.

Ich überlasse vor allem deshalb in solchen modifiziert-analytischen Therapien schwerer gestörter Patienten/innen diesen selbst weitgehend die Bestimmung des Settings der Sitzungen in meinem verwandlungsfähigen und recht frei gestaltbaren Therapieraum und halte mich an die Adler'sche Therapie-Empfehlung (Adler, 1933/1973, S. 173–175), dem Patienten in der Stunde die größtmögliche Gestaltungs-Freiheit zuzugestehen, die Heisterkamp und Zanke 1984 (S. 487) noch einmal zugespitzt haben: »Wenn es also nicht immer wieder vom Therapeuten manipuliert wird, können wir beim Patienten davon ausgehen, dass er gar nicht anders kann, als seine lebensstiltypische Wirklichkeit auch in der Therapiesituation in Szene zu setzen«.

Bald nach Therapiebeginn hatte Luise mich gebeten, ihr die letzten 10 Minuten jeder Sitzung anzuzeigen. Sie bat mich in dieser Schlussphase der Stunde jeweils dann, eine Hand auf den Matratzenstapel zu legen, vor dem sie meist in der Sitzung auf Bodenkissen kniete und malte. Sie legte dann gewöhnlich ihren Kopf in meine Hand und verharrte so bewegungslos, manchmal still, zuweilen sprach sie aber auch weiter. Es kam bei der Patientin immer wieder in den Sitzungen zu unvermitteltem Auftauchen einer anderen Person als der, mit der ich die Stunde begonnen hatte.

In einer Sitzung, die bis dahin ganz so verlaufen war wie viele vorher, legte sie wieder in den letzten Minuten ihren Kopf, wie beschrieben, in meine linke Hand. Allerdings veränderte sie sich im selben Augenblick merklich: Ihr Körper krümmte sich, wurde optisch kleiner, sie war motorisch unruhig, gab eher grunzende Geräusche von sich und begann, Ihr Gesicht förmlich in meine Hand hineinzudrehen. Ich merkte, das war nicht mehr die etwa 12-jährige Pia, mit der ich bis dahin gearbeitet hatte; Bewegungen, Laute und Haltung machten deutlich: das war jetzt ein babyhaftes Wesen, das offenbar irgendetwas suchte, was zunächst aber nicht erkennbar war. Dann stülpten sich plötzlich die Lippen vor, weich und feucht, bewegten sich in Richtung meiner Finger, stülpten sich über meinen Mittelfinger und begannen mit lautem Schmatzen daran zu saugen. Ich merkte, dass mich ein zunehmendes Unwohlsein überkam, der Impuls war da, ihr meine Hand zu entziehen; gleichzeitig hatte ich aber das Gefühl, dass sich hier etwas Wichtiges inszenierte; ich ließ deshalb die Situation sich weiter entwickeln. Wahrscheinlich handelte es sich jetzt hier um Karolus, den Zweitjüngsten der 8 Personen, ging es mir durch den Kopf. Die Bewegungen wurden heftiger, die Atmung war jetzt schnaufend und unregelmäßig; und dann brach mit einem Mal ein heftiger Husten- und Würge-Anfall aus ihr heraus, so als habe sich jemand massiv verschluckt; sie musste förmlich um Luft ringen, würgte und hustete immer heftiger, saurer Mageninhalt trat aus dem Mund aus und ergoss sich in meine Hand. Ein unangenehm-säuerlicher Geruch breitete sich aus. Mich überkam ein erheblicher Ekel und ich musste selbst würgen, verspürte gewaltig den Wunsch, die Situation schnellstens zu beenden. Aber ich brauchte gar nichts mehr selbst zu unternehmen, sie beruhigte sich, atmete mit weiterhin geschlossenen Augen jetzt ruhiger, die Lippen ließen meinen Finger frei; ich versuchte, sie anzusprechen, sie reagierte nicht. Kurz darauf war die Sitzung zu Ende, sie verließ den Raum, als offensichtlich jetzt wieder größere

Person, ohne Gruß, wirke selbst noch »wie benommen« nach dem, was da soeben stattgefunden hatte.

Im Nachgang wurde klar, dass es sich um die szenische Wiederholung eines mit einem Kleinkind vollzogenen oralen Geschlechtsaktes übelster Art gehandelt hatte; in der Reinszenierung wurde der Patientin möglich, im Rahmen einer »traumatisierenden Übertragung«, wie sie Holderegger (1993) als typisch für Therapien mit schwerst-gestörten Menschen beschrieben hat, einen als Kleinkind erlittenen sexuellen Missbrauch in die Therapie einzuführen, was ihr zu diesem Zeitpunkt verbal überhaupt nicht möglich gewesen wäre. Die Isolierung dieses Teils ihrer Erinnerung und deren Bindung an eine Teilperson ihres Persönlichkeits-Spektrums, ermöglichte ihr offenbar, sich im Alltag, wenigstens vorübergehend, von diesem Trauma zu distanzieren, um sich ein einigermaßen belastungsfreies Leben meist zeitig möglich zu machen.

In einer dritten Fallvignette möchte ich eine wiederum gänzlich andere Ekel-Situation schildern, in der es ganz vorrangig um die Gegenübertragung des Therapeuten geht. Auch Gerd, einen 43-jährigen Patienten mit einer stark narzisstisch ausgeformten Borderline-Störung, habe ich bereits an anderem Ort vorgestellt (Reinert, 2007b, S. 502–504). Der Patient imponierte durch eine massive untergründig ständig spürbare Aggressions-Problematik, die er als solche aber auch nach regelmäßig erfolgenden Spiegelungen und Deutungen nicht wahrnehmen konnte. Er erlebte sich permanent als Opfer. Dass er Ablehnung, Zurückweisung, Ausschluss und sogar offene Verachtung Anderer meist mittels des Mechanismus der »Projektiven Identifizierung« geradezu systematisch rund um sich herum quasi »erzeugte«, war ihm nicht nahe zu bringen. Es kam in den Sitzungen immer wieder zu Konfrontationen, wenn er sich von mir einmal mehr nicht verstanden fühlte und auch mich glaubte einreihen zu müssen in die Phalanx seiner Feinde. Dabei war er zur offenen Aggressions-Äußerung gar nicht in der Lage, vielmehr dominierten in seiner Abwehr permanent sadomasochistische Mechanismen, mittels derer er es fertig brachte, sich selbst immer als Opfer, das jeweilige Gegenüber als Täter zu empfinden und darzustellen. In einer Sitzung, die zunächst so wie viele vorher verlief, versuchte ich erneut, ihm anhand der Bearbeitung eines von ihm in die Stunde eingebrachten aktuellen Erlebnisses, in dem er sich wieder einmal gegenüber Anderen benachteiligt gefühlt hatte, seine für Außenstehende unübersehbare und unzweifelhafte Beteiligung am Zustandekommen der für ihn letztlich unangenehmen Situation deutend vor Augen zu führen. Er geriet im Rahmen unserer Diskussion immer mehr in Erregung, und es hielt ihn nicht auf seinem Platz; er begann, im Raum umher zu gehen, was ich meinen Patienten als Möglichkeit grundsätzlich frei stelle. Mit zunehmender Dauer der Sitzung bemerkte ich, dass sich im Raum, zunächst leicht, dann immer deutlicher, ein ausgesprochen unangenehmer Schweißgeruch auszubreiten begann. Der Patient war eigentlich nicht prinzipiell unsauber hinsichtlich seiner Körper-Hygiene, und zu Beginn der Stunde war auch kein auffälliger Geruch wahrzunehmen gewesen; jedoch nahm die Geruchs-Belastung trotz zwischenzeitlich von mir geöffneten Fensters noch ständig zu; ich konnte dem Patienten immer weniger zuhören und war nur noch mit dem nunmehr unerträglich werdenden Gestank beschäftigt, wehrte mich gegen ein sich immer deutlicher entwickelndes Ekel-Gefühl, das mir den Atem zu nehmen schien. Schließlich konnte ich mich überhaupt nicht mehr dem widmen, was der Patient sagte. Ich unterbrach ihn: Ich müsse da jetzt aktuell etwas ansprechen: Ob er bemerkt habe, dass von ihm ein penetranter Schweiß-Geruch ausgehe. Gerd reagierte verlegen und räumte ein, ja, das habe er auch schon bemerkt; und, fügte er hinzu: Das kenne er von sich. Er dusche zwar jeden Morgen, aber in bestimmten Situationen breche ihm »der Schweiß aus«; und dann werde er von anderen Menschen immer wieder beschuldigt, ein »ungepflegtes Schwein« zu sein.

Die für ihn schlimmste Situation in dieser Hinsicht sei gewesen, dass er einmal aufgrund des lautstarken Protestes anderer Fahrgäste, er stinke unerträglich, vom Fahrer, der dafür auf offener Strecke angehalten habe, aus einem Linienbus geworfen worden sei. Wir einigten uns auf eine vorzeitige Beendigung der Sitzung, ca. 10 Minuten vor deren regulärem Ende. Nachdem der Patient den Raum verlassen hatte, lüftete ich den Therapieraum durch sperrangelweites Öffnen von Fenster und Tür. Trotzdem haftete der Gestank so anhaltend im Raum, dass die anschließend zur Sitzung kommende Patientin sich weigerte, diesen zu betreten, wir mussten die Stunde in ein anderes Zimmer verlegen. Trotz Dauer-Lüftens wurde der Geruch auch vom übernächsten Patienten beim Betreten des Therapieraumes noch sofort als unangenehm und störend wahrgenommen. Ich habe zwar in der Literatur keine spezifischen Hinweise auf derartige Phänomene gefunden, habe aber den Eindruck, dass das »aggressive Schwitzen« des Patienten einer psychosomatischen Reaktion entsprach, die zum einen z.B. als Ausdruck der Abwehr einer massiven Angst bei Thematisierung einer möglicherweise besonders belastenden Problematik verstanden werden kann, zum anderen aber in der Folge ja auch wieder genau dieselbe Dynamik induzierte, die er sonst auf anderem Wege erzeugte: Letztlich wurde ja ganz praktisch die Sitzung verkürzt, er war wieder Opfer.

Es ist für Therapeuten, insbesondere wenn diese der Versuchung unterliegen sollten, für den Patienten/die Patientin eine unbedingt ausgleichend-liebevolle und annähernd ideale Bezugsperson sein zu wollen, sicher bisweilen schwer, bei entsprechender Gegenübertragungs-Reaktion, diese anzusprechen und damit eventuell den Patienten/die Patientin in der aktuellen Situation auch zu verletzen. Davor, dies nicht zu tun, warnt die sehr erfahrene »Grande Dame« der körperorientiert arbeitenden Psychoanalytiker, Gisela Worm, und schreibt dazu (2007, S.280): »Das Bedürfnis nach dieser Idealität kann auch zur Folge haben, dass alle negativen körperlichen Zeichen und Signale möglichst lange übersehen bleiben. So sind Gegenübertragungsgefühle wie Ekel, Kälte, Atemnot, Hustenreiz, Aufstoßen oder Schmerzen aller Art oft ›Störenfriede‹, deren Wahrnehmung vermieden werden muss. Dies sind aber gerade im körperlichen Umgang die besonders ›hilfreichen Helfer‹, die schneller als das kognitive Bewusstsein Widersprüche in der Situation, vor allem im Kontakt signalisieren. Ihre Thematisierung kann immer wieder den entscheidenden Fortschritt bringen.«

Literatur

Adler, A. (1933): Der Sinn des Lebens. Fischer, Frankfurt (1973).
Demmerling, C. & Landweer, H. (2007): Philosophie der Gefühle. Metzler, Stuttgart, Weimar.
Freud, S. (1904/1905): Die sexuellen Abirrungen. In: Freud, S. (1904/05): Drei Abhandlungen zur Sexualtheorie. Gesammelte Werke, Band V. Fischer, Frankfurt, 1999, S. 33–72.
Heisterkamp, G. und Zanke, M. (1984): Zum Formenwandel des Lebensstils. Z. f. personenzentrierte Psychologie und Psychotherapie. S. 483–496.
Holderegger, H. (1993): Der Umgang mit dem Trauma. Klett-Cotta, Stuttgart.
Hülshoff, T. (1999): Emotionen. Reinhardt, München.
Krause, R. (2000): Affekt, Emotion, Gefühl. In: Mertens, W. & Waldvogel, B. (Hg.) (2000): Handbuch psychoanalytischer Grundbegriffe. Kohlhammer, Stuttgart, S. 30–37.
Kruse, O. (2005): Entwicklungstheorie der Emotionen und Psychopathologie. In: Petzold, H. G. (Hg.) (1995): Die Wiederentdeckung des Gefühls. Emotionen in der Psychotherapie und der menschlichen Entwicklung. Jungfermann, Paderborn, S. 137–167.
Landauer, K. (1936): Die Gemütsbewegungen oder Affekte. In: Landauer, K. (1991): Theorie der Affekte und andere Schriften zur Ich-Organisation. Fischer, Frankfurt, S. 27–46.
Lazarus, R. S. (1991): Emotion & Adaptation. Oxford University Press, New York, Oxford.
Maaser, R. (2007): Analytische Körperpsychotherapie der Anorexia nervosa. In: Geißler, P. & Heisterkamp, G. (Hg.) (2007): Psychoanalyse der Lebensbewegungen – Zum körperlichen Geschehen in der psychoanalytischen Therapie – Ein Lehrbuch. Springer, Wien, New York, S. 343–389.
Mayring, P. (1992): Klassifikation und Beschreibung einzelner Emotionen. In: Ulich, D. & Mayring, P. (1992): Psychologie der Emotionen. Kohlhammer, Stuttgart, S. 131–181.
Moser, U. und von Zeppelin, I. (1996): Die Entwicklung des Affektsystems. Psyche 50, S. 32–84.
Reinert, T. (2007a): »… eine Persönlichkeitslehre, die nicht nur Anspruch auf Beachtung, sondern auch auf Weiterentwicklung erheben darf« (E. Bornemann, 1972). Z.f.Individualpsychol. 32,1, S. 26–48.
Reinert, T. (2007b): Langzeitbehandlung bei Patienten mit Borderline-Störungen. In: Geißler, P. und Heisterkamp, G. (2007): Psychoanalyse der Lebensbewegungen – Zum körperlichen Geschehen in der psychoanalytischen Therapie – Ein Lehrbuch. Springer, Wien, New York, S. 487–519.

Reinert, T. (2007c): Die Borderline-Pathologie als Ausdruck einer atmosphärischen Traumatisierung in der Kindheit. In: Geißler, C.; Geißler, P. & Hofer-Moser, O. (Hg.) (2007): Körper, Imagination und Beziehung in der Traumatherapie. Psychosozial-Verlag, Gießen, S.45–61.

Worm, G. (2007): »Der Körper lügt nicht« – ?/Zur Widerstandsanalyse in der körperlichen Interaktion. In: Geißler, P. & Heisterkamp, G. (2007): Psychoanalyse der Lebensbewegungen – Zum körperlichen Geschehen in der psychoanalytischen Therapie – Ein Lehrbuch. Springer, Wien, New York, S. 259–289.

4 Spezielle Forschung zum Ekelgefühl bei dissoziativen u.a. Psychotraumapatienten

Pilotstudie zum Erleben von Ekel bei komplextraumatisierten/dissoziativen Patienten in der ambulanten Praxis

Ralf Vogt

1 Die Stichprobenstruktur und die Hauptergebnisse der Studie

Es gibt bisher erstaunlich wenige wissenschaftliche Studien zum Thema Ekel und Psyche bzw. Forschung zur Bedeutung von Ekelgefühlen im Rahmen von psychodiagnostischen und psychotherapeutischen Problemstellungen bei Psychotrauma überhaupt (vgl. Krause in diesem Band). Das mag zum einen mit dem alltagspsychologischen Phänomen zusammenhängen, dass eine zwischenmenschliche Kommunikation über Ekel bisher sehr tabuisiert und die wissenschaftliche Bedeutung von Ekel noch nicht vollends in der Psychotherapie erkannt wurde. Krause machte mit seinem Forscherteam, mit welchem er seit Jahrzehnten die Basisgefühle des Menschen untersucht, die herausragende Entdeckung, dass Ekel in seiner Stichprobe am zweithäufigsten von sieben Grundgefühlen nonverbal ausgedrückt – aber mit Abstand am allerwenigsten vom Sender wahrgenommen und reflektiert werde (vgl. Grafik 1 aus Krause, 2006, S. 7ff.):

Durch Forschungserkenntnisse dieser Art und durch unsere eigenen klinischen Beobachtungen entschlossen wir uns im Trauma-Institut-Leipzig eine eigene Pilotstudie zu für uns relevante Fragestellungen in der Praxis zu entwerfen (Pilotekelfragebogen = PEFB im Text), um gerade für den besonders sensiblen Bereich der psychotraumatologischen Patienten neue Erkenntnisse zu diesem wichtigen und schwierigen Thema aufzuspüren.

Aus zahlreichen Fallanamnesen von komplextraumatisierten/dissoziativen Patienten ist hinreichend bekannt, dass diese oft von ekelhaften Gewaltumständen traumatisiert wurden. Ist dieser Ekel verschwunden? Unser Praxisalltag zeigte uns oft, dass wir zu gravierenden Ekelgefühlen erst gegen

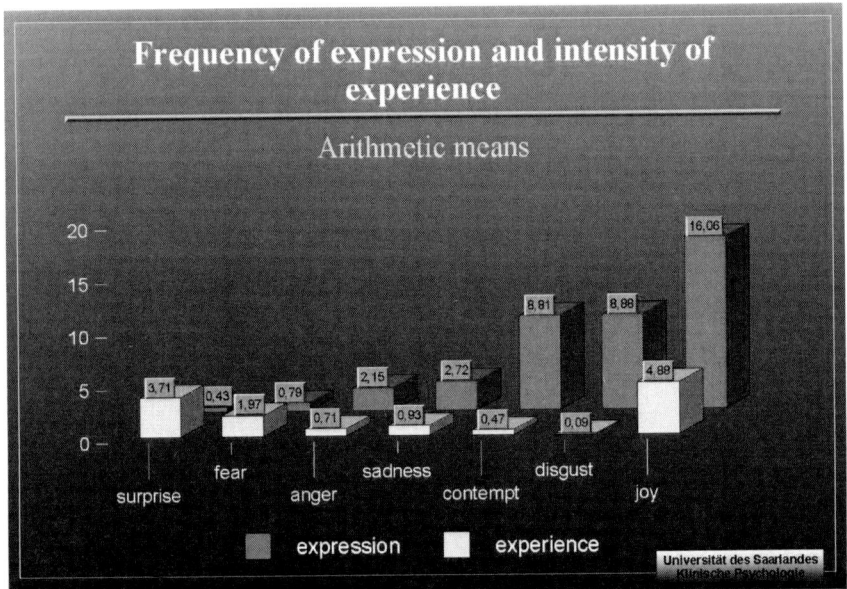

Grafik 1: Originalgrafik zur Gegenüberstellung von nonverbalen Ausdrucksverhalten versus reflektiertem Selbsterleben von sieben Grundgefühlen (disgust = Ekel) aus Krause (2006, S. 7–23)

Ende der Psychotherapie arbeiten. Womit hängt das zusammen? Diese Studie sollte dazu Zusammenhänge aufspüren.

Den Fragebogen habe ich durch Zusammentragen von Problemstellungen aus unserem Praxisalltag sowie in Diskussion mit fortgeschrittenen Klienten entworfen und im Frühjahr 2009 zusammen mit meiner Frau als Querschnittserhebung bei insgesamt 71 Patienten der ambulanten psychotherapeutischen Praxis eingesetzt. Die Stichprobenstruktur hatte dabei folgende Verteilung (Tabelle 1 u. Grafik 2):

Durch die angeführten Darstellungen ist leicht zu erkennen, dass rund 58 % (N=41 von 71) der PatientInnen komplextraumatisierte Patienten mit entweder dissoziativer Identitätsstörung oder chronifizierter Komplextraumatisierung bzw. chronifizierter dissoziativer Störung oder fixierter Posttraumatischer Belastungsstörung waren. Für eine Reihe von Vergleichen wurde diese fortan als »Traumapatienten – Gesamtstichprobe« bezeichnete Gruppierung dem übrigen Patientenklientel mit anderen Diagnosegruppen (N=30) unserer ambulanten Praxis gegenübergestellt.

Die Reihenfolge der statistischen Vergleiche und Hypothesenprüfungen in diesem Text folgt dabei allgemein der Reihenfolge der speziellen Fragen

Pilotstudie zum Erleben von Ekel bei komplextraum./diss. Patienten in der amb. Praxis · 229

Stichprobenstruktur		Frauen	Männer	Σ
Anzahl N		41	30	71
Alter	∅	38,1	39,2	
	von - bis	25 - 71	25 - 51	
Stundenzahl absolut	∅	74,6	84,0	
	von - bis	5 - 170	2 - 180	
Therapiephase in: tiefenpsychologischer/ analytischer Psychotherapie	Anfang	15	8	23
	Mitte	10	10	20
	Ende	16	12	28
Diagnosen a) Traumafolgestörungen	DIS	6	4	10
	DESNOS/DDNOS	15	13	28
	PTBS	2	1	3
	Σ Psychotrauma	23	18	41
b) andere Störungsgruppen	PBS/Strukturstörung	6	7	13
	Neurosen, Persönlichkeitsströrung	9	5	14
	depressive Reaktion u.a.	3	0	3
	Σ andere Diagnosegruppen	18	12	30

Tabelle 1

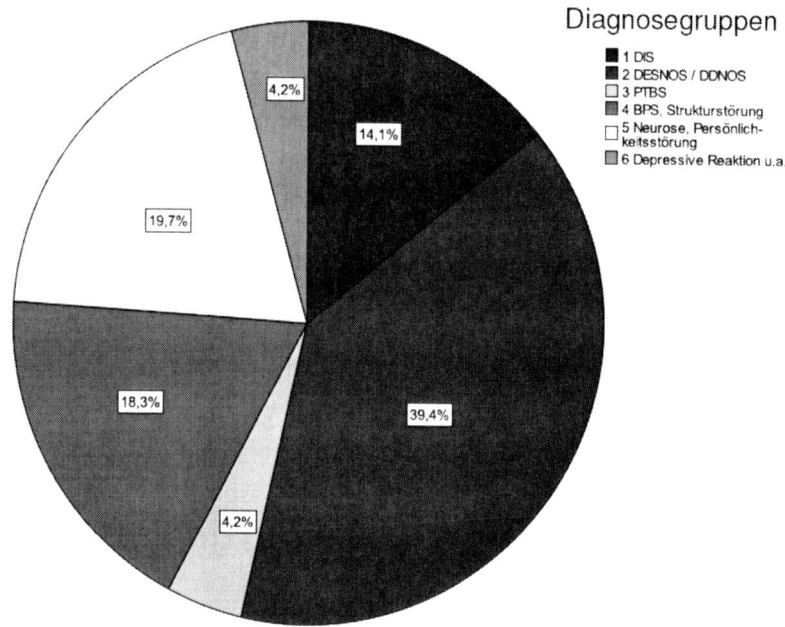

Grafik 2

unseres Pilot-Ekelfragebogens. Die Fragebogenauswertungsratingskalen und Expertenratingkategorien sowie die daraus abgeleitete Faktorenlegende der Untersuchungsfragen sind allesamt im Materialanhang dieses Kapitels nachzuschlagen (s. 3. Abschnitt).

Die erste Untersuchungsfrage der Forschungserhebung widmete sich der Frage, inwieweit unsere Patienten Ekel überhaupt selbst definieren können, weil wir immer wieder bei unseren Traumapatienten diesbezüglich größere Mentalisierungsschwächen in der Ekelbegriffsbestimmung festgestellt hatten. Ein Vergleich von Definitionsniveaus von allen Psychotraumapatienten gegenüber allen anderen Diagnosegruppen erbrachte hier aber generell keinen nennenswerten statistischen Unterschied. Die pure Zugehörigkeit zu einer Diagnosegruppe konnte also keine Erklärungshypothese bzgl. der beobachteten Mentalisierungsschwäche bieten.

Ein nächster statistischer Untersuchungsvergleich zwischen durch zwei Rater als entweder überdurchschnittlich und sehr gut erfolgreich eingeschätzten Psychotherapiepatienten vs. oder durchschnittlich und weniger erfolgreich beurteilen Patienten ergab jedoch einen beeindruckend auffälligen Niveauunterschied in der Begriffsbestimmung, wie Grafik 3 zeigt:

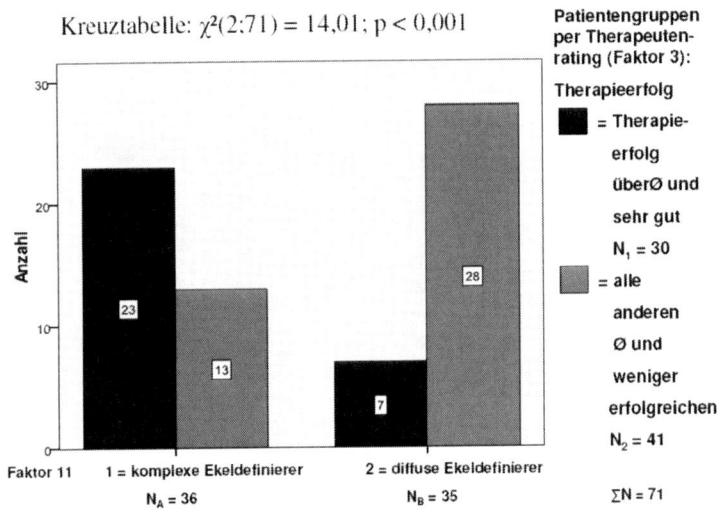

Grafik 3: Ekeldefinitionen in Abhängigkeit vom Therapieerfolg (Frage 1a im PEFB)

Als komplexe Ekeldefinierer wurden zuvor solche Patienten per Rating eingestuft, die sowohl körperliche Impulsreaktionen bei Ekel, psychisches Abgrenzungserleben und einzelne Trigger- oder Symptomverknüpfungen in ihre subjektive Definition einbezogen. Weniger kompetente Ekeldefinierer hatten große Selbstbeurteilungsprobleme bei diesem Affekt oder Gefühl und nannten zum Teil nur einzelne Symptome wie »Herpes« oder Trigger wie »tote Tiere« oder einzelne Fluchtreaktionen nach dem Schema: »Ekel – da muss ich weglaufen« usw. (Klassifikationsrating s. Abschnitt 3). Dieses Ergebnis aus Grafik 3 legt demnach die Hypothese nahe, dass die mentale Fähigkeit Gefühle – wie Ekel – genauer definieren zu können im Verlaufe unserer ambulanten psychotherapeutischen Behandlung zunimmt – unabhängig davon welche Ausgangsdiagnosen unsere Klienten hatten.

Eine weitere differenzierte Analyse, die sich auf die Fähigkeit zur komplexen vs. unzureichenden Ekeldefinition in Abhängigkeit zur Therapiephase bezieht, zeigt Grafik 4:

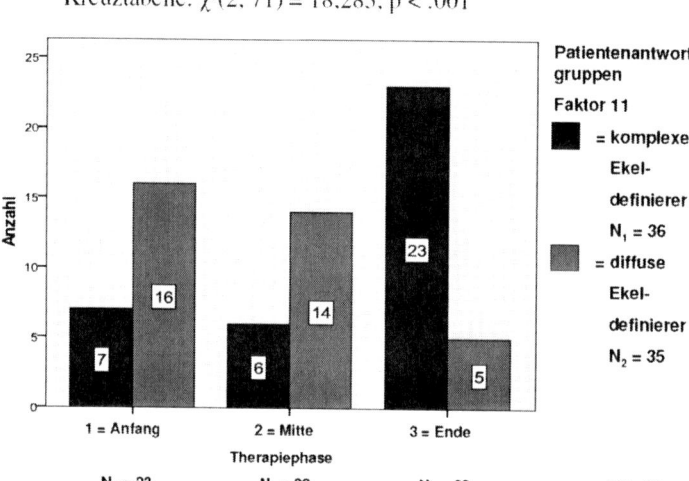

Kreuztabelle: $\chi^2(2; 71) = 18{,}283; p < .001$

Grafik 4: Ekeldefinition in Abhängigkeit von der Therapiephase (Frage 1 im PEFB)

Hier zeigt sich, dass das geistig-emotionale Vermögen zur komplexen Mentalisierung von Ekel offenbar erst in der dritten Therapiephase, der Differenzierungs- und Integrationsphase, sprunghaft signifikant in unserer Patientengruppe verbessert ist.

Nach unserer vorläufigen hypothetischen Einschätzung wächst die Fähigkeit zur Ekelmentalisierung in Therapiephase 3 vermutlich deshalb, weil hier bereits die Psychotraumaexpositionen – und damit die Themen der Ekelbewältigung – größtenteils gelaufen sind und Klienten hier also überhaupt besser schwierige Gefühlslagen beschreiben und herleiten können.

Eine weitere inhaltliche Beurteilungsskala zur Frage 1 des PEFB (vgl. Expertenrating FAR 1 b im Abschnitt 3.2) für die benannten Ekelinhaltskategorien der Patientenfragebogenbeantworter machte sichtbar, dass eine große Zahl von Patienten taktile Trigger bzw. Vorstellungen von ekligen taktilen Berührungen oder beobachteten Handlungen eklig findet; eine ebenso große Zahl unserer Pilotgruppe gab an, dass sie ebenso eine Kombination von ekelhaften Geruchsreizen in Verbindung mit optischen Wahrnehmungen extrem eklig findet und unter solchen Sinneseindrücken mitunter lange im Erlebensgedächtnis leidet (vgl. Grafik 5).

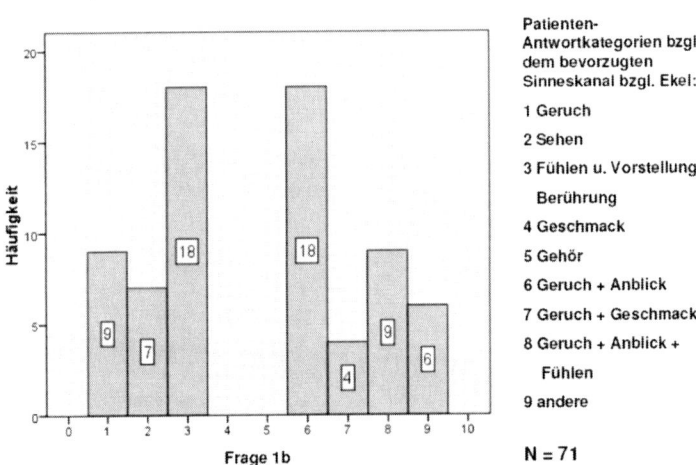

Grafik 5: Sinneskategorien der Ekelwahrnehmung (Frage 1 im PEFB)

In einem weiteren Item wurde die Forschungsfrage gestellt, welche Erlebnisse Patienten konkret, subjektiv als besonders eklig erinnern könnten (Frage 2 im PEFB). Die Antworten wurden von zwei Internratern 10 Antwortkategorien zugeordnet, die von sexueller Gewalt, Missbrauch und Belästigung in der Familie, über hygienische Unsauberkeit in der Familie und suchtkranke Angehörige, bis hin zu ebensolchen sexuellen und hygienischen Ekelerleben außerhalb der Familie, dem Anblick von toten Lebewesen, Krankheitszuständen, Wunden u.v.a. Erlebnissen reicht (vgl. Fragebogenrating FAR 3.2).

Wir haben anschließend durch die Zusammenfassung von verschiedenen Oberkategorien von Frage 2 verschiedene statistische Vergleiche mit anderen Fragen des PEFB vorgenommen (vgl. Berechnungsfaktoren 3.4). Am interessantesten und auffälligsten waren für mich die folgenden statistisch signifikanten Ergebnisse (vgl. Grafik 6 u. 7).

Kreuztabelle: $\chi^2(2;71) = 5,844; p = 0,016$

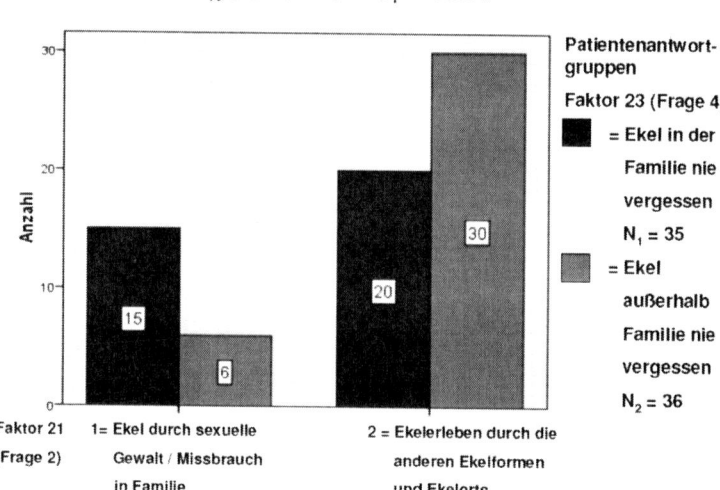

Grafik 6: Ekelspezifik und Ekelvergessen in Abhängigkeit vom Ort des Ekelauftretens (Frage 2 und 4 des PEFB)

Die obige Abbildung belegt für unsere untersuchten Patienten, dass Ekel gerade dann nicht vergessen werden kann, wenn es sich um *sexuelle/n Gewalt/Missbrauch in der Familie handelt*. Dieses Ergebnis unterstützt auch Forschungsresultate von Freyd (1998, 2008), die seit Jahren das Phänomen herausarbeitet, dass Fakten von Psychotraumahandlungen gerade dann nicht oder gerade deshalb sofort von den Opfern vergessen werden, wenn die Täter aus dem nahen Familienumfeld stammen, weil hier der Vertrauensbruch, der Verrat besonders schwerwiegend gegenüber dem meist kleinkindlichen Opfer ist.

Wir untersuchten diese Linie der speziellen familiären Ekelauswirkungen weiter und fanden einen ebenso signifikanten Zusammenhang zum Auftreten von psychosomatischen Parallelsymptomen (s. Grafik 7).

Hier zeigt sich auf beeindruckende Weise, dass offenbar gerade Ekelerleben im Rahmen von sexuellen Gewalt- und Missbrauchsformen in der Familie auch psychophysisch sehr nachhaltig erlebt werden und psychosomatische Beschwerden als mögliche Folgestörung angesehen werden könnten, weil dieser Zusammenhang höchst signifikant und plausibel ist, da das erste

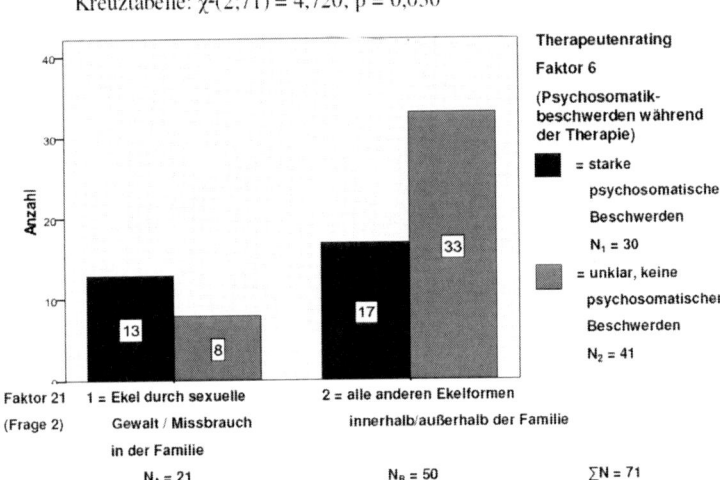

Grafik 7: *Ekelspezifik und Ekelerleben in Verbindung mit Psychosomatikbeschwerden in der Behandlung*

Auftreten von körperlichen Beschwerden den Missbrauchserlebnissen zeitlich – soweit durch die betroffenen Patienten erinnerbar – immer nachgeordnet war.

In einer nächsten Berechnung wurde untersucht, inwieweit bestimmte Kategorien von Ekelerlebnissen (vgl. Frage 3 im PEFB) in Abhängigkeit von der jeweiligen Therapiephase lange Zeit vergessen oder eben verdrängt wurden (s. Grafik 8).

Zwei Sachverhalte erscheinen interessant. Zum einen ist der Anteil der Patienten, die zu Therapiebeginn eklige Erlebnisse vergessen haben oder überhaupt keine bewussten Ekelerlebnisse erinnern können, besonders hoch.

Zum anderen ist gerade zum Therapieende wieder der Prozentsatz von Ekel-Nichtvergessern höher als am Anfang. Inhaltlich handelt es sich dabei interessanterweise wiederum um Patienten, die sexuelle Gewalt- und Missbrauchshandlungen oder andere eklige Unsauberkeiten in der Familie nicht vergessen konnten. Hypothetisch gehe ich davon aus, dass sich durch die therapeutischen Bearbeitungen Erinnerungen in Fragmenten wieder einstellen, von denen die Patienten erst im Erinnerungsfall – *quasi als aktuell wieder auftauchendes Ekelerleben* – im Prozess des Erinnerns erfahren, dass sie den Vorfall *doch nicht ganz vergessen hatten*, wie sie zuvor noch unkritisch – im traumaphobischen Abwehrverhalten – glaubten (vgl. Van der Hart et al., 2008).

Kreuztabelle: $\chi^2(2;71) = 7{,}818$; $p = 0{,}020$

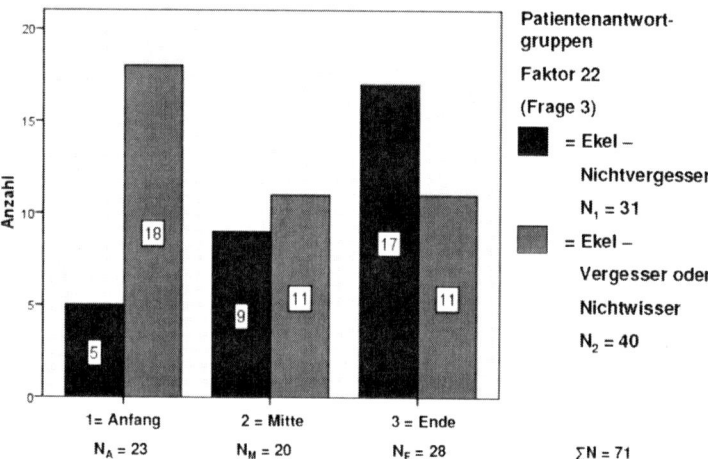

Grafik 8: Ekelvergessen in Abhängigkeit von der Therapiephase (Frage 3 im PEFB)

Kreuztabelle: $\chi^2(2;71) = 4{,}096$; $p = 0{,}043$

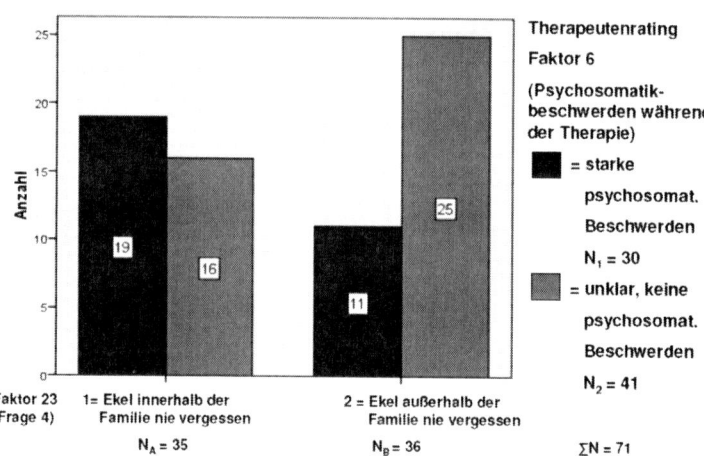

Grafik 9: Durchgängig erinnerbarer Ekel und Psychosomatikbeschwerden in der Behandlung

In der anschließenden Frage des Ekelfragebogens (Frage 4 des PEFB) gingen wir noch konkreter auf die Ekelerlebnisse ein, die einfach niemals vergessen werden konnten, und suchten dafür mögliche Symptomzusammenhänge (vgl. Grafik 9).

Das Ergebnis ähnelt sehr dem Histogramm von Grafik 7 (vgl. oben); das bedeutet, dass eklige Erlebnisse mit sexueller Gewalt, sexuellem Missbrauch – als auch andere eklige Erlebnisse – *gerade in der Familie erstens als am meisten eklig empfunden sowie zweitens am wenigsten vergessen werden* und außerdem wahrscheinlich häufig zu psychosomatischen Beschwerden führen, die die Behandler im Laufe der Psychotherapie feststellen können.

In Frage 5 des Ekelfragebogens wurden die Patienten nach Ekelerlebnissen befragt, welche erst durch die Therapie wieder ans Licht gekommen wären (s. Grafik 10).

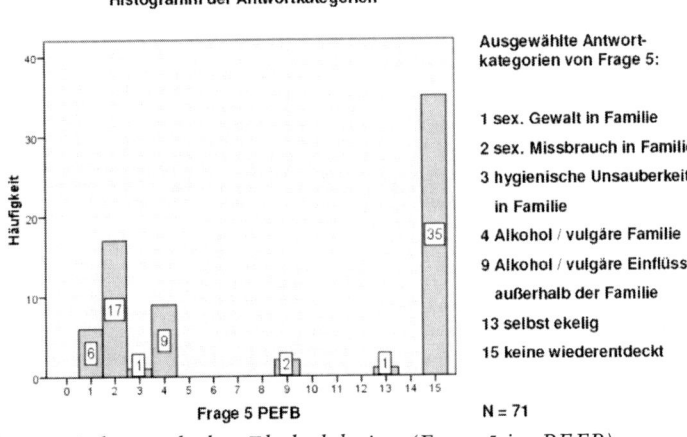

Grafik 10: Wieder entdeckte Ekelerlebnisse (Frage 5 im PEFB)

Auch hier zeigt sich wie schon in den obigen Antwortstrukturen, dass der größte Anteil wieder entdeckter Erlebnisse im Rahmen der Psychotherapie bei komplextraumatisierten/dissoziativen Patienten sexuelle Gewalt/Missbrauchs- und Unsauberkeitserlebnisse in der Familie sind; bei ca. der Hälfte der Patienten (N = 35) waren diese Erfahrungen allerdings schon länger bewusst. Sie haben aber manchmal diesen Erlebnissen keine große Bedeutung beigemessen und sie so täterloyal oder traumaphobisch weggeschoben. Ähnlich strukturiert fällt das Histogramm von Grafik 11 aus, wo unsere Klienten nach Ekelerlebnissen befragt wurden, die sie als »völlig unerwartet« entdeckt haben:

Die Antwortstruktur sagt aus, dass rund 70 % unserer Patienten keine überraschend ekelhaft-traumatischen Sachverhalte im Verlauf der Therapie erinnert hatten. Wenn jedoch solche ekelhaften Zusammenhänge überra-

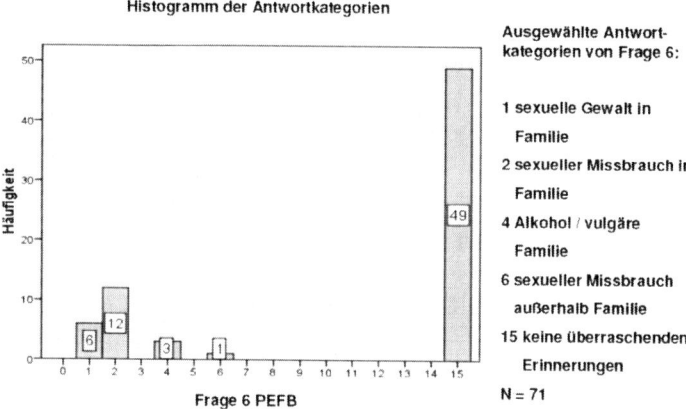

Grafik 11: Überraschende Ekelerlebnisse (Frage 6 im PEFB)

schend neu erinnert werden konnten, was hier immerhin rund 25 % der Gesamtstichprobe ausmachte, hatten diese fast immer mit sexueller Gewalt und Missbrauch zu tun.

Eine ganz andere Anforderung für die Patienten stellte Frage 7 unserer Erhebung mit dem PEFB dar. Hier sollten die Klienten einmal ihre persönliche Schwierigkeit bei der Gefühlsbewältigung bei sechs wichtigen Grundgefühlen vergleichen und in eine gewisse Hierarchie von 1 bis 6 bringen (vgl. Fragebogen im Abschnitt 3.1).

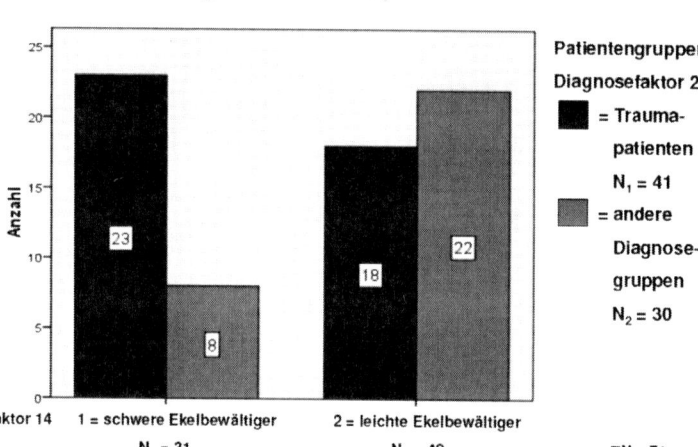

Grafik 12: Ekelbewältigung und Psychotrauma (Frage 7 im PEFB)

Aus diesen hierarchischen Listen der Patienten habe ich die Gruppe der »leichten Ekelbewältiger« aus den Rangplatzzuordnungen 1 bis 3 und eine Gruppe der »schweren Ekelbewältiger« aus den Rangplatzzuordnungen 4 bis 6 gebildet (Faktor 14 in 3.4). Jetzt wurden viele statistische Möglichkeiten untersucht, ob und wo sich Zusammenhänge abzeichnen. Die Interessantesten sind nach meiner Ansicht folgende (s. Grafik 12–15).

Grafik 12 zeigt den höchst signifikanten Zusammenhang, dass gerade Psychotraumapatienten angeben, Ekel besonders schwer bewältigen zu können. Wenn diese These auch in größeren Stichproben zutrifft, wäre eine unserer klinisch-ambulanten Grunderfahrungen, dass Psychotraumapatienten wirklich viel mehr mit Ekelgefühlen kämpfen müssen als andere Patientengruppen, bestätigt.

In klinischer Hinsicht könnte ein höheres Ekelbewältigungsdefizit mit einem höheren Dissoziationswert kompensatorisch verbunden sein. Diesen Verdacht konnten wir mit dem FDS-20 nur als Tendenz belegen, wobei unser Kriterium (cut off >/< 3 x 30 – d.h. drei Antwortwerte im FDS-20 sind mindestens größer/gleich 30 oder weniger als drei – als klinischer Erfahrungswert) nicht vollends geeignet sein könnte? Letztlich ist aber ein gewisser Hinweis zwischen Dissoziation und schwerer Gefühlsbewältigung gegeben, wie Grafik 13 zeigt:

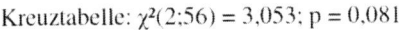

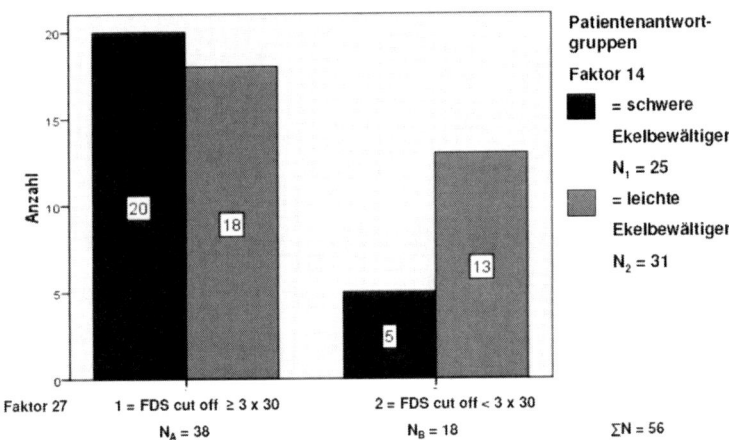

Grafik 13: Ekelbewältiger (Frage 7 im PEFB) und Dissoziation (FDS-20)

Mit einer nächsten Antwortverteilung wollte ich gemäß der obigen Befunde ermitteln, ob auch ein Unterschied in der Ekelbewältigung bzw. der bedeutsamen Wahrnehmung von Ekelgefühlen in Relation zum Therapiebeginn

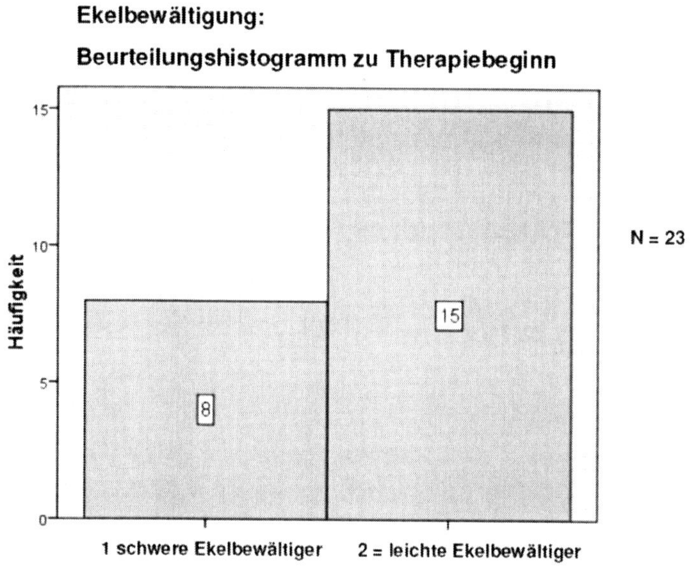

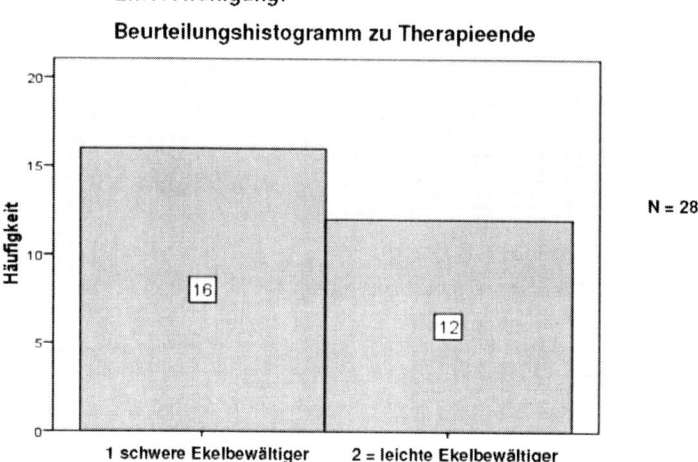

Grafik 14: Ekelbewältigung: Beurteilungshistogramm zu Therapiebeginn (Frage 7 im PEFB)

Grafik 15: Ekelbewältigung: Beurteilungshistogramm zu Therapieende (Frage 7 im PEFB)

und Therapieende unterschiedlich ausfallen könnte? Die Grafiken 14 und 15 bestätigen tendenziell die generelle Vermutung, dass *Therapieanfänger die Ekelbewältigung allgemein leichter einschätzen* – eventuell, weil sie ja momentan keine wirklich ekelhaften Erlebnisse erinnern oder diese erinnerbaren Fragmente nicht als bedeutsam – nicht als wirklich schlimm – wahrnehmen können? Diese Beziehungssetzung konnte in den kleinen Stichproben aber nicht signifikant herausgestellt werden und muss deshalb vorerst als interessante Frage für uns offen bleiben (vgl. Grafik 14 u. 15). Frage 8 in unserem Ekelfragebogen für PatientInnen unserer ambulanten Praxis widmete sich dem Problem der subjektiven Gefühlsattribuierung in Bezug zu den wahrgenommenen körperlichen vs. psychischen inneren Bedingtheiten. Wir sind als Psychotherapeuten moderner Prägung nicht Anhänger eines alten überholten dualistischen Selbsterklärungsansatzes, wir wissen aber, dass diese Attribuierungen traditionell für das innerpsychische Mitarbeiten der Patienten seit jeher bedeutsam sind.

Viele psychodynamische Diskussionen unserer Klienten mit Psychosomatikbeschwerden drehen sich anfangs oft um körperliche vs. psychische Bedingtheitszuschreibungen. Meine Vermutung war deshalb auch in logischer Verknüpfung der Schwierigkeiten mit dem Ekelgefühl bei den Klienten, dass hier eventuell tendenziell mehr körperliche Attribute subjektiv erlebt werden könnten.

Deshalb habe ich einmal die mittlere Tendenz des Antwortverhaltens zwischen der Einschätzung der Ekelbedingtheit mit allen anderen Gefühlsbedingtheiten bei den 71 Patienten verglichen (vgl. Tabelle 2).

Das Ergebnis war für mich recht überraschend, weil ich es so extrem eindeutig nicht erwartet hätte. Erstens zeigt sich, dass nicht nur Ekel als sehr körperlich bedingt von den Klienten subjektiv erlebt wird, sondern das Ekel von allen abgefragten Grundgefühlen sogar das am meisten von allen Basisemotionen physisch determinierte Gefühl in der Selbstwahrnehmung der Patienten ist, was die Mittelwerte absolut in der Hierarchie zeigen. Zweitens, und das ist für mich ebenso erstaunlich gewesen, ist der Mittelwertunterschied zwischen der Einordnung von Ekelgefühlen in Relation zu den anderen Basisgefühlen gemäß Wilcoxon-Test für *alle 71 Patienten höchst signifikant!* Das bedeutet, dass dem Ekelerleben wirklich eine Sonderrolle im subjektiven Bedingtheitserleben zukommen dürfte. Aber ist das gerade bei Psychotraumapatienten stärker relevant als bei anderen Klientengruppen? Wir haben dazu diesen Mittelwertvergleich separat für die Trauma- vs. Nichttraumapatienten durchgeführt. Das Ergebnis war recht deutlich: gerade unsere 41 Psychotraumaklienten erleben eine stärkere physische/unwillkürliche Bedingtheit in Beziehung zum Ekelgefühl (vgl. Tabelle 3 und 4).

Ekelbedingtheit im Vergleich

	N	Mittelwert	Standardabweichung	Minimum	Maximum
Ekel	71	3,72	1,845	1	7
Angst	71	4,66	1,867	1	7
Aggression	71	4,51	1,638	1	7
Trauer	71	5,18	1,366	2	7
Scham	71	5,20	1,499	1	7
Freude	71	4,97	1,558	1	7

Unterschiede zwischen	Angst und Ekel	Aggression und Ekel	Trauer und Ekel	Scham und Ekel	Freude und Ekel
Z	-3,062	-2,714	-4,698	-4,837	-4,118
Asymptotische Signifikanz (2-seitig)	,002	,007	,000	,000	,000

Tabelle 2: Vergleich zwischen: Ekel – Angst, Aggression, Trauer, Scham, Freude in Bezug zur erlebten körperlichen/psychischen Bedingtheit (Frage 8 im PEFB)

Ekelbedingtheit im Vergleich bei Traumapatienten

	N	Mittelwert	Standardabweichung	Minimum	Maximum
Ekel	41	3,59	2,121	1	7
Angst	41	4,71	2,052	1	7
Aggression	41	4,49	1,705	1	7
Trauer	41	5,32	1,404	2	7
Scham	41	5,05	1,642	1	7
Freude	41	5,00	1,466	1	7

	Angst und Ekel	Aggression und Ekel	Trauer und Ekel	Scham und Ekel	Freude und Ekel
Z	-2,443[a]	-2,218[a]	-3,647[a]	-3,402[a]	-3,128[a]
Asymptotische Signifikanz (2-seitig)	,015	,027	,000	,001	,002

Tabelle 3: Vergleich zwischen Ekel – Angst, Aggression, Trauer, Scham, Freude in Bezug zur körperlichen/psychischen Bedingtheit (PEFB) – für die Gruppe der Psychotraumapatienten

Ekelbedingtheit im Vergleich bei Nichttraumapatienten

	N	Mittelwert	Standardabweichung	Minimum	Maximum
Ekel	30	3,90	1,398	1	7
Angst	30	4,60	1,610	1	7
Aggression	30	4,53	1,570	1	7
Trauer	30	5,00	1,313	2	7
Scham	30	5,40	1,276	3	7
Freude	30	4,93	1,701	1	7

	Angst und Ekel	Aggression und Ekel	Trauer und Ekel	Scham und Ekel	Freude und Ekel
Z	-1,654^a	-1,600^a	-2,957^a	-3,552^a	-2,742^a
Asymptotische Signifikanz (2-seitig)	,098	,110	,003	,000	,006

Tabelle 4: Vergleich zwischen Ekel – Angst, Aggression, Trauer, Scham, Freude in Bezug zur körperlichen/psychischen Bedingtheit (PEFB) – für die Gruppe der Nichtpsychotraumapatienten

Während bei den Psychotraumapatienten alle fünf Vergleiche signifikant zugunsten des hervorstechenden Ekelgefühls in seiner körperlich erlebten Bedingtheit hervorstechen, sind es bei den Nichttraumapatienten nur drei Unterschiede von statistischer Bedeutung im untersuchten Klientel.

Mit der Frage 9 des Ekelfragebogens (vgl. Frage 9 PEFB) unserer Pilotstudie beabsichtigen wir im Anschluss an die Bedingtheitsfrage auch die motivationale Veränderungsrelation zu erfassen. Hier wollten wir unsere klinische Alltagsbeobachtung weiter verfolgen, ob denn die willentliche Veränderbarkeit des Ekels für die befragten Patienten ebenso ein besonderes Problem im Vergleich der Hauptgefühle sein würde?

Tabelle 5 bestätigt grundsätzlich die Aussagen ihrer Vorgängerin: Ekel ist im Erleben der Patienten ein sehr schwer veränderliches Gefühl, welches sich in der Determiniertheit der autonomen Antwortreaktionen bei unseren Patienten von anderen wichtigen Basisgefühlen unterscheidet. Einzig der Unterschied zur Scham ist hier nicht gegeben. Das heißt, unsere Klienten erleben, dass Scham ebenso schwer willentlich zu verändern ist, wie Ekel. Durch einen Vergleich der separaten Häufigkeitsverteilungen bei Ekel und Scham in PEFB Frage 8 (s.o.) stellt sich heraus, dass nur 26,75 % der Patienten meinen, dass Ekel psychisch bedingt sei – wohingegen bei der Scham der Prozentsatz 73,23 % beträgt. Dieses bedeutet für die Analyse der Fragen 8 und 9 des

Ekelveränderbarkeit im Vergleich

	N	Mittelwert	Standardabweichung	Minimum	Maximum
Ekel	71	3,25	1,730	1	7
Angst	71	3,94	1,874	1	7
Aggression	71	4,75	1,565	1	7
Trauer	71	4,11	1,661	1	7
Scham	71	3,30	1,525	1	7
Freude	71	4,45	1,637	1	7

	Angst und Ekel	Aggression und Ekel	Trauer und Ekel	Scham und Ekel	Freude und Ekel
Z	-2,774	-4,341	-2,687	-0,153	-4,051
Asymptotische Signifikanz (2-seitig)	0,006	0,000	0,007	0,878	0,000

Tabelle 5: Vergleich zwischen Ekel – Angst, Aggression, Trauer, Scham, Freude in Bezug zur Überwindbarkeit durch Willen/Anstrengung (Frage 9 im PEFB)

PEFB, dass Ekel und Scham subjektiv zwar als unterschiedlich determiniert wahrgenommen – beide aber als gleichrangig schwer veränderbar erlebt werden. Ein wiederum nachträglicher separater Vergleich dieser Forschungsfrage für die Untergruppen der Trauma- und Nichttraumapatienten ergab ebenfalls, dass gerade unsere Psychotraumapatienten Ekel und Scham als schwer veränderlich erlebten, dass aber die Nichttraumapatienten diese besondere schwierige Veränderungsqualität des Ekelgefühls nicht bestätigen konnten, weil hier neben der Scham auch Angst und Trauer ähnlich veränderbar bzw. schwer veränderbar waren. Ekel stellte bei den Nichtpsychotraumapatienten also keine signifikante Ausnahme im Veränderbarkeitserleben dar.

Insgesamt ergänzen sich also Tabelle 2 bis 5 in der Hypothese, dass Ekel bei Psychotherapiepatienten eine sehr unbewusst und autonom organisierte Affekt- und Gefühlslage ist, welche durch therapeutische Interventionen nicht leicht verändert werden kann, weil sich Klienten bei dieser Emotion mehr inneren autonomen Prozessen ausgeliefert fühlen als gegenüber anderen Grundgefühlen. Natürlich ist bei einer Hypothese dieser Art vorrangig zu berücksichtigen, dass unser Klientel einen hohen Anteil von komplextraumatisierten/dissoziativen Patienten aufweist.

Ekelgefühle treten oft – wie auch bei einer Reihe von Autoren in diesem Band erwähnt (vgl. Krause, Hirsch, Gieler, Trautmann-Voigt und Vogt, Vogt ebenda) – im Zusammenhang mit anderen Gefühlen vorgelagert, parallel oder nachgeordnet auf. In Frage 10 des PEFB (vgl. 3.1) haben wir die Patienten deshalb gebeten, einmal aufzulisten, in welchen vorrangigen Kombinationen ihnen ihre Ekelgefühle bewusst werden bzw. mit welchem anderen Basisgefühl Ekel besonders häufig auftritt? Grafik 16 zeigt das ermittelte Häufigkeitshistogramm:

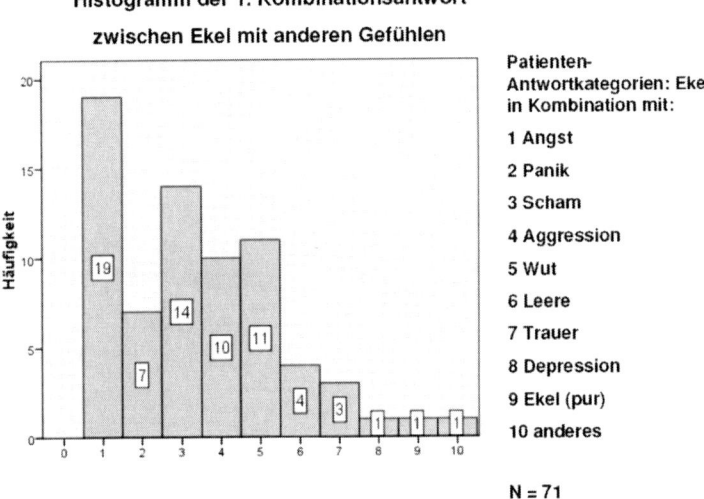

Grafik 16: Kombination von Ekel mit anderen Gefühlen zeitnah (Frage 10 im PEFB)

Das Ergebnis zeigte uns recht deutlich, dass bei unseren Klienten zunächst Angst und Scham am häufigsten in Kombination mit Ekel auftreten (Angst – absolut 19 von 71 = 26,8 %; Scham – absolut 14 von 71 = 19,7 %).

In der Kombination mit drei Antwortmöglichkeiten von Frage 10 steigert sich die Hervorhebung der Angst als primärem Ekelbegleitgefühl von anfangs rund ¼ aller Antworten (26,8 % von 71) auf nahezu die Hälfte aller Kombinationen über die Summe der drei Antwortmöglichkeiten, wobei das begriffsnahe *Panikverhalten* als *Gesamtangstreaktionen* hinzugerechnet wurde (31,5 % von 71).

Die zweithäufigste Kombination – nämlich die von Ekel und Scham bleibt über drei Durchgänge der Befragung mit rund 20 % relativ konstant.

Die dritthäufigste Kombination ist bei der ersten Antwortmöglichkeit der *Wutaffekt* mit 15,5 % bei 71 Patienten. Über drei Antwortmöglichkeiten und unter Hinzuziehung des begriffsnahen Aggressionsgefühls steigert sich der Anteil der Gesamtaggressionsreaktionen auf nahezu die Hälfte (31 % bei 71 Patienten) bis zur dritten Einschätzung der Klienten bei Frage 10 des PEFB.

Die meisten Patienten haben mindestens zwei grundverschiedene Begleitgefühle bei Ekel, da sich besonders die 1. Antwort und 3. Antwort hoch signifikant unterscheiden (Wilcoxon-Test für 71 Patienten ergab mit Prüfwert 0,437 eine Signifikanz von p=0,018).

Andererseits entspricht die Angst-Aggressions-Scham-Hierarchie auch der allgemeinen Verhaltensgegenwehr bei traumatischen Situationen: Zuerst gibt es eine natürliche Fluchttendenz, gelingt das nicht wird der Kampf probiert, scheitert dieser folgt Ohnmacht und Scham.

In PEFB-Frage 11 (vgl. Abschnitt 3.1) wurden die Patienten nach subjektiv und individuell unterschiedlichen bewussten Verhaltensreaktionen und Verhaltensstrategien gegenüber einem akuten Ekelerleben befragt.

Über die Hälfte aller Patienten (54,93 %) geben an, dass sie bei Ekel sehr passive Bewältigungsmuster haben. Sie vermeiden das Auftreten von Ekel durch Vorausplanungen, Rückzüge und Fluchten. Nur ca. ¼ der Patienten haben sehr aktiv kompetente Bewältigungsstrategien (23,94 %), indem sie (in relativ ungefährlichen Situationen) die Gefühle und Affekte bewusst kontrollieren und die günstigste Umgangsform des Umgangs mit der unangenehmen Situation auswählen können; die übrigen ca. 25 % reagieren verzögernd-passiv-selbstberuhigend – weder mit Flucht noch mit aktiver Gegenmaßnahme. Wir haben in Auswertung dieser Verteilungsgruppierung die Untergruppe der aktiven oder passiven Ekelbewältiger (ca. 50 %) für die Kreuztabellenberechnung fortan »Ekelregulierer« und die oben genannte Flucht- und Ausweichergruppe fortan »Ekelvermeider« genannt.

Dann habe ich zunächst geschaut, ob sich im Rahmen des allgemeinen Therapieverlaufes die Ekelvermeidungshaltungen quantitativ verändern (vgl. Grafik 17).

Hier ist relativ gut zu sehen, dass größere Ekelvermeidungshaltungen im Laufe der Psychotherapie allmählich abzunehmen und dass im Gegenzug die aktiven Ekelregulationskompetenzen zum Ende der psychotherapeutischen Behandlung zuzunehmen scheinen. Der Sprung der positiven Veränderung von Therapiephase 2 zu 3 entspricht dabei den oben gemachten Erfahrungen bei der subjektiv erlebten Ekelbewältigung im Vergleich zu anderen Basisgefühlen (s.o. Frage 7 PEFB). Das bedeutet, dass Klienten offenbar erst recht spät lernen, mit Ekelgefühlen bewusster und souveräner umzugehen.

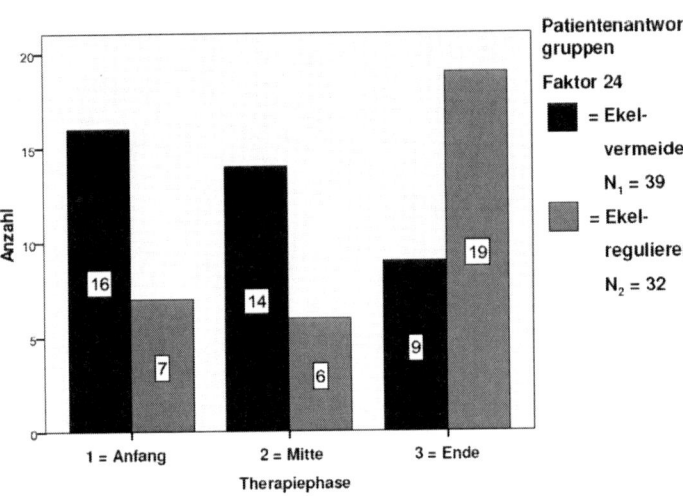

Grafik 17: Ekelvermeidung in Abhängigkeit von der Therapiephase (Frage 11 im PEFB)

In einer anderen Hypothese untersuchten wir einen möglichen Zusammenhang zwischen dem Ekelvermeidungsverhalten und der durch die Therapeuten registrierten Quote von körperpsychotherapeutischen Behandlungssettings (Grafik 18).

Hier zeigt sich ebenfalls sehr deutlich, dass Patienten, die sich in der Bewältigung von Ekel verhaltensseitig nicht sicher fühlen, offensichtlich auch wesentlich weniger körperpsychotherapeutische Behandlungssettings zulassen können.

Dieselbe Tendenz konnte durch das Therapeutenrating »Bindungs- und Beziehungsabwehr« (Faktor 7) und die Beurteilungsdimension »umgesetzte Gruppen- und/oder Einzeltherapiesettings« (vgl. Faktor 8 – bei Ratingskalen und Berechnungsfaktoren im Abschnitt 3) ermittelt werden. In der erstgenannten Kreuztabelle ergab sich nämlich ein Signifikanzwert von $p=0,033$ (χ^2 2;71, Wert 4,542) und im 2. Fall von $p=0,024$ (χ^2 2;72, Wert 7,477). Das bedeutet hypothetisch, dass die patientenseitig erlebte subjektive Ekelregulationskompetenz ein Indikator für die therapeutenseitig erlebte Bindungs- und Beziehungsabwehr und die körperpsychotherapeutische – und damit auch gruppenpsychotherapeutische Behandlungsmotivationen und Gruppeneignung der Patienten – sein kann. Oder anders formuliert als Positiv-

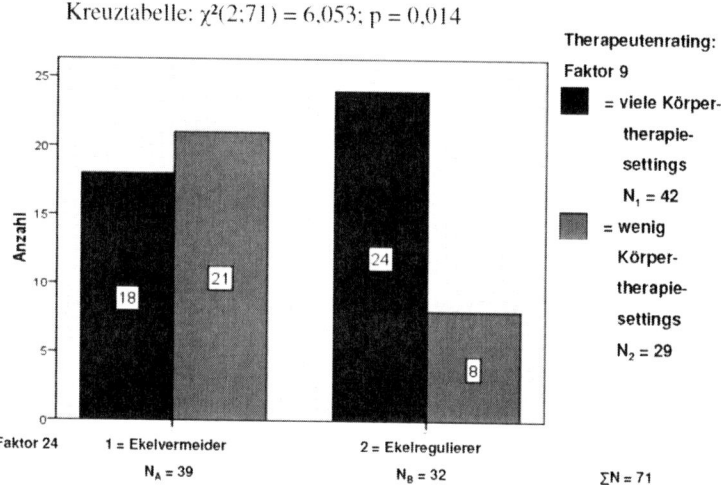

Grafik 18: Ekelvermeidung in Abhängigkeit vom Settinggebrauch in der Behandlung (Frage 11 im PEFB)

hypothese: Körperpsychotherapeutische und gruppenpsychotherapeutische Behandlungssettings fördern durch die Interaktionsanforderungen die Bindungs- und Beziehungsfähigkeit bzw. die Bewältigung von phobischen oder vermiedenen Gefühlen bei komplextraumatisierte/dissoziativen Patienten insgesamt.

Die letzte Frage 12 des PEFB widmete sich der pikanten Einschätzung von Ekelerleben zwischen Patienten und Therapeuten.

Für knapp 60% (N=42 ≙ 59,15 %) scheint wahrgenommener Ekel gegenüber ihren Psychotherapeuten offenbar gar kein Problem zu sein.

In Grafik 19 (s. u.) habe ich differenzierter untersucht, inwieweit patientenseitiges Ekelerleben in der therapeutischen Beziehung eine qualitative Relation mit der Behandlungsdiagnose haben könnte. Hierzu habe ich im Therapeutenrating drei Gruppen gebildet: 1. Eine Gruppe, die prinzipiell angab, dass der Ekel von den Therapeuten »wirklich« ausgeht. Zum einen könnten dieses analytisch gesehen starke Ekelgefühlsanmutungen sein, die eine bisher unbewußte und somit noch nicht wahrnehmbare Interaktionsübertragung darstellen.

Zum anderen könnte es sich auch um unbewusst agierten Ekel im realen Verhalten der Therapeuten handeln, was somit einer therapeutenseitigen Gegenübertragung gleichkäme. Ich nannte diese Untergruppe von zehn Patienten zusammenfassend über beide Thematiken (N=10 von 71 ≙ 14,08 %

Patienten) die »Übertragungs-Gegenübertragungsgruppe«. Bei 19 weiteren Patienten (N=19 ≙ 29,57 %) fand ich das Label »Triggergruppe«, weil diese Patienten angaben, dass sie ganz klar Ekel in der Beziehung zu ihren Therapeuten erleben würden, diesen aber ebenso deutlich bestimmten früheren Grenzüberschreitungen, wie sexuellem Missbrauch u. ä. primären Erfahrungen, zuordnen konnten; da hier die Übertragung sehr bewusst erspürt – wenn auch deshalb noch lange nicht abgestellt – werden konnte. Hier standen diese Wahrnehmungen als Hinweisreiz oder Trigger für einen Ekel- bzw. Traumahintergrund. Grafik 19 differenziert nun diese drei Gruppen bezüglich der Behandlungsdiagnose:

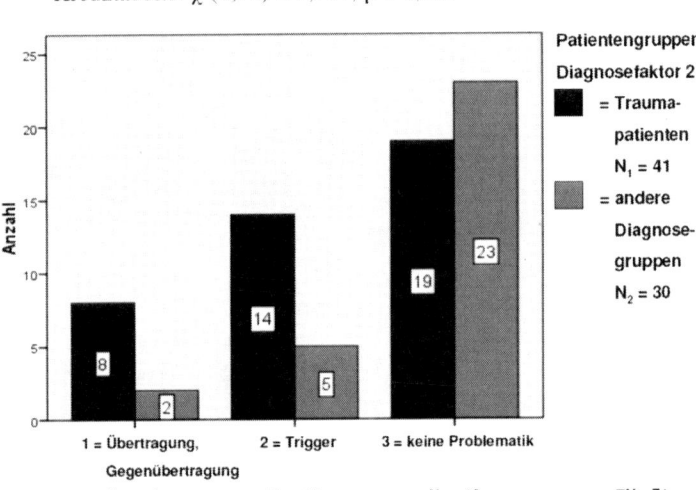

Grafik 19: Ekelerleben durch Therapeutenverhalten (Frage 12 im PEFB)

Diese Zusammenstellung spiegelt zwar einen signifikanten Grundzusammenhang zwischen Psychotraumaerfahrung und patientenseitigen Ekelerleben in der psychotherapeutischen Behandlung wider, der aber wegen der zu geringen Untergruppenbesetzung bei N_A statistisch als nur Tendenz bestätigt werden kann.

Komplextraumatisierte/dissoziative Patienten leiden demzufolge in unserer Praxis viel mehr unter interaktiv erlebtem Ekel als andere Psychotherapiepatienten. Dieses Ergebnis gilt hypothetisch sowohl im »positiven als auch im negativen« Zusammenhang. Das heißt, dass möglicherweise die Traumapatienten stark auf Ekelerleben reagieren und eventuell schwer an ihre Übertragungshintergründe für diesen Ekel herankommen. Andererseits sind Traumapatienten im Rahmen der Behandlung auch (bald?) relativ gut in der Lage, ihre Ekelgefühle als Trigger zuzuordnen bzw. die Therapeuteninteraktionen zunehmend unbelasteter zu erleben. Eine Zuordnung in Relation zum Therapieverlauf (Grafik 20) zeigt folgende nicht signifikante Häufigkeitsverteilung:

Ekelerleben Patient – Therapeut in Abhängigkeit von der Therapiephase

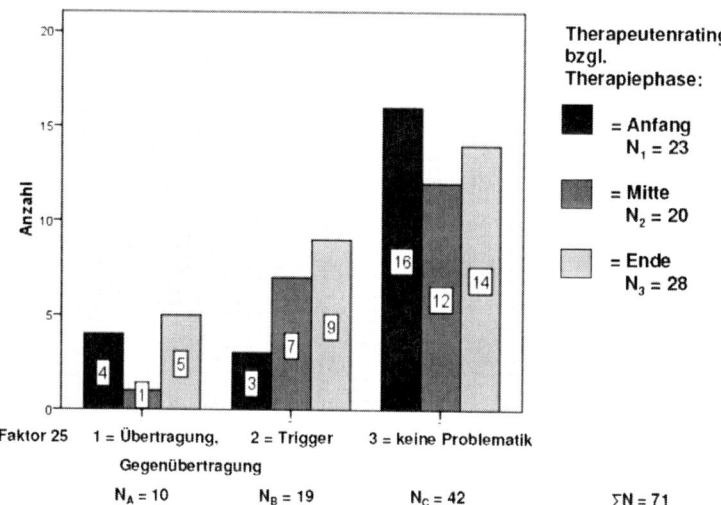

Grafik 20: Ekelerleben durch Therapeutenverhalten (Frage 12 im PEFB) in Abhängigkeit von der Therapiephase

Diese Häufigkeitsverteilung ergibt zwar keinen sicheren statistischen Zusammenhang, sie zeigt aber, dass gerade zum Therapieanfang die Wahrnehmung für interaktiven Ekel eher gering oder in Einzelfällen sehr stark ist. Andererseits deuten Therapiebeender darauf hin, dass die Überwindung von Ekelerleben im Einzelfall noch lange nicht abgeschlossen ist – insgesamt aber anhand des Kategorien- und Verlaufsvergleichswertes vorangekommen sein dürfte. Die Fähigkeit das Triggerpotenzial von Ekelerleben bei sich selbst wahrzunehmen, wächst allmählich im Rahmen des therapeutischen Fortschritts bei den befragten Patienten. Demzufolge könnte die Wahrnehmung von interaktivem Ekel bei fortgeschrittenen Patienten wirklich gesunken sein, wohingegen sie bei Therapieanfängern wahrscheinlich zunächst nur ausgeblendet wäre? Antworten können letztlich nur Einzelfallanalysen geben.

Abschließend sollen statistische Berechnungen angeführt werden, die sich aus überprüften Hypothesen zwischen dem Therapeutenrating (vgl. Abschnitt 3.3, TRUS), dem Dresdner Körperbildfragebogen (DKB-35 nach Pöhlmann, Thiel, Joraschky, 2009) sowie dem Fragebogen für Dissoziative Störungen (FDS-20 nach Freyberger, Spitzer, Stieglitz, 2005) gewinnen ließen.

Grafik 21 zeigt die Bindungs- und Beziehungsabwehr in Abhängigkeit von der Therapiephase:

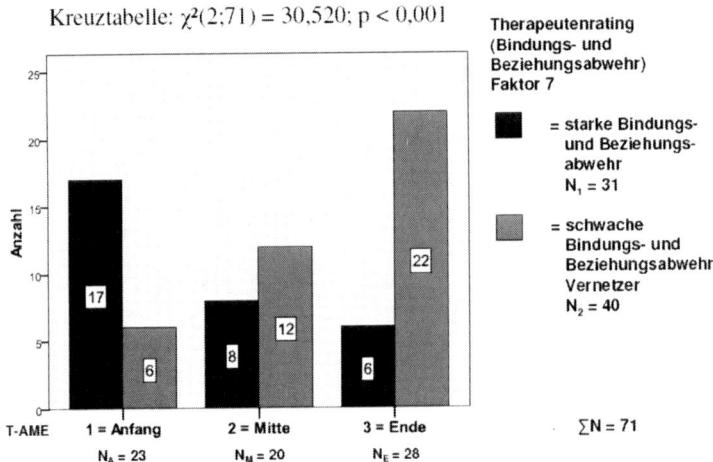

Grafik 21: Bindungs- und Beziehungsabwehr in Abhängigkeit von der Therapiephase

Die Kreuztabelle zeigt den erwarteten Zusammenhang, dass die von den Psychotherapeuten bei den Patienten erlebte Bindungs- und Beziehungsabwehr im Laufe der Behandlung kontinuierlich abnimmt bzw. dass die Fähigkeiten zur Herstellung von Kontakt, Halt und persönlicher individueller Verbindlichkeit stetig zunehmen. Hierbei sind leider einige Therapieabbrecher und -beender im Laufe der 6 Monate nicht erfasst worden, weil deren Fragebogenergebnisse nicht zurückkamen.

Andere ratinginterne Vergleiche bestätigten ebenso die behandlungslogische Entwicklung, indem bspw. Patienten zum Therapieende hin zufriedener von den Psychotherapeuten erlebt werden, diese Patienten außerdem auch besser sozial integriert auftreten (Arbeit, eigene Familie, Freunde) und dass zu guter letzt die Klienten mit den größten Veränderungsfortschritten vorrangig Patienten mit Langzeitgruppentherapieerfahrung sind (vgl. auch Vogt, 2004, 2007a).

In einem Berechnungsbefund haben wir mit dem Dresdner Körperbildfragebogen (DKB-35 von Joraschky und Pöhlmann, in Druck) überprüft, inwieweit das Ratingergebnis bzgl. der psychosomatischen Beschwerden dem durchschnittlichen DKB-Profil entspricht.

Die Kreuztabelle zwischen dem DKB-35 und dem Therapeutenrating bzgl. der durch die Behandler erfassten Psychosomatikbeschwerden legte nahe, dass eventuell ein Screeningwert der auffälligen Symptomzuordnung ein Cut-Off-Wert von Ø 3,2 über alle Skalen sein könnte (vgl. Grafik 22).

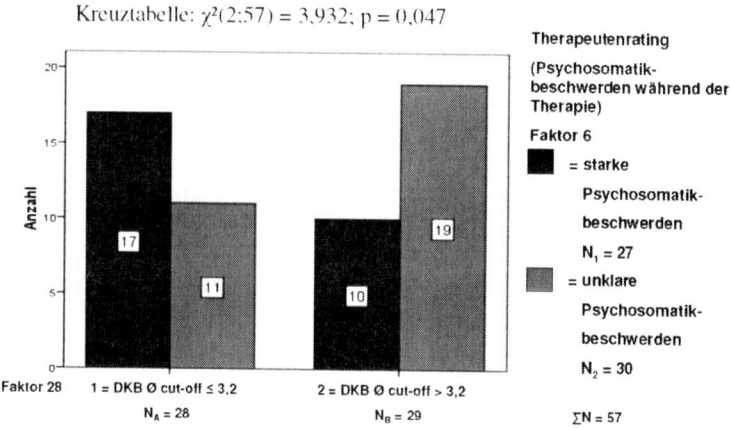

Grafik 22: Cut-off – Zusammenhang von Körperbild (DKB-35) und Psychosomatikrating

Durch diesen Zusammenhang kann eine gewisse Außenvalidierung des Ratingurteils bescheinigt werden: Patienten mit starken Psychosomatiksymptomen in der Behandlung erleben sich grundsätzlich im allgemeinen Körperbild stärker gestört als andere Menschen.

Dieses Ergebnis würde bei dem noch in der Entwicklung befindlichen Fragebogen der Dresdner Universitätsklinik bedeuten, dass unterdurchschnittliche Skalenwerte bei Patienten relativ deutlich für eine psychosomatische Körperbildstörung breiter Prägung sprechen würden.

Eine Gegenüberstellung von Psychotraumapatienten versus andere Diagnosegruppen in beiden verwendeten Fragebögen DKB-35 und FDS-20 zeigt in Tabelle 6, dass Traumaklienten sich im DKB-35 überzufällig in der Skala Körperkontakt und im FDS-20 in der Skala Konversion signifikant von anderen Patienten unterscheiden.

Besonderheiten von Traumapatienten im DKB und FDS

FB-Sub-Skala	Dg.	N	MW	SD	U-Test	p	Dimension
DKB 5	T	36	3,29	0,75	234,5	0,017	Körperkontakt
	A	21	3,75	0,61			
FDS 4	T	36	15,87	16,11	194,00	0,003	Konversion
	A	21	7,02	10,50			

Tabelle 6: Unterschiede zwischen Traumapatienten (Dg: T) versus anderen Diagnosegruppen (Dg: A) in Subskalen des Körperbildes (DKB-35) und der Dissoziation (FDS-20)

Das könnte bedeuten, dass gerade diese Skalen differenzialdiagnostisch interessant anmuten und dass der obige Zusammenhang zum wiederholten Male verdeutlicht, dass gerade Körperinteraktionssymptome und psychosomatische Beschwerden ein Hinweischarakter für das Vorliegen eines psychotraumatischen Hintergrundgeschehens zufallen dürfte.

Die Kreuztabelle von Grafik 22 zeigt weiterführend, dass mit dem Screening cut-off von 3 x 30 (d.h. drei Werte im FDS-20 sind größer/gleich mit dem Wert 30 angekreuzt worden) relativ deutlich in unserer Stichprobe von 71 Patienten zwischen Psychotraumapatienten und anderen Diagnosegruppen unterschieden werden kann.

Ein ähnlich signifikantes Ergebnis von p=0,026 ($\chi^2(2;71)=4,978$ in der Kreuztabelle) bekommen wir ebenfalls nur mit einem Berechnungsansatz über einen Summen-Cut-Off-Wert von 300 Punkten über die 20 FDS-Fragen als guten Screening-Wert zur Unterscheidung von Psychotraumapatienten vs. andere Diagnosegruppen (Grafik 23). Eine generelle Problematik aller Dissoziationsfragebögen, die uns bekannt sind, ist aber, dass sie besonders im mittleren und späteren Therapieabschnitt besonders gut greifen, da die Dissoziationswahrnehmung der Patienten erst im positiveren Behandlungsverlauf zunimmt, weil die Phobie vor der Bewusstmachung von dissoziativen

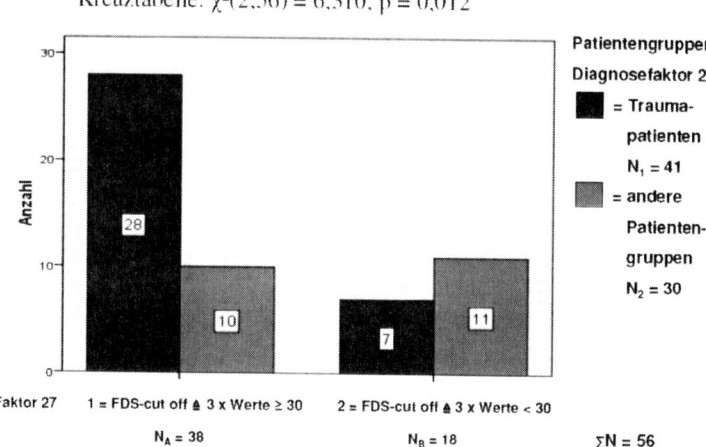

Grafik 23: *Trauma-Diagnose und Dissoziation (FDS-20)*

komplexen Traumasymptomen (vgl. auch Van der Hart et al., 2008) erst bei größerem Vertrauen zu den Psychotherapeuten oder durch die erlebten Therapievergleiche im Rahmen einer Gruppenpsychotherapie oder den selbst erfahrenen Behandlungsfortschritten nachlässt bzw. langsam nachlassen kann.

2 Zusammenfassung der Hauptergebnisse

Durch die Pilotstudie mit einem selbst entwickelten Fragebogen zur Erforschung des Ekelgefühls (PEFB) sowie dem Dresdner Körperbildfragebogen (DKB-35 nach Pöhlmann, Thiel, Joraschky, im Druck) und dem Fragebogen für Dissoziative Symptome (FDS-20 nach Freyberger, Spitzer, Stieglitz, 2005) sind unter 71 Patienten einer ambulanten Psychotherapiepraxis zum Teil interessante neue Untersuchungsergebnisse in Bezug zum Erleben und Bewältigen von Ekel ermittelt worden.

So scheinen alle Patientengruppen beim Mentalisieren von Ekelgefühlen größere Probleme zu haben, welche erst mit zunehmenden Therapieerfolg nachweisbar überwunden werden. Als besonders eklig werden von der Gesamtpatientengruppe Erinnerungen beschrieben, die mit ekelhaftem Berührt- und Überfallenwerden, ekelhaften Gerüchen und Anblicken von etwas Widerwärtigem zu tun haben.

Inhaltlich sticht hervor, dass gerade Überlebenserfahrungen von sexueller Gewalt, sexuellem Missbrauch und sexuellen Belästigungen im Rahmen der

Herkunftsfamilie als besonders eklig, schwer überwindbar und unvergesslich für das Gros der Psychotraumapatienten gelten. Diese ekelhaften Erlebnisse werden bezeichnender Weise relativ häufig »belastungsbedingt völlig« vergessen und erst im therapeutischen Schutzrahmen wieder entdeckt. Einer anderen kleineren Gruppe von Patienten gehen dagegen ihre sexuellen Gewalterlebnisse niemals mehr aus dem Kopf; sie leiden gerade unter der Dauerbelastung der pulsierenden Emotionen.

Die Mehrzahl der zumeist in früher Kindheit sexuell geschädigten komplextraumatisierten/dissoziativen Patienten weist außerdem in der Behandlung als auch in den Fragebogenergebnissen deutliche psychosomatische Beschwerdekomplexe auf, die lange anhalten. Auch hier hatten Patienten, die sexuelle Gewalt in der eigenen Familie erleben mussten, in unserer Untersuchung regelhaft psychosomatische Beschwerden.

Bezüglich der subjektiv erlebten Ekelbewältigung zeigt sich, dass gerade Psychotraumapatienten hierin größere Schwierigkeiten haben als andere Patientengruppen. Dieses signifikante Ergebnis sowie der Vergleichsunterschied, bezogen auf die subjektiv erlebte Bewältigung anderer Basisgefühle, legt nahe, dass dem Ekelgefühl eine zentrale Rolle bei der Bestimmung und der Einschätzung einer erfolgreichen Behandlung eines Psychotraumas zukommen dürfte. Dieses ist umso bedeutsamer, weil sich herausstellte, dass Psychotherapiepatienten zu Beginn der Behandlung oft nicht über ihr Ekelerleben adäquat reflektieren. Psychotherapeutisch kann man zunächst manchmal nur über das Erleben von Ekel in der Beziehung zu den Psychotherapeuten sowie über zum Teil generalisierte Abwehrhaltungen gegenüber körper- und gruppenpsychotherapeutischen Settingangeboten unmittelbar erfassen und indirekt als verschlüsseltes Anzeichen für ein mögliches Psychotrauma näher untersuchen.

Somit fällt dem Ekel neben der möglichen Indikatorfunktion für ein psychotraumatisches Geschehen, auch eine gewisse Prognosefunktion über die mögliche bzw. nicht mögliche experimentelle Gestaltung bewegungstherapeutischer Einzel- und Gruppensettings zu. Ekel wird subjektiv meist als sehr physiologisch bedingt erlebt und ist in der Reflexion aller Klienten ebenso wie die Scham nur schwer veränderbar. Die Kompetenzen in der Ekelregulation wachsen nach unserem Untersuchungsergebnis an 71 Patienten im Querschnittsvergleich erst im letzten Therapieabschnitt, in welchem Psychotraumaexpositionsarbeiten sowie freiwillige Behandlungserfahrungen in Bezug zu Einzel-, Zweier- und Gruppensettings mit körperlichen Handlungssequenzen in unserer Psychotherapiepraxis gelaufen sind.

Signifikante Skalenergebnisse mit DKB-35 und FDS-20 unterstreichen, dass gerade der Bestimmung von psychosomatischen Symptomen und der Veränderung von Körperbildstrukturen eine größere Bedeutung bei komplextraumatisierten/dissoziativen Patienten zukommen sollte als bisher. Alle drei Fragebogen belegen auch den engen Zusammenhang zwischen Ekel, Psychotrauma, Körpermissempfindungen und Dissoziationssymptomen.

3 Materialanhang zur Pilotstudie

Die Materialien zur Pilotstudie sind vollständig zum Zweck der Forschung durch mich entwickelt worden. Sie werden hier abgedruckt und veröffentlicht, damit Fachkollegen die zum Teil sehr neuen Erkenntnisse besser nachvollziehen und beurteilen können. Eine Pilotstudie verfolgt immer das Ziel, Anregungen für umfangreichere Forschungen zu geben, in welchen dann später durch einen wissenschaftlichen Untersuchungsplan bspw. Items von Fragebogen statistisch validiert, Rater objektiviert und Stichproben im breiteren und unterschiedlicheren Maße ermittelt und erforscht werden können u.v.a.

Ich bin mir dieser Vor- und Nachteile einer Pilotstudie bewusst und wollte zusammen mit meiner Frau das Thema zu unserem eigenen Nutzen voranbringen, weil das Problem der Diagnostik und Therapie von Ekelgefühlen bei komplextraumatisierten Patienten in unserer alltäglichen Praxis zunehmend drückte und wir außerdem Kollegen anregen wollten an diesem Thema mitzuarbeiten. Gleichwohl hoffen wir auf den notwendigen respektvollen Umgang mit Ergebnissen und den bereitgestellten Forschungsmaterialien; d.h., wir bitten Untersucher, die unsere Materialien oder einzelne Teile dieser Materialien verwenden wollen, erstens die Quellen genau zu zitieren und zweitens die Erlaubnis zur Verwendung des Pools per E-Mail kurz einzuholen. Prinzipiell freuen meine Frau und ich uns über jedwede Fortsetzung dieser praxisorientierten Forschung und das Interesse an unserem Ansatz und wollen Sie ggf. gern unbürokratisch unterstützen.

3.1 Darstellung des Pilotekelfragebogens (PEFB)
(Dieser Pilotekelfragebogen ist insgesamt zwei mal durch mich aufgrund von Rückmeldungen über Missverständnisse bei der Frageerfassung durch Klienten überarbeitet worden. Die Zeilen für die Antworten sind aus Platzgründen hier im Buchtext eingespart worden – Anmerkung des Verfassers.)

Forschungsfragebogen des Trauma-Institut-Leipzig zum subjektiven Ekelerleben (PEFB – Pilotekelfragebogen)

Sehr geehrte KlientInnen,

wir möchten sie herzlich bitten, diesen Fragebogen unbefangen und nach bestem Wissen auszufüllen. Alle Antworten werden vertraulich behandelt und die Ergebnisse werden Ihnen anonym als Pilotstudie zugänglich gemacht.

1.) Was verstehen Sie persönlich unter Ekel? Geben Sie uns bitte eine kurze eigene Begriffsbestimmung oder eigene Beschreibung oder zählen Sie Phänomene auf etc. (ca. 3–5 Zeilen).

Ekel ist für mich: ....

2.) Welche Erlebnisse waren für Sie besonders eklig? Schildern Sie Ihre bis zu drei größten Ekelerfahrungen (Einzelvorfälle oder auch Dauereinflüsse möglich; Bitte möglichst Lebensalter angeben – bei Platzmangel Zusatzblatt nehmen!)

1) (Alter ?): ....

3.) Welche Ekelgefühle hatten Sie jemals lange Zeit vergessen und verdrängt? (kurz fassen) – Sie haben aber immer gewusst, dass sie stattgefunden hatten bzw. durch Sie erlebt worden waren?

1) ....

4.) Welche Ekelgefühle/Ekelerlebnisse konnten Sie niemals richtig vergessen? (kurz fassen) – weil nie richtig aus dem Bewusstsein verschwanden und in Albträumen oder in Tagesfantasien, Gedanken fortlebten?

1) ....

5.) Welche Ekelerlebnisse haben Sie erst durch die Traumatherapie wieder ans Licht geholt? (Nach dem damaligen Vorfall/Geschehnissen völlig vergessen und erst durch Traumaexpositionsarbeit wieder entdeckt? Aha-Effekt)

1) ....

6.) Von welchen Ekelerlebnissen wussten Sie bis zur Psychotraumatherapie gar nichts? (Erst durch Traumaexpositionsarbeit neu entdeckt – Überraschungseffekt)

1) ....

7.) Bilden Sie eine mögliche Hierarchie – bezogen auf Ihre allgemein erlebte Schwierigkeit, diese Gefühle zu bewältigen. Versuchen Sie jeden Rangplatz möglichst nur 1 x zu vergeben – auch wenn es schwer fällt. Ordnen Sie jetzt die sechs Begriffe: große Angst, große Aggression, große Trauer, großer Ekel, große Scham, große Leere!

Noch am leichtesten bewältige ich allgemein: ....
Etwas schwieriger ist: ....
Noch schwieriger ist: ....
Viel schwieriger ist: ....
Kaum zu bewältigen ist: ....
Fast nicht zu bewältigen ist: ....

8.) Welches Gefühl ist nach Ihrem Empfinden allgemein mehr oder weniger physisch fixiert oder mehr oder weniger psychisch bedingt? Schätzen Sie das auf einer 7-stufigen Skala ein! (je ein Kreuz pro Zeile)

	physisch fixiert				psychisch bedingt		
	- 3 stark	- 2 deutlich	- 1 mehr	± 0 teils/teils	+ 1 mehr	+ 2 deutlich	+ 3 stark
große Angst							
große Aggression							
große Trauer							
großer Ekel							
große Scham							
große Freude							

9.) Wie sind die Gefühle durch Willensanstrengung veränderbar?
(je 1 Kreuz pro Zeile)

	- 3 gar nicht	- 2 sehr schwer	- 1 eher nicht	± 0 ja und nein	+ 1 prinzi- piell ja	+ 2 ja etwas	+3 relativ gut
große Angst							
große Aggression							
große Trauer							
großer Ekel							
große Scham							
große Freude							

10.) In welchen hierarchischen Kombinationen treten Ekelgefühle bei Ihnen auf? (z.B.: Ekel mit Angst/Panik/Scham, Aggression/Wut/Leere, Trauer/Depression u.ä. Kombinationen)
Nehmen Sie 3 Situationen als Beispiel (verschiedene oder auch gleiche Kombinationen sind möglich)
Situation 1: Ekel mit .... z.B. bei: ....
Situation 2: Ekel mit .... z.B. bei: ....
Situation 3: Ekel mit .... z.B. bei: ....

11.) Auf welcher Art und Weise gehen Sie mit Ekelgefühlen, Ekelerinnerungen oder Ekelsituationen im Alltag um?
Ekelsituation-Umgang: ....

12.) Haben Sie Ekel auch gegenüber Ihren TherapeutInnen erlebt? Wenn ja, welche Therapiesituationen, z.B. Blicke, Gestik, Mimik, Sprache, Verhalten usw. waren besonders ekelig? (Sie helfen den TherapeutInnen mit Ihren Rückmeldungen. Wir wissen, dass oft große Kontraste im Therapieverlauf zu verzeichnen sind etc. Bitte schildern Sie bis zu 3 Situationen):

1) Situation: ....

Vielen Dank für Ihre Mitarbeit am schwierigen Thema. Die vertraulichen Ergebnisse werden Ihnen anonym als Pilotstudie durch uns zugänglich gemacht!
DP Irina Vogt, Dr. Ralf Vogt, Trauma-Institut-Leipzig, 2009

3.2 Fragebogenauswertungsrating (FAR)

Auch das Auswertungsrating des PEFB wurde durch den probeweisen Einsatz der beiden Erstnetwürfe des PEFB zwei Mal der Antwortstruktur unserer Patienten angepasst. Dabei wurde versucht, alle Ratings, sofern es inhaltlich möglich war, in eine ordinal skalierte Hierarchie zu bringen, weil dieses für die späteren Klassifikationen und Berechnungen notwendig war.

Fragebogenauswertungsrating des PEFB

I a) Was verstehen Sie unter Ekel?
1 – Begriffsdefinition (Verhalten, Körper-Psyche, verschiedene Ekelarten)
2 – unangenehmes kombiniertes Gefühl (Verhalten und Wahrnehmung)
3 – unangenehme Sinneseindrücke (z.B. stinkt etc.)
4 – diffuse Vermeidungshaltungen (Weglaufen – ohne Erklärung)
5 – diverse andere Erklärungen

I b) welche Sinnesqualität hervorgehoben
1 – Geruch
2 – visuell
3 – taktil (z.B. Berührungen, Vorstellung davon)
4 – Geschmack
5 – Gehör
6 – Kombination Geruch u. Anblick
7 – Kombination Geruch u. Geschmack
8 – Kombination taktil u. Anblick u. Geruch
9 – anderes

II. Welche Erlebnisse waren besonders ekelig?
1 – sexuelle Folter (Gewalt) in Familie
2 – sexuelle Gewalt (Missbrauch) in Familie
3 – sexueller Missbrauch (Belästigung) in Familie
4 – unsaubere Eltern/Familien C
5 – suchtkranke Eltern/Familienmitglieder
6 – Vorkommnisse (1–5) außerhalb der Familie
7 – tote Lebewesen (Kadaver)
8 – Wunden, Krankheiten bei Mensch und Tier
9 – andere Erlebnisse
10 – keine Angaben

III. Welche Ekelgefühle haben Sie lange Zeit vergessen und verdrängt?
1 – verdrängt/vergessen: Folter, sexuelle Gewalt in Familie
2 – verdrängt/vergessen: Missbrauch, Belästigung in Familie

3 – verdrängt/vergessen: unsauberes Verhalten in Familie
4 – nur wichtige Passagen vergessen wie bei 1
5 – nur wichtige Passagen vergessen wie bei 2
6 – nur wichtige Passagen vergessen wie bei 3
7 – eklige Erlebnisse außerhalb der Familie verdrängt/vergessen
8 – Bilder, Gerüche, Erlebnisse in Umwelt völlig vergessen
9 – andere Angaben zu vergessenen/verdrängten Erlebnissen
10 – keine Angaben

IV. Welche Erlebnisse konnten Sie einfach niemals vergessen?
1 – sexuelle Folter/Missbrauch in Familie
2 – sexueller Missbrauch/Belästigung in Familie
3 – Unsauberkeit in Familie (Bad/WC/Körperhygiene u.ä.)
4 – pure Unsauberkeit, Alkohol, Vulgäres in Familie
5 – sexuelle Folter/Missbrauch außerhalb der Familie
6 – sexueller Missbrauch/Belästigung außerhalb der Familie
7 – Unsauberkeit außerhalb der Familie (Bad/WC/Körperhygiene u.ä.)
9 – pure Unsauberkeit, Alkohol, Vulgäres außerhalb der Familie
10 – tote Lebewesen, Tierkadaver, verdorbene Lebensmittel u.ä.
11 – Unfallbilder mit Menschen/Tieren
12 – Diensthandlungen – Arbeit
13 – Ekel vor sich selbst
14 – andere Erlebnisse
15 – keine benannt

V. Welche Erlebnisse wurden durch Therapie wieder ans Licht geholt?
Reihenfolge wie unter IV.

VI. Von welchen Erlebnissen wussten Sie bis zur Therapie gar nichts?
Reihenfolge wie unter IV.

VII. Hierarchiebildung zur Bewältigung der Gefühle – Emotionscodierung:
Angst = 1, Aggression = 2, Trauer = 3, Ekel = 4, Scham = 5, Leere = 6

VIII. Welches Gefühl ist mehr oder weniger physisch fixiert bzw. psychisch bedingt (Code)?
Angst = 1, Aggression = 2, Trauer = 3, Ekel = 4, Scham = 5, Freude = 6
von stark physisch fixiert = 1 (-3) bis stark psychisch bedingt = 7 (+3)

IX. Wie sind Gefühle durch Willensanstrengung veränderbar?
wie VIII.
von gar nicht = 1 (-3) bis relativ gut = 7 (+3)

X. hierarchische Kombinationen der Ekelgefühle (Codierung):
Angst = 1, Panik = 2, Scham = 3, Aggression = 4, Wut = 5, Leere = 6, Trauer = 7, depressive Reaktionen = 8, Ekel pur = 9, andere Gefühle/keine = 10

XI. Umgang mit Ekel durch?
1 – keine Vermeidungsideen – Ratlosigkeit
2 – im Voraus vermeiden, Rückzug
3 – fliehen, sofort weggucken, dissoziieren
4 – sofort akribisch säubern u.ä. Bewältigung durch Taten
5 – Pflicht erfüllen – aushalten und Notsituation erkennen
6 – sofort Körper beruhigen und Metaebene
7 – kognitive Gegenstimme gegen Panikimpulse ganzheitlich regulieren
8 – wie 5–7 sowie andere Menschen orientieren helfen
9 – aktiv gegen Ekelquelle handeln, souverän andere instruieren
10 – wie 9, öffentliche Maßnahmen einleiten
11 – wie 9 und 10, andere Ideen zur Bewältigung

XII. Ekel gegenüber Therapeuten?
1 – Sexualisierung durch TherapeutIn (kein Traumatrigger = TT)
2 – Berührung durch TherapeutIn eklig (kein TT)
3 – Geruch, Anblick der Therapeuten (kein TT)
4 – Unsauberkeit der Therapeuten (kein TT)
5 – andere Verhaltensweisen der Therapeuten (kein TT)
6 – Angst selbst eklig empfunden zu werden
7 – Therapeuten triggern durch Sexualisierung – aber Zuordnung der Herkunft
8 – Therapeuten triggern durch Berührung – aber Zuordnung der Herkunft
9 – Therapeuten triggern durch Geruch, Anblick – aber Zuordnung der Herkunft
10 – Therapeuten triggern durch Unsauberkeit – aber Zuordnung der Herkunft der Affekte klar
11 – Therapeuten triggern durch andere Verhaltensweisen – aber Zuordnung der Herkunft der Affekte klar
12 – andere Trigger beim Therapeutenverhalten mit Herkunftszuordnung
13 – keine Angaben

(Das FAR ist nach einer ersten Vorerhebung entsprechend der empirisch ermittelten Antwortstruktur aufgebaut worden – Anm. d. Verf.).

3.3 Das Therapeutenrating zur Untersuchungsstichprobe (TRUS)

In diesem Ratingkatalog sollten für die diagnostische und therapeutische Einschätzung wichtige Beurteilungskriterien erhoben werden, nach welchen später gewisse Auswertungshypothesen zum PEFB gefällt und gewisse statistische Kreuztabellen zu deren Überprüfung eingerichtet werden können. Die Ratingskalen und Ratingkategorien wurden wiederum so entworfen, dass sie eine mögliche sinnvolle Ordinalhierarchie abbilden.

Therapeutenrating zur Untersuchungsstichprobe

A) Diagnostische Einschätzung in Bezug zu komplexer Traumatisierung und Dissoziativität
1. behandelte/unbehandelte DIS (in Kombination mit anderen diagnostischen Einschätzungen im Hintergrund)
2. behandelte/unbehandelte DDNOS/DESNOS (in Kombination mit anderen diagnostischen Einschätzungen im Hintergrund)
3. PTBS in Kombination mit anderen diagnostischen Einschätzungen im Hintergrund
4. Vordergrund: strukturelle Störungen, Borderline-Persönlichkeitsstörungen, frühe Störung
5. Vordergrund: Neurosestörungen und Persönlichkeitsstörungen aller Art
6. Vordergrund: andere Störungstypen (depressive Erlebnisreaktionen, Psychosen u.v.a.)

B) Therapieerfolg seit Behandlungsbeginn (Symptomreduktion, Arbeitsfähigkeit, soziale Konfliktbewältigungskompetenzen, aktive Gestaltung von Partnerschaft, Umwelt, Familie)
1. überdurchschnittliche Veränderungserfolge seit Therapiebeginn
2. sehr gute Therapieerfolge
3. mittlere, durchschnittliche Therapieerfolge
4. begrenzte Therapieerfolge
5. noch keine Therapieerfolge, Stagnation
6. keine Therapieerfolge, Rückschritte

C) Erreichen der relevanten notwendigen therapeutischen Alltagszielstellungen
1. Therapieziele überdurchschnittliche erreicht
2. Therapieziele sehr gut erreicht
3. Therapieziele in wichtigen Punkten erreicht
4. wichtige Therapieziele noch nicht hinreichend erfüllt
5. allgemeine und wichtige Therapieziele nicht erreicht – Stagnation
6. negative Entfernung vom Therapieziel, Rückschritte

D) Gegenüber dem Therapeuten geäußerte Zufriedenheit der Klienten
1. überdurchschnittlich (persönliche Zielstellungen sehr gut erreicht, hervorragende Motivation zu Veränderung, Symptome voll in Steuerung)
2. gut
3. mittel
4. kleine Fortschritte
5. weder noch/Stagnation
6. unzufrieden und/oder Rückschritte

E) Psychosomatische Beschwerden/Somatisierungstendenzen der Klienten
1. sehr umfangreiche psychosomatische Beschwerdekomplexe/Somatisierungsstörungen
2. auffällige Psychosomatik zu sehen, häufig und immer wieder Krankheiten mit Körper/Seele-Zusammenhang
3. einige psychosomatische Beschwerdekomplexe erkennbar, manchmal körperliche Gebrechen
4. unklare Psychosomatik – widersprüchliche Rückmeldungen, wenige körperliche Gebrechen, aber Hypothese
5. keine Psychosomatik-Tendenzen, normale Reaktionen, Körper/Seele wie durchschnittlicher Bürger
6. keine Psychosomatik – extreme Robustheit, immer körperlich stabil

F) Abwehr von Bindung und Beziehung (BB)
1. überdurchschnittliche/extreme Bindungs- und Beziehungsabwehr (BB-Abweisung) direkte Ablehnung in der Therapie
2. sehr große Bindungs- und Beziehungsabwehr (BB nur formal, verbal aber formales Interesse)
3. mittel, durchschnittlich, oft noch widersprüchlich (BB erkennbar, kleine Schritte praktisch sichtbar)
4. geringe Abwehr, unbewusst widersprüchlich (BB-Interesse größer, deutliches BB-Interesse sichtbar und erlebbar)
5. keine besondere Abwehr (punktuell – unbewusste Abwehr) BB-Interesse verbal/nonverbal groß, praktische Vernetzungen zu anderen Menschen neu begonnen
6. keine Abwehr wesentlich großer BB-Motor, Vernetzer von Gruppen, Aktivator von Bindungen und Beziehungen

G) Gruppeninteresse/erfahrung der Klienten
1. Langzeitgruppe läuft gut
2. Langzeitgruppe mit Problemen
3. Kursgruppe gut gelaufen
4. Kursgruppe gemacht aber bisher noch Eignungsmängel für Gruppe

5. Kursgruppe offen, bisher keine Eignung (aber vorsichtiges Interesse geäußert)
6. kein Gruppeninteresse/keine Eignung

H) körperaktive Settings/Berührungsinteresse der Klienten
1. alle Settings durchlaufen
2. viele Settings (Szenenarbeiten möglich)
3. einige Settings (Kontakt, Halt, Vertrauen)
4. nur Kontaktsettings möglich – Handberührungen
5. bisher keine Settings, aber geplant (keine Handberührung)
6. bisher keine Settings, offene Ablehnung aller Körperaktionen

I) Soziale Integration der Klienten
1. sehr gut sozial integriert (Arbeit, Nachbarschaft, eigene Familie, Freunde)
2. gut integriert (ca. 3 Bereiche von 1)
3. ausreichend integriert (ca. 2 Bereiche von 1)
4. gering/unzureichend integriert (ca. 1 Bereich von 1)
5. nicht/viele Konfliktherde/Rückzüge
6. soziale Phobie, Rückzüge chronifiziert, paranoide Abwehr

3.4 Legende zu den Berechnungsgruppierungen der Ratings

Aus dem Antwortrating des PEFB sowie dem Psychotherapeutenrating wurden mit dem Ziel der Hypothesenprüfung Berechnungsgruppierungen zusammengefasst, die in den jeweiligen Abbildungen pauschal als Untersuchungsfaktor 1, 2 oder 3 bzw. in der Kurzbezeichnung Faktor 1, 2, 3 genannt wurden. Zum Zwecke der transparenten Nachvollziehbarkeit der o.g. statistischen Hypothesen und Ergebnisse ist die Legende über die im Artikel dargestellten Faktorenklassifizierungen in diesem Abschnitt abgebildet.

Das Fragebogenauswertungsrating zum PEFB wird in der Legende mit *(FAR)* abgekürzt; das Therapeutenrating zur Untersuchungsstichprobe wird im folgenden Text mit *(TRUS)* abgekürzt.

Legende der Untersuchungsfaktoren

- Berechnungsfaktor 2 (Diagnosefaktor 2 genannt) differenziert:
  Gruppe 1 = TRUS – A1 bis A3
  Gruppe 2 = TRUS – A4 bis A6

- Berechnungsfaktor 3 differenziert:
  Gruppe 1 = TRUS – B1 und B2
  Gruppe 2 = TRUS – B3 bis B6

- Berechnungsfaktor 6 differenziert:
  Gruppe 1 = TRUS – E1 bis E3
  Gruppe 2 = TRUS – E4 bis E6

- Berechnungsfaktor 7 differenziert:
  Gruppe 1 = TRUS – F1 bis F3
  Gruppe 2 = TRUS – F4 bis F6

- Berechnungsfaktor 8 differenziert:
  Gruppe 1 = TRUS – G1
  Gruppe 2 = TRUS – G2 und G3
  Gruppe 3 = TRUS – G4 bis G6

- Berechnungsfaktor 9 differenziert:
  Gruppe 1 = TRUS – H1 und H2
  Gruppe 2 = TRUS – H3 bis H6

- Berechnungsfaktor 11 differenziert:
  Gruppe 1 = FAR – Ia 1 und Ia 2
  Gruppe 2 = FAR – Ia 3 bis Ia 5

- Berechnungsfaktor 14 differenziert:
  Gruppe 1 = FAR – VII Ekel (Nr. 4) steht auf Rangplätzen 4, 5, 6
  Gruppe 2 = FAR – VII Ekel (Nr. 4) steht auf Rangplätzen 1, 2, 3

- Berechnungsfaktor 21 differenziert:
  Gruppe 1 = FAR – II 1 bis 3
  Gruppe 2 = FAR – II 4 bis 10

- Berechnungsfaktor 22 differenziert:
  Gruppe 1 = FAR – III 1 bis 3
  Gruppe 2 = FAR – III 4 bis 10

- Berechnungsfaktor 23 differenziert:
  Gruppe 1 = FAR – IV 1 bis 4
  Gruppe 2 = FAR – VI 5 bis 15

- Berechnungsfaktor 24 differenziert:
  Gruppe 1 = FAR – XI 1 bis 3
  Gruppe 2 = FAR – XI 4 bis 12

- Berechnungsfaktor 25 differenziert:
  Gruppe 1 = FAR – XII 1 bis 6
  Gruppe 2 = FAR – XII 7 bis 12
  Gruppe 3 = FAR – XII 13

- Berechnungsfaktor 27 differenziert:
  Gruppe 1 = im FDS-20 wird mindestens 3x ein Wert > 30 Punkte angekreuzt
  Gruppe 2 = im FDS-20 wird weniger als 3x ein Wert von 30 Punkten angekreuzt
- Berechnungsfaktor 28 differenziert:
  Gruppe 1 = im DKB-35 beträgt der Durchschnittswert für einen Klienten über alle Skalen < 3,2 (Mittelwert der Stichprobe)
  Gruppe 2 = im DKB-35 beträgt der Durchschnittswert aller Skalen > 3,2
- Berechnungskategorien – Therapiephasen
  Gruppe 1 = Therapieanfang. Hierzu zählen in der tiefenpsychologischen Therapie (TP) Patienten mit 1 ca. 25 Behandlungsstunden; in der analytischen Einzelpsychotherapie (AP) gilt als Therapieanfänger ein Klient mit 1 ca. 40 Stunden
  Gruppe 2 = Therapiemitte. Hierzu zählen in der TP Patienten mit ca. 26–80 Behandlungsstunden; in der AP dagegen Klienten mit ca. 41–100 Behandlungsstunden
  Gruppe 3 = Therapieende. Hierzu zählen grundsätzlich alle Patienten, die die Psychotherapie beendet haben sowie Klienten in der TP zwischen der 80–100. Behandlungsstunde sowie in der AP zwischen der 100–160 oder mehr Behandlungsstunden.

Literatur

Clauß, G. & Ebner, H. (1974): Grundlagen der Statistik. Berlin: Volk und Wissen.

Freyberger, H.J.; Spitzer, C. & Stieglitz, R.-D. (2005): FDS-Fragebogen zu Dissoziativen Symptomen.

Freyd, J.J. (1998): Betrayal Trauma: Logic of Forgetting Childhood Abuse. Harvard University Press.

Freyd, J.J. & Kahn, L. (2008): Betrayal-Trauma: Theory and Treatment Implications. Unpubl. Presentation at the 25th International Conference of the ISSTD, Chicago.

Krause, R. (2006): Der eklige Körper in der Analyse. In Z.: AKJP (Analytische Kinder- und Jungendlichen-Psychotherapie. H 129, Jg. 1/2006, S. 7–23.

Lienert, G. A. (1969): Testaufbau und Testanalyse. Weinheim: Beltz. 3. Aufl.

Lohse, H.; Ludwig, R. & Röhr, M. (1986): Statistische Verfahren für Psychologen, Pädagogen und Soziologen. Berlin: Volk und Wissen, 2. Aufl.

Pöhlmann, K.; Thiel, P. & Joraschky, P. (in Druck): Das Körperbild von Essgestörten Selbstbeschreibungen auf der Basis des Dresdner Körperbildfragebogens. In P. Joraschky, H. Lausberg & K. Pöhlmann (Hrsg.): Körperorientierte Diagnostik und Psychotherapie bei Essstörungen. Gießen: Psychosozial-Verlag.

Van der Hart, O.; Nijenhuis, E. & Steele, K. (2008): Das verfolgte Selbst. Paderborn: Junfermann.

Vogt, R. (2004): Beseelbare Therapieobjekte. Strukturelle Handlungsinszenierungen in einer körper- und traumaorientierten Psychotherapie. Gießen: Psychosozial-Verlag.

Vogt, R. (2007a): Psychotrauma, State, Setting. Psychoanalytisch-handlungsaktives Modell zur Behandlung von Komplex-Traumatisierten u.a. Störungen (SPIM-20-KT). Gießen: Psychosozial-Verlag.

Vogt, R. (2007b): Handout-Manual SPIM-20-KT. Eigenverlag: Leipzig Trauma- und körperorientiertes Einzel- und Gruppentherapiekonzept mit handlungsaktiver analytischer wie verhaltenstherapeutischer Ausrichtung.

Vogt, R. (Hrsg., 2008a): Körperpotenziale in der traumaorientierten Psychotherapie. Aktuelle Trends in körperorientierter Psychotraumatologie, Hirnforschung und Bewegungswissenschaften. Gießen: Psychosozial Verlag.

Vogt, R. (2008b): Handlungsaktive Symbolisierungsmethoden in der Psychotherapie. Teil I: Theoretischer Ansatz. In: Z. Trauma und Gewalt. H 1, 2. Jg., S. 54–62.

Vogt, R. (2008c): Handlungsaktive Symbolisierungsmethoden in der Psychotherapie. Teil II: Ein Fallbeispiel. In: Z. Trauma und Gewalt. H 2, 2. Jg., S. 152–163.

Vogt, R. (2008d): Praxis einer körper- und traumaorientierten Psychotherapie unter Berücksichtigung besonderer Settings für Anorexia-Nervosa-Patienten. In: Joraschky, P.; Lausberg, H. & Pöhlmann, K. (Hrsg.): Körperorientierte Diagnostik und Psychotherapie bei Essstörungen. Gießen: Psychosozial Verlag.

Vogt, R. (2009a): Zum Umgang mit mörderischen Affekten in einer trauma- und körperorientierten ganzheitlichen Psychotherapie. In: Trautmann-Voigt, S. & Voigt, B. (Hg.): Affektregulation und Sinnfindung in der Psychotherapie. Gießen: Psychosozial Verlag (Tagungsband). S. 251–270.

Vogt, R. (2009b): Modelle der Selbstregulation in der körperorientierten und körperpsychotherapeutischen Behandlung von komplexen Psychotraumata. In: Thielen, M. (Hrsg.): Körper – Gefühl – Denken. Gießen: Psychosozial-Verlag, (Tagungsband), S. 265–286.

5 Spezielle Vorgehensweisen zur Prävention, körperpsychotherapeutischen Annäherung und stufenweisen Kompensation von Ekelgefühlen

Über ein Interventionstraining für werdende Eltern und den Umgang mit Ekelgefühlen bei Kursteilnehmern

Wiebke Bruns, Ute Hedtke, Dagmar Bergmann, Beate Siegert, Franziska Schlensog-Schuster & Joachim Wiese

Safe® – Sichere Ausbildung für Eltern

Safe ist ein Trainingsprogramm für Eltern zur Förderung einer sicheren Bindung zwischen Eltern und Kind und wird vom Psychotrauma-Zentrum-Leipzig e.V. in Leipzig seit Jahren angeboten.

Die Durchführung dieses Präventionsprogrammes findet nach dem SAFE®-Modellprojekt des Münchner Bindungsforscher PD Dr. med. Karl-Heinz Brisch, Oberarzt an der Kinderklinik und Poliklinik im Dr. von Haunerschen Kinderspital der Maximilian-Universität München statt. Es ist auf die Entwicklung und Förderung einer frühen sicheren Bindung zwischen Eltern und Baby ausgerichtet.

Das Anliegen besteht darin Paare möglichst schon in der Schwangerschaft zu erreichen und ihnen eine Ausbildung zu bieten, in der sie lernen, die emotionalen Bedürfnisse ihres Kindes- im Hinblick auf die Bindungsentwicklung besser wahrzunehmen und durch feinfühliges Interaktionsverhalten zu fördern. Sie erhalten Hilfen, wie sich eine unbewusste Weitergabe eigener mangelnder Bindungserfahrungen und/oder traumatischer Erfahrungen an ihr Kind vermeiden lässt.

Es ist Ziel Eltern die Kompetenz zu vermitteln, für die Bedürfnisse und Signale ihres Kindes emotional verfügbar zu sein und über ihre eigenen inneren Befindlichkeiten, Affekte und Spannungen selbst reflektieren zu können. Zur Entdeckung der Welt ist eine sichere Grundbindung wichtig und die beste Basis die Eltern ihrem Kind geben können. Eine gute emotionale Entwicklung des Säuglings wirkt sich positiv auf die gesamte weitere Entwicklung des Kindes in allen Lebensbereichen aus. Sicher gebundene Kinder können bereits mit 31 Monaten die Perspektive eines Erwachsenen wahrnehmen und in ihr symbolisches Spiel integrieren (Meins et al. 1998, Meins und Russell 1997). Währendessen unsicher gebundene Kinder häufiger über Trennungen bei einer hoch signifikanten Differenz (p>0,001, ausführliche Daten in Klann-Delius 1996) kommunizieren.

Der Elternkurs begleitet den entscheidenden Zeitraum, der sich von der Schwangerschaft bis zum Ende des 1. Lebensjahres erstreckt.

Bei SAFE® gibt es keine Zeugnisse oder Bewertungen. Das Ergebnis ist vielmehr ein zufriedenes Baby, das sich zu einem sozial kompetenten, feinfühligen und beziehungsfähigen Menschen entwickelt (Brisch 2007).

Zielgruppe sind alle werdenden Eltern/Mütter – sowohl Erst- wie auch Mehrgebärende – bis zur 20. Schwangerschaftswoche.

Grundsätzlich sollten die Eltern die Motivation mitbringen, sich auf die emotionale Entwicklung ihres Kindes einzulassen und hierfür als unterstützende Maßnahme das Präventionsprogramm Safe in Anspruch nehmen.

Die Kurse finden ab der 20. SSW Ende bis zum Ende des 1.Lebensjahres an 10 Terminen jeweils sonntags von 10.00–17.00 Uhr statt.

Die Durchführung des Elterntrainings

Aufbau des Programms
Der gesamte SAFE®-Kurs besteht aus 4 Modulen: 1. Modul: Pränatal, 2. Modul: Postnatal, 3. Modul: Hotline, 4. Modul: Traumatherapie.

Das Pränatale Modul umfasst 4 Theorie- und Praxisseminare vor der Geburt des Kindes etwa in der 20., 24., 28. und 32. SSW. Hier finden eine umfassende Information und ein Austausch in der Gruppe, u.a. über Erwartungen, Phantasien und Ängste der Eltern, die vorgeburtliche Bindungsentwicklung und die Eltern-Säuglings-Interaktion statt. Durch Videobeispiele werden die Eltern gezielt geschult, die Signale des Babys wahrzunehmen und zu interpretieren, erste Erfahrungen zu sammeln und sich auf die Signale feinfühlig einzustellen.

Weiterhin erlernen die Eltern bereits Stabilisierungs- und Entspannungsverfahren, um mit stressvollen Situationen während der Schwangerschaft und nach der Geburt besser umgehen zu können.

Die Module beinhalten umfassende theoretische Informationen, sowie praktische Elemente der Auseinandersetzung mit der Elternrolle. Themen sind Bedeutung der Gefühle und Phantasie während der Schwangerschaft, pränatale Bindung, Auswirkungen der Schwangerschaft auf die Paarbeziehung – Übergang zur Elternschaft, Rollenerwartungen und Elternmodell, Mechanismen der unbewussten Weitergabe eigener traumatischer Erfahrungen oder Bindungsstörungen an das Kind und die Unterbrechung solcher »Teufelskreise«, Kompetenzen des Säuglings und der Eltern, Kinderkrippe ja-nein, Bindungsentwicklung des Säuglings und auch Stabilisierungs- und Entspannungsverfahren.

Außerdem findet auf intensive Weise ein Austausch in Klein- und Großgruppen bzw. im Paargespräch statt. In den pränatalen Modulen geht es unter anderem um das Aufzeigen von Phantasien, die auf bewussten, vorbewussten und unbewussten Ebenen organisiert sind und einander wechselseitig beeinflussen.

Im nächsten Abschnitt sollen 2 Übungen aus den Safekursen vorgestellt werden:

Wechselwirkung zwischen Idealbild und Realitätsprinzip
Die Idealbilder spiegeln eigene Sehnsüchte, Hoffnungen und Ängste, aber auch gesellschaftliche und familiäre Anforderungen und Erwartungen wieder. Zum Beispiel können die Vorstellungen vom Kind als Träger des Ich-Ideales von Mutter/Vater, welches die gewünschten Potentiale verwirklicht, bestehen. Eltern versuchen oft allen Erwartungen und Idealbildern gleichzeitig zu genügen, das führt zu einem Spagat der Gefühle und zur Überforderung. Beispielsweise ist eine Mutter verärgert über das Verhalten ihres Kindes. Hat sie das Konzept: »Eine gute Mutter hat keine negativen Gefühle!« wird sie diese Gefühle unterdrücken oder vielleicht gar nicht wahrnehmen. Ihr Erleben ist dann nicht kongruent und es kommt zu inneren Spannungen. Die Arbeit zu den einzelnen Idealen (ideale Schwangerschaft, ideale Mutter, idealer Vater, ideales Baby, ideale Familie) wird in Kleingruppen – bestehen nur aus Müttern bzw. Vätern – vorbereitet, um dann durch je einen Sprecher in der Großgruppe vorgestellt zu werden. Dieses Vorgehen ermöglicht das Erörtern unterschiedlicher Vorstellungen und Anforderungen, sowie die Unterstützung und Solidarisierung in der Gruppe.

Gemeinsam können Überlegungen stattfinden welche Ideale überfordern, wo Abstriche möglich sind, wie könnte die Realität aussehen und es kann zur Aufdeckung von Negativbewertungen kommen. Des weiterem werden Prioritäten zwischen den Partnern innerhalb der Gruppe oder im Paargespräch abgestimmt. Nicht zuletzt geht es dabei immer auch um die Grenzen des Erreichbaren und den Vergleich mit der Realität. Der Realitätsabgleich bringt mehr Nähe, Verständnis, Sicherheit, Gelassenheit und Bewusstheit für die eigenen Kompetenzen und Grenzen. Es kann zu Aha-Effekten bezüglich der Erwartungen des Partners kommen und es findet somit eine Entlastung statt.

Ein weiteres Element der Arbeit im Rahmen der Safekurse in der Klein- bzw. Großgruppe ist:

Die Vorstellungen des Elternpaares: Wir zu dritt
Hier wird der aktuelle Stand der Phantasie oder des Erlebens der Familienkonstellation anhand von farbigen Blättern für Mutter, Vater, Baby und eventuelle Geschwister ins Bild gebracht. Zu Beginn werden die verschiedenen Möglichkeiten dargestellt und empathisch betrachtet. In der anschließenden Gruppenarbeit werden eigene Erfahrungen, Vorstellungen, Wahrnehmungen und Befürchtungen besprochen. Themen wie Neid, Eifersucht, Trauer, Sehnsucht, Resignation oder sich ausgeschlossen fühlen, aber auch vorhandene Wünsche werden bewusst und können ins (Paar-)Gespräch gebracht werden. Wiederholungen prä- und postnatal machen Veränderungen und Entwicklungen deutlich.

Neue Fragen könnten auftreten:

- Sind die Bindungen ausgewogen?
- Nimmt das Baby den ganzen Raum ein?
- Bleibt Zeit für individuelle Bedürfnisse?
- Hält das Baby das Paar zusammen?

Die derzeitig empfundenen Bindungen werden aufgezeigt, es kann zu neuen Gesprächsinhalten und Lösungsansätze (wie Netzwerke bzw. Babysitter) kommen, die entwickelt werden können.

Das Rollenspiel im Elternkurs
ist ein wichtiger Baustein der SAFE®-Kurse. Ein Beispiel ist das Rollenspiel »Weinendes Baby«. Hier wird eine kritische Situation (die Eltern werden mit einem weinenden Baby konfrontiert) in der simulierten Realität nach der Geburt bereits angespielt mit dem Ziel, die elterlichen Kompetenzen für den Umgang mit einer solchen Situation zu steigern (z.B. Entwicklung von Empathie, Kennenlernen der eigenen Grenzen, Veränderung von Verhaltensmustern).

Folgende alltägliche Situation wird im Rollenspiel vorgegeben: die Väter kommen abends von der Arbeit nach Hause und werden von der Mutter erwartet. Das »Baby« hat einen schlechten Tag gehabt und weint schon seit Stunden, der Mutter ist es nicht gelungen, es zu beruhigen. Wichtig ist, dass real existierende Paare die Elternrollen spielen. Ein wichtiger Focus liegt darauf, wie die Paare miteinander und mit dem Baby in dieser kritischen Situation umgehen. Ebenso geht es um das evtl. Erleben von eigener Hilflosigkeit, mehr Verständnis für sich selbst, den Partner, das Baby und das Anregen zum Nachdenken, was in solch kritischen Momenten für das Paar wichtig wäre zu tun, um einer evtl. Eskalation vorzubeugen.

Das Postnatale Modul umfasst 6 weitere Seminartage nach der Geburt bis zum Ende des 1. Lebensjahres, etwa im 1., 2., 3., 6., 9. und 12. Lebensmonat des Kindes.

Die Eltern werden nach der Geburt während der schwierigsten Zeit der Kindesentwicklung, der Phase der notwendigen Umstellung in der Partnerschaft und der Neustrukturierung der Beziehung unterstützt.

Hierbei ist die Gruppe ein hilfreicher Faktor zum Austausch, zur Solidarisierung oder Netzwerkbildung. Die Inhalte dieses Moduls beziehen sich auf die Verarbeitung des ›nicht immer positiven‹ Erlebens der Geburt. Weitere Schwerpunkte sind die elterliche Kompetenz, interaktionelle Schwierigkeiten zwischen Mutter, Vater und Kind, z.B. beim Stillen, Füttern, Schlafen und der Aufbau einer emotionalen Beziehung, Antworten auf Fragen wie: »Was braucht das Baby für eine gesunde emotionale Entwicklung?«, »Was hat das Bindungsbedürfnis mit dem Forscherdrang des Babys zu tun?«, »Wie können Eltern lernen, feinfühlig die Signale des Babys zu verstehen und angemessen darauf zu reagieren?«, »Was tun, wenn das Baby trotz aller Liebe, auffälliges Verhalten zeigt, wie Schlafstörungen, Fütterprobleme und exzessives Schreien?«, »Wie lassen sich die Aufgaben verteilen und wie viel eigene Bedürfnisse dürfen Eltern haben u.a. darf das Baby ins Elternbett?«, »Wie gewöhnt man Babys am besten an Babysitter, Krippe, Tagesmütter usw.?« oder »Wie oft stillen, zufüttern, und wiegen ist gut für das Baby?«. Die Paarbeziehung, Entspannungstechniken und Impulskontrolle sind dabei wichtige Themen.

Die Eltern bringen die Babys zu den Terminen mit, so dass auch direkt beobachtet und daraus gelernt werden kann. Es werden Videoaufnahmen einer Spiel-, Wickel- und Füttersituation zwischen den Eltern und Baby angefertigt und in einem individuellen Feedbacktraining besprochen, bei Einverständnis der Eltern auch in der Gruppe. Dabei kann das Videofeedback nur im Rahmen einer tragfähigen therapeutischen Beziehung eingesetzt werden. In den ausgewählten Feedback-Sequenzen werden hauptsächlich positive Szenen benannt, da diese Vorgehensweise sich bei Multiproblemfamilien als hilfreiche Unterstützung des therapeutischen Bündnisses erwiesen hatte (McDonough 1993, Leist 1998). Zusätzlich erleichtert die Beobachtungsebene eine Identifikation mit dysfunktionalen oder funktionalen Verhaltens- und Kommunikationsmustern und kann einen unmittelbaren Zugang zur prozedualen Ebene des impliziten Beziehungswissens darstellen. Außerdem können die Eltern aus der Beobachtungsebene leichter Mechanismen der generationsübergreifenden Transmission von Kommunikations- und Beziehungsmustern erkennen (Stern 1995, Papousek 1998). Das Rückspiegeln von positiven Sequenzen bedeutet gleichzeitig eine Stärkung des Selbstwertgefühls, sowie des Selbstvertrauens in die eigenen Kompetenzen, welches im Konzept der intuitiven elterlichen Kompetenz herausgearbeitet wurde (Papousek und Papousek 1978, 1987).

Zusätzlich kann ein Erwachsenen-Bindungsinterview (im pränatalen Modul) mit den Eltern durchgeführt werden, um Bindungsressourcen bzw. evtl. ungelöste eigene traumatische Erfahrungen festzustellen. In der Tradition von Fraiberg (1980; Barth 1998, Liebermann & Pawl 1993) kann es im Rahmen der Eltern-Kind-Interaktion zur Identifizierung von projektiven Verzerrungen elterlicher Wahrnehmung (»Gespenster im Kinderzimmer«) kommen, um diese zu erkennen, ist eine ansatzweise Information über die Vorgeschichte der Eltern für die Safementoren unumgänglich.

Eine Hotline bietet den Eltern die Möglichkeit, ihre Safe-MentorInnen anzurufen und sich bei akuten Krisen- und Belastungssituationen unmittelbar Rat und Unterstützung zu holen. Dies unterstützt die emotionale Sicherheit der Eltern und stärkt deren Kompetenzen. Außerdem ist bei Bedarf eine Traumatherapie bei Kooperationspartnern möglich.

Die Kursorganisation

In Leipzig wird das SAFE®-Projekt von Mentorinnen und Mentoren des Vereins Psychotraumazentrum Leipzig e.V. in Kooperation mit der Klinik und Poliklinik für Kinder- und Jugendmedizin der Universitätklinik Leipzig realisiert und befindet sich noch in der fortgeschrittenen Aufbauphase. Der MentorInnenpool umfasst eine Ärztin, eine Psychologin und sieben Traumafachberater und -beraterinnen. Der erste SAFE®-Kurs ist bereits erfolgreich abgeschlossen, der zweite SAFE®-Kurs geht in den achten Termin und der dritte Kurs startet im Juli 2009. Momentan arbeitet das PTZ Leipzig e.V. sehr an größerer Popularität von SAFE® in Leipzig.

Grundsätzlich halten sich die Leipziger MentorInnen an den genannten Aufbau des SAFE-Programmes, er kann jedoch in Abhängigkeit von Gegebenheiten der TeilnehmerInnen (SSW, Focus, Zeitstruktur, Anzahl der Anmeldungen) auch einmal variieren.

Es wird hier als besonders wichtig erachtet, eine gute Bindung zu den KursteilnehmerInnen herzustellen. In den Kursen herrscht eine wohlwollende Arbeitsatmosphäre, in der sehr persönliche Themen besprochen werden können. Wir sind bestrebt, das Angebot finanziell so zu gestalten, dass es auch für sozial schwächer gestellte TeilnehmerInnen bezahlbar bleibt. Alle SAFE®-MentorInnen arbeiten mit einem sehr hohen persönlichen Engagement und mit viel Freude (weitere Informationen unter: www.safe-leipzig.de).

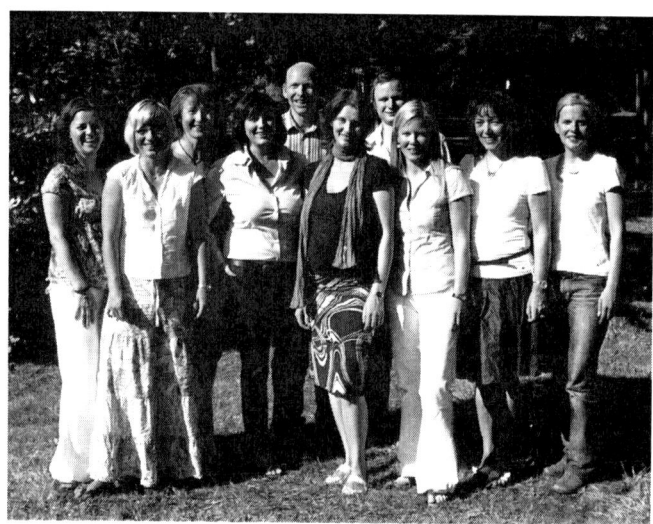

Umgang mit Ekel und Ekelreaktionen in Schwangerschaft, Geburt und dem ersten Lebensjahr im Rahmen der Elternkurse

Ekel als eine Grundemotion beschäftigt auch die SAFE® MentorInnen in Leipzig. Am Anfang spielt Ekel oftmals bewusst bei den TeilnehmerInnen vorerst keine dominierende Rolle, anders als z.B. Angst oder Freude. Eine Ausnahme dabei bildet die Phase der hormonellen Umstellung in der Schwangerschaft bei der Frau, auf die wir uns allerdings nicht beziehen. Unser Blick richtet sich auf den Ekel der Eltern in der neuen Lebenssituation mit dem Kind, sei es nun noch Fötus, während der Geburt oder im ersten Lebensjahr.

Ein Arbeitsblatt zum Thema Ekel wurde als Screening-Instrument von uns im Elternkurs eingesetzt. Erste Ergebnisse werden im Folgenden kurz diskutiert:

Bei bewusstem Umgang mit dem individuellen Ekelgefühl kann dieses in der *Schwangerschaft* durch die ungewohnten Kindsbewegungen oder den Bildern bei den Ultraschall-Untersuchungen hervorgerufen werden. Auch ist ein Ekel vor den eigenen Körperveränderungen bei der Frau, meist in Rückkopplung mit dem Partner und der Umwelt denkbar.

Während der *Geburt* ist der Ekel oft begleitet von einem starken Schamgefühl. Das betrifft vor allem die Ausscheidungen der Frau. Hier kann es zur

Überforderung des Partners kommen, der sich möglicherweise im Vorfeld falsch oder gar nicht so einschätzte.

Im ersten Lebensjahr spielen im Zusammenhang mit dem Ekel oft die Ausscheidungen des Kindes, aber auch Windeln und Waschen des Säuglings oder der Ekel vor der eigenen Muttermilch eine entscheidende Rolle. Ekelgefühle treten auch immer wieder auf, wenn der Säugling mit seinen Ausscheidungen spielt oder Sämtliches in den Mund steckt.

Bei den Eltern können die Ekelreaktionen mit Würgen oder Erbrechen, Schweißausbruch, Luft anhalten und verkrampfen, Speichelfluss, spezifischen Lautäußerungen wie »igitt«, »bäh«, Nase rümpfen, Augen schließen, Gänsehaut, Herpes oder Ekzeme, Gähnen, Grimassieren oder Fluchttendenzen verbunden sein.

Wir besprechen als Ziel mit den Eltern die Entwicklung von Körperstolz beim Kind ohne Scham und Ekel, wobei adäquate Ekelreaktionen der Eltern wichtig sind.

Fünf Schritte werden formuliert, um einen guten Umgang im Sinn einer stabilisierten Reaktion auf eine potenziell sehr eklige Situation vorzubereiten:

1 Thematisieren (bereits im Vorfeld)
2 Sensibilisieren (auf kritische Situationen)
3 Erklären (auf individuelle Unterschiede im Erleben eingehen)
4 Sicht des Kindes verdeutlichen (Feinfühligkeit)
5 Eigene Reaktionen mit kindlichem Erleben abstimmen

Demnach können *präventiv* Gespräche/Austausch/Aufklärung, Aufgabenteilung/Wohnungsgestaltung, individuelle Strategien und möglicherweise eine Notfallliste oder Imaginationsübungen weiter helfen.

Im direkten Kontakt mit dem Kind kann ruhiges Sprechen eine Affektregulation bewirken, indem dem Kind die Situation erklärt bzw. kommentiert wird, der Atem bewusst reguliert oder Grounding praktiziert wird.

Nach einem intensiven Ekelerleben kann eine Selbstregulation durch Reinigungsrituale oder das bewusste Übersteigern der Ekelreaktionen abgebaut werden.

Eine eingeübte *Imaginationsübung* ist in einigen Fällen ebenfalls sinnvoll. Im folgendem wird eine spezielle auf den Ekel bezogene kurz vorgestellt.

Die TeilnehmerInnen richten es sich an ihrem Platz gemütlich ein – mit gutem Kontakt zum eigenen Körper, dem Raum und ihrer Körperhaltung in direkter Verbindung zum Umfeld. Es wird dann die Instruktion gegeben, sich eine eklige Situation aus der kürzeren oder früheren Vergangenheit einmal mit allen prägnanten Sinnen vorzustellen. Sie soll ekelig, aber nicht überfordernd sein. Hier ist bereits interessant zu beobachten, mit welchen Sinnen der eigene Ekel vordergründig wahr genommen wird. Dann werden alle eingeladen, an einen Ort ihrer Wahl in Gedanken zu wandern, den sie als schön, beruhigend und sicher empfinden. Sie sollen ihn sich ganz genau mit Farbe, Formen, Geräuschen und Gerüchen usw. vorstellen. Gleichzeitig nehmen sie sich weiterhin an ihrem derzeitigen Platz gut wahr.

Was ist jetzt mit dem eigenen Ekelgefühl passiert? Wie fühlt sich der momentane Zustand an?

Die nächste Frage bezieht sich wieder auf den guten Ort ihrer Wahl: Wird eine Möglichkeit gesehen, den Ekel irgendwo dort zu verbannen – weg zu sperren – sicher einzuschließen? Eine Einladung zum Nachspüren folgt erneut.

Nach einer gründlichen Rücknahme findet ein Austausch über das eigene Ekelerleben, den Verlauf des Ekels und natürlich wenn gewollt über die Ideen bei der Verbannung des Ekels zu sprechen.

Erläuterungen zum Ekel-Arbeitsblatt als Screening-Instrument:
Bewährt hat sich der Einsatz eines Arbeitsblattes für den Einstieg in das Thema »Ekel in Situationen mit Kindern«. Gleichzeitig dient das Arbeitsblatt als Screening-Instrument. Durch Fragen wird die Selbstreflektion der Eltern angeregt. Die SAFE Teilnehmer werden gebeten sich 10 Minuten Zeit zu nehmen um das Arbeitsblatt zu bearbeiten. Zur Veranschaulichung hier Fragen aus dem Arbeitsblatt:

- Kannst du dich an eine Situation aus deiner Kindheit erinnern bei der dir vermittelt wurde, dass durch dich ein Ekelgefühl erzeugt wurde. Wie war die Situation? Wie hast du dich dabei gefühlt?
- Gibt es Situationen, bei denen du Ekel empfindest im Umgang mit deinem eigenen Kind? Wie reagierst du in einer solchen Situation (Körpersprache/Mimik/Sprache)? Kannst du dich in dein Kind hineinversetzen: Was empfindet dein Kind in der Situation?

Anschließend kann jeder Teilnehmer berichten, ob er schwierige Situationen mit Ekel kennt, wie er sich als Kind gefühlt hat und ob er sich heute in sein Kind einfühlen kann. Der Austausch in der Gruppe wird von uns angeregt. Anschließend werden die oben bereits erwähnten Stabilisierungsmöglichkeiten besprochen. Diese Methodik mit einem Arbeitsblatt oder anderen Kleingruppenarbeiten Selbstreflektion anzuregen wird im SAFE Elternkurs auch bei anderen Themen wie zum Beispiel Wut, Stress und Erwartungen angewandt.

Literatur

Barth, R. (1998): Psychotherapie und Beartung im Säuglings- und Kleinkindalter. In K. von Klitzing (Hrsg.), Psychotherapie in der frühen Kindheit (S. 72–87). Göttingen: Vandenhoeck & Ruprecht.

Brisch, K.H. & Th. Hellbrügge (2007): Die Anfänge der Eltern-Kind-Bindung. Schwangerschaft, Geburt und Psychotherapie. Stuttgart, Klett-Cotta, S. 174–195.

Fraiberg, S. (1980): Clinical studies in infant mental health: The first year of life. New York: Basic Books.

Huber, Michaela (2005): Der innere Garten. Paderborn: Junfermann.

Klann-Delius, G. & Kauschke, C. (1996): Die Entwicklung der Verbalisierungsfähigkeit von inneren Zuständen und emotionalen Ereignissen der frühen Kindheit in Abhängigkeit von Alter und Affekttyp: eine explorative, deskriptive Längsschnittstudie. Linguistische Berichte, 161, 68–89.

Krause, R. (2006): Emotionen, Gefühle, Affekte – Ihre Bedeutung für die seelische Regulierung. In: Remmel et al. (Hrsg) Körper und Persönlichkeit. Stuttgart: Schattauer.

Liebermann, A. & Pawl, J. (1993): Infant-parent psychotherapy. In C. Zeanah, (Ed.), Handbook of infant mental health (pp. 427–442). New York: Guilford Press.

McDonough, S. (1993): Interaction giudance. In C. Zeanah, (Ed.), Handbook of infant mental health (pp. 414–426). New York: Guilford Press.

Meins et al. (1998): Security of attachment as a predictor of symbolic and mentalizing abilities: A longitudinal study. Social Development, 7, S. 1–24. Meins und Russell 1997.

Papousek H. & Papousek M. (1978): Interdisciplinary parallels in studies of early human behavoir: From physical to cognitive needs, from attachment to dyadic education. International Journal of Behavoural Development, 1, 37–49.

Papousek H. & Papousek M. (1987): Intuitive parenting: A dialectic counterpart to the infant's integrative competence. In J. D. Osofsky (Hrsg.), Handbook of infant development (2. Aufl., S. 669–720). New York: Wiley.

Reddemann, Luise; Engl, Veronika & Lücke, Susanne (2007): Imaginationen als heilsame Kraft. Stuttgart: Klett-Cotta.

Stern, D. (1995): The motherhood constellation. New York: Basic Books. Papousek, M. (1998): Das Münchner Modell einer interaktionszentrierten Säugling-Eltern-Beratung und Psychotherapie. In K. von Klitzing (Hrsg.), Psychotherapie in der frühen Kindheit (S. 88–118). Göttingen: Vandenhoeck & Ruprecht.

Settings mit beseelbaren Therapieobjekten zur Gestaltung von positiven Nachnährungserfahrungen bei starkem Ekelerleben

Beate Siegert, Dušan Hajduk & Robert Richter

Einführung

Beseelbare Therapieobjekte sind Symbolisierungsmedien, die zur Gestaltung von Therapiesettings verwendet werden. KlientInnen können diese Objekte in sehr individueller Form beseelen. Sie ermöglichen das Bearbeiten der negativen Übertragung bei gleichzeitig positiver Beziehung zur Therapeutin/zum Therapeuten, wobei die individuellen Eigenschaften der Therapeuten weniger zum Tragen kommen. Es handelt sich um Übergangs-Übertragungs-Objekte, die frühkindliche Regressionen ermöglichen sowie Assoziationen, aktive Handlungen bzw. Impulsverhalten anregen. Das Beseelen kann nach der Sitzung leicht zurückgenommen werden. Hierdurch können Beziehungsspannungen in gut strukturiertem Setting häufig leichter abgebaut, regressive diagnostische Prozesse gefördert und progressive Verhaltenslösungen mitunter leichter gefunden werden (vgl. Vogt, 2004, 2007).

Das Gefühl des Ekels gehört zu den Basisgefühlen und spielt in der Körperpsychotherapie von komplextraumatisierten/dissoziativen Klienten eine große Rolle. Ekelgefühle können in Verbindung mit körperlicher Nähe und Berührungen auftreten. In der therapeutischen und beraterischen Arbeit besteht hier oft eine scheinbar unüberwindbare Schranke in der Beziehungsgestaltung zwischen Klient und Therapeut/Berater. Über den Einsatz der Objekte kann, wie unten noch zu sehen sein wird, diese Barriere in die Bearbeitung gebracht werden. Die Objekte und spezifischen Settings erlauben zunächst die nötige Distanz und Abgrenzung und die schrittweise Annäherung.

Hierbei gibt es zwei grundsätzliche Hauptanliegen. Erstens sind diagnostische Interaktionserfahrungen oft eine wichtige und unersetzbare Ergänzung zu allen gesprochenen, gemalten oder mit Ton gebauten Figuren im Klientenausdrucksverhalten, weil psychotraumatische Opferreaktionen oder Täterimpulse zu einem gewissen Prozentsatz eben nicht bewusstseinsfähig sind und nur als fragmentierte Gedächtnisinhalte oder als unbewusste Körpererfahrungen nach einem Abschaltpunkt (Hochauf, 2007) bestehen.

Über den Nutzen der Körperimpulsdiagnostik kann auch schon bei Ferenczi (1932) oder heute bei vielen Autoren wie Moser (2002) nachgelesen werden. Zweitens ist bei chronifizierten komplextraumatisierten/dissoziativen Patienten häufig zu beobachten, dass sie aufgrund ihrer pathologischen Familienerfahrungen – auch nach diversen Psychotraumaexpositionsarbeiten wirklich kein Modell für eine gute seelische Interaktion, intuitives Wohlbefinden und ein seelisches Wachsen in Anwesenheit eines wohlgesinnten Anderen – also einer positiven Mutter- und Vaterfigur – haben.

Sie können also nichts an ihre Kinder weitergeben, was sie selbst nie gelernt haben und sie können mit einer äußerlichen Ruhe zu Hause auch nicht sofort etwas Konstruktives anfangen, wenn es nicht ein grundlegendes Maß, ein konkretes Ziel bzw. eine zuvor geprüfte positive Vorerfahrung gegeben hat.

Die Nachnährung ist also kein billiger Ersatz und Trost zum Ungeschehenmachen – sondern eine wichtige Ergänzung und späte Wachstumsorganisation, für die relativ »gut enttraumatisierten« – aber momentan noch unkundigen und bedürftigen – kindlichen Anteile unserer Klienten (vgl. Vogt, 2007).

Haltgebende und nachnährende Objekte und Berührungen

Objekte können als haltgebende und nachnährende Objekte in der Einzel- und Gruppentherapie beseelt werden. Eigens zu diesem Zweck sind beispielsweise die Tauwippe, das Klammerpferd, die Kinderschaukel, die Hängematte, das Kuschel- bzw. Riesenei, der Nestsack, die Riesentonne, das Thronbett, das Krankenbett und die Trage gestaltet worden (vgl. Vogt, ebenda). Haltgebende Objekte und Settings zusammen mit Berührungen der Therapeutin/des Therapeuten haben besondere Wichtigkeit bei regressiven Begegnungen mit kindlichen Anteilen von Erwachsenen im Traumazustand, die sich verlassen, ohnmächtig und verwirrt fühlen oder vom Gefühl des Kontrollverlustes beherrscht sind. Es ist jedoch Vorsicht geboten, wenn sich der Traumakindanteil im dissoziativen Zustand befindet, weil es dann gegenüber den Therapeuten und Beratern zur Verwechslung mit dem Täter/der Täterin kommen könnte. In solchen Situationen können noch weitere Objekte (Seil, Kuscheltiere) als Zwischenstufe bis zur Stabilisierung genutzt werden. Es ist letztlich ratsam, im eindeutigeren bewussten und gewollt hinterfragten Augenblick den Patienten zu berühren, da menschliche Wärme und taktile Unterstützung durch den Therapeuten dann durchaus reorientierend und haltgebend sind. Andernfalls könnte der Patient einen retraumatisierenden

Rückfall erleben und verpasst für eine gewisse Zeit die traumaaufarbeitende Bindungsmöglichkeit. Sowohl in der Einzel- als auch in der Gruppentherapie können beseelbare haltgebende und nachnährende Objekte auch als diagnostische Mittel eingesetzt werden, wie oben bereits erwähnt wurde (s.o.).

Entscheidend für den Erfolg nachnährender Settings ist, dass die ausführenden Therapeuten über genügend Selbsterfahrung verfügen, um mit ihren eigenen Ängsten vor Kontrollverlust und den damit verbundenen Verunsicherungen umgehen zu können. Außerdem sollten sie die nötige Ruhe und Reife besitzen, um wirklich wohlwollende Wärme abgeben zu können.

Die Arbeit mit Nachnährungssettings ist erst indiziert, wenn sich die Klienten im fortgeschrittenen Therapiestadium befinden und eine ausreichend stabile und vertrauensvolle Beziehung und ein gutes Arbeitsbündnis zwischen Klienten und Therapeuten erarbeitet und wirklich entstanden ist. Wichtig dabei ist, dass die Klienten ganz bewusst in dieses Setting gehen und sich ihrer emotionalen Defizite im Klaren sind. Ansonsten könnten sie in neurotischer Regression stecken bleiben und wollen unreflektiert in diesem Zustand verharren. Diese entspräche dann eher einem Widerstand anstatt der eigenen kindlichen Bedürftigkeit.

Diese zugrunde liegenden Motive sind vom Berater/Therapeuten gewissenhaft und sachkundig-selbsterfahren zu prüfen (s.o.).

Als Beispiele sollen nun drei ausgewählte Nachnährungssettings mit beseelbaren Therapieobjekten vorgestellt werden:

Das Riesen- oder Kuschelei

Das Riesenei hat einen Außendurchmesser von 150 cm und einen Innendurchmesser von 120 cm, es ist groß genug für 2 Erwachsene oder 3 Kinder.

Es gibt eine große Öffnung zum Herein- und Herauskommen, die mit Bändern und Schnallen versehen ist (vgl. Foto 1 u. 2).

Das Riesenei kann in der Einzel-, Gruppen-, Paar- und Familientherapie angewendet werden. Bei Kindern ist es häufig eher eine Spielbude, Kullerhöhle, Spielversteck oder ein Mamabauch.

Das Riesenei kann aber auch zur Exploration bei besonders ekelbesetzten Thematiken sehr erfolgreich eingesetzt werden.

Zu Beginn eines Rieseneisettings wird zunächst immer nach den Anmutungen der Klienten gefragt.

Diese sind beim ersten Erblicken des Rieseneis sehr verschieden, oft wird ganz spontan die Ähnlichkeit mit einer Gebärmutter oder mit einer schützenden Höhle genannt, bei den Einen ist die Neugier vorherrschend, bei den Anderen ängstliche Befangenheit. Von Klienten wörtlich häufig geäußerte Anmutungen sind z.B.:

- »Das ist ein gutes Versteck, von da heraus traue ich mich auch das Schlimme zu erzählen.«
- »Ich fühle mich geborgen wie im Mutterleib.«
- »Ich habe Angst, dass sich der Eingang schließt und ich dann gefangen bin.«
- »Ich fühle mich sicher wie in einem guten Versteck.«

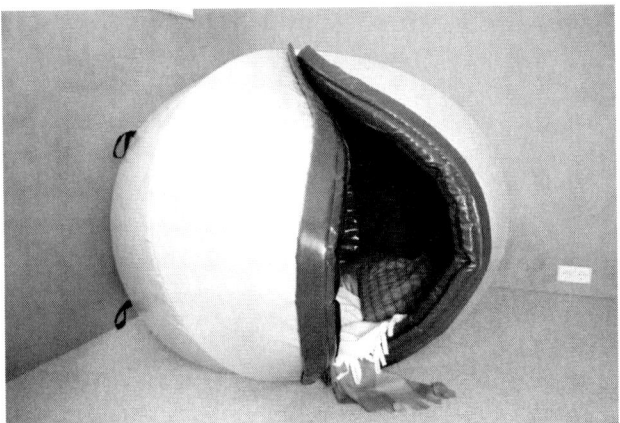

Foto 1: Riesenei – dieses Symbolisierungsobjekt wird von Klienten oft mit Schutz, Scham, Geborgenheit oder Uterus und Geburt im beseelten Setting in Verbindung gebracht.

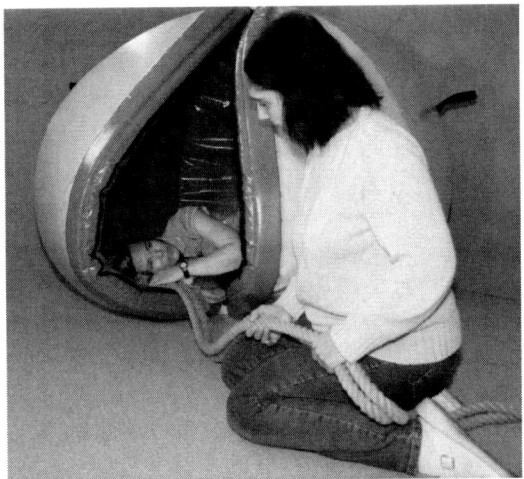

Foto 2: Riesenei in Inszenierungsarbeit

Andere wollen am liebsten spielerisch darin herumkullern und sich gegenseitig durch das Zimmer ziehen oder zu zweit darin kuscheln.

Nachdem die Anmutung des Klienten gut genug erfasst worden ist, kann das Setting beginnen. Hierfür kann das Riesenei vom Klienten nach seinen Bedürfnissen vorbereitet werden.

In das Innere können z.b. eine Decke, Kissen oder Kuscheltiere und Halteseile (Nabelschnüre) mitgenommen werden.

Der Therapeut/Berater sorgt dafür, den Kontakt zu halten. Auch beim Kontakt halten geht es nach den Bedürfnissen des Klienten langsam und wohlwollend.

Kontakt ist über Worte, Blickkontakt oder z.b. durch ein Seil als verlängerten Arm oder Verbindungs-(nabel)schnur möglich.

Dann kann die thematische Arbeit beginnen. Die Themen richten sich ganz nach dem jeweiligen Therapiestadium, diese Arbeit könnte sowohl in der Phase einer beginnenden Traumatherapie zur Stabilisierung als auch in späteren Therapiephasen nach Traumaexpositionen für Halt und Nachnährung gleichsam wichtig und nährend sein.

Bei der Bearbeitung eines Ekelthemas bietet das Ei einen sicheren Schutzraum, um über die ekligen Erfahrungen zu berichten. Das möglicherweise bisher »verschlossene« Ekelthema kann über die Verbindung zum Therapeuten/Berater nach außen gebracht werden. Ekelhafte Themen wie sexueller Missbrauch und die entwürdigende Bloßstellung eines körperlich misshandelten Kindes können nach unserer Erfahrung im Schutzraum des Riseneis zum Teil viel klarer exploriert werden, weil es für die natürliche Scham, die Trauer und Verlassenheit der Klienten hier den kindgemäßeren Rahmen gibt. Die Psychotraumaexposition im engeren Sinne ist dabei aber bereits im psychotherapeutischen Setting mit EMDR-, Screening- oder KSHP-Verfahren gelaufen. Die kindgemäß emotionale Nachnährung hat aber auch noch einen kleineren nachträglichen Expositionscharakter und hilft der emotionalen Bewältigung Raum zu geben. Das ist bei der konzentrierten und stark strukturierten Psychotraumaexposition (s.o.) nicht möglich oder auch zunächst nicht sinnvoll (vgl. Vogt, 2007). Jedes Setting hat somit einen phasenbedingten Platz. Die Nachnährungssettings sind therapieverlaufsbedingt der Psychotraumaexposition z.B. eines Ekelthemas vor- oder nachgeordnet, was aber ebenso gleichwertig ist in der Bedeutsamkeit aller Settings.

Sehr wichtig für diese komplexe Beratungs- und Therapiestruktur ist eine gute Psychoedukation und ausreichend verbale Integration für alle Klienten gemeinsam mit den Beratern/Therapeuten.

Die Riesentonne

Die Riesentonne findet breite Anwendung in der körperorientierten Therapie, beispielsweise mit einer mütterlichen Anmutung beim entspannten Liegen darauf, oder depressiver Verlorenheit im Loch, ferner bei Kampfthematik, als Geburtskanal oder um das Gefühl von Umschlungensein zu symbolisieren (vgl. Foto 3 u. 4 sowie Vogt, 2007).

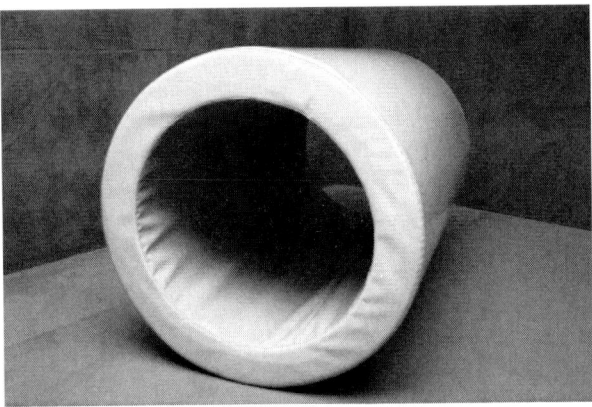

Foto 3: Riesentonne – dieses Symbolisierungsobjekt wird von Klienten in Verbindung mit Schutz, Geborgenheit, Trost, Einsamkeit, Depressivität, Angst, Raumphobie u.ä. im beseelten Setting gebracht

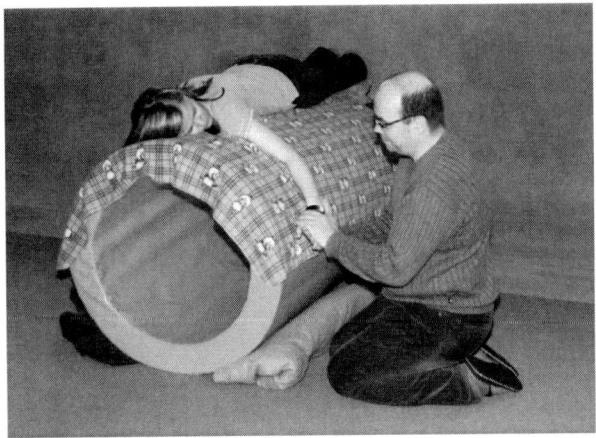

Foto 4: Mutterbauch in Inszenierungsarbeit

Die KlientInnen werden zunächst an das Objekt herangeführt, ihren spontanen Einfällen wird freier Lauf gelassen. Die meisten beseelen die Tonne als einen haltgebenden, zuverlässigen Mutterbauch oder Vaterrücken, an den sie sich anlehnen, auf dem sie sich hängen lassen und in Sicherheit entspannen können. Das Eintauchen in eine haltgebende, nachnährende und entspannende Tiefenregression ruft bei vielen KlientInnen wohltuende Gefühle, nicht selten Tränen hervor. Gepaart mit einer begleitenden Handberührung der Therapeutin/des Therapeuten – in der Regel zwischen den Schulterblättern aber auch an der Hand oder auf dem Hinterkopf – sowie einem wohlwollenden und bestätigenden Blickkontakt, löst das Liegen auf der Riesentonne ein tiefes Gefühl von Sicherheit und Geborgenheit aus. Alle Berührungen sollen zuvor im nicht regressiven Zustand dem Klienten bekannt gemacht worden sein. Sie sind später auch im regressiven Zustand asexuell zu gestalten, was z.B. durch kurze Rückkopplungen zum Zwecke der Erlaubnis etc. überprüft werden soll, bevor Handberührungen gesetzt werden (vgl. Vogt, 2007).

Auf der anderen Seite sehen einige KlientInnen in der Riesenröhre auch eine spielerische Höhle, statten sie mit anderen Objekten aus (Decke, Kuscheltiere, Kontaktseil) und krabbeln darin herum oder möchten sogar gerollt werden. Solch ein spielerischer Umgang mit beseelbaren Objekten im Beisein der Berater und Therapeuten als eines Übertragungs-Elternteils hat große Bedeutung zum Nachholen der Kindheitserlebnisse und wirkt sich fördernd aus. Das bleibt meistens sehr lange im Gefühlsleben der KlientInnen haften.

Die Gruppentrage und das Händebett
Auch die Trage findet Verwendung in haltgebenden und nachnährenden Settings, so als Krankentrage, in Verbindung mit Schwebe- und Halteübungen oder als Babywiege bzw. Babyschaukel. Die Trage wird aber auch v. a. im fortgeschrittenen Gruppensetting Anwendung finden. Sowohl der Aspekt des Haltgebens als auch der Aspekt des Halterfahrens können mit der Trage dargestellt und in die Körperwahrnehmung eingebracht werden (vgl. Foto 5).

Während der Übung mit der Trage werden u.a. folgende Aspekte körpertherapeutischer Erfahrung berührt. Der Klient muss den Kontakt zum Boden abgeben und wird dafür gehalten. Dabei kann er schrittweise die Kontrolle abgeben und sich anvertrauen. Durch die geringe Distanz zu den Tragenden wird er Nähe zulassen, aber ggf. auch Distanz erfahren, da es keine direkte Körperberührung gibt. Ein besonders intensiver und berührender Moment bei dieser Übung entsteht, wenn der Klient in der liegenden Position Blickkontakt zu den Tragenden aufnimmt. Durch das eng anliegende Tuch werden zudem die Körpergrenzen in besonderer Weise markiert.

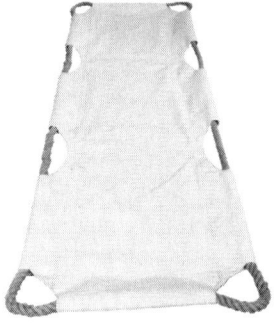

Foto 5: Gruppentrage – dieses Symbolisierungsobjekt wird von Klienten häufig mit Kontrolle abgeben sowie Halt und Vertrauen erleben in beseelten Settings in Verbindung gebracht

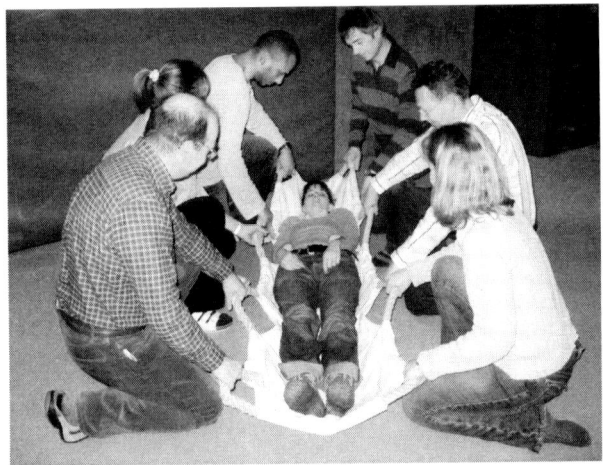

Foto 6: Gruppentrage in Inszenierungsarbeit

Die Trage ist insbesondere zur Förderung von Regulationsstates mit positiver Übertragung vorgesehen.

Wenn diese Gruppentrage beim Klienten erfolgreich verlaufen ist und der Klient sehr positiv und kleinkindlich emotional von der Gruppe angetan ist, kann im Anschluss an diese Handlungsinszenierung ein Gruppenhändebett das nachnährende Selbsterleben des Klienten weiter vertiefen.

Beide Übungen werden vor allem in der Gruppentherapie eingesetzt. In der Gruppe kann eine besondere Regressionstiefe und Heilungsatmosphäre bewirkt werden.

In solch einer positiven und haltgebenden Atmosphäre werden sehr oft auch Aspekte wie Teilen und Teilhabe am Leid und an der Freude des Anderen berührt. Dieses Sharing wirkt natürlich sehr bindungsstiftend. Aber auch

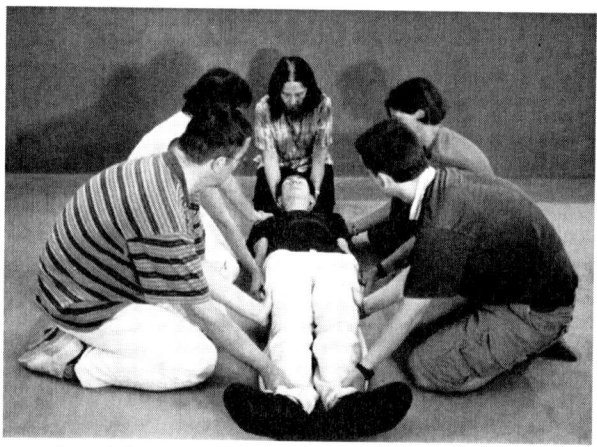

Foto 7: Gruppenhändebett in Inszenierungsarbeit

störende Übertragungen und Introjekte, sowie neidvolles Agieren, können in diesem Setting zutage treten, sofern die Gruppe psychodynamisch noch flach arbeitet und diese Settings zu früh zugelassen oder angeregt werden.

Alle Settings werden deshalb zur gemeinsamen Qualitätskontrolle vor der Gruppe vorgestellt, auf aktuelle unbewusste Reinszenierungskriterien geprüft und sowohl von der Gruppe als auch den Gruppentherapeuten für gut befunden bzw. leicht verändert, verworfen oder auf die Risiken hin diskutiert (vgl. Vogt, 2007).

Das kombinierte Tragetuch-Händebett-Setting wird in folgenden Schritten durchgeführt:

1. der Klient legt sich auf das Tragetuch. Dabei ist auf eine gute Orientierung zu achten. Geht der Klient schon zu diesem Zeitpunkt in eine schnelle Regression, muss ein Therapeut die Regression verlangsamen und für Reorientierung sorgen. Man erhält immer diagnostische Erkenntnisse, sollte die Übung aber manchmal auch verschieben, wenn ein verlangsamen nicht gut gelingt.

   In der liegenden Position am Boden verteilt der Klient nun die aus der Gruppe ausgewählten Tragenden an den einzelnen Griffschlaufen. Die Positionen am Kopf, den Schultern und an den Füßen sind in der Regel exponierte Punkte und sollten mit Personen besetzt werden, zu denen eine ausgesprochen gute Übertragungsbeziehung besteht und wo die meisten haltgebenden Impulse zu erwarten sind.

2. Die Tragenden heben nun das Tragetuch an und beginnen mit einer leichten Schaukelbewegung, die der Klient mit steuert. Die Größe der Ampli-

tude dieser Bewegung kann die Regressionstiefe mit beeinflussen. Kleine Amplituden fördern meist ein sehr junges Regressionsalter. Überdies lassen sich an der gefühlten Schaukelbewegung auch gruppendynamische Aspekte zwischen den Tragenden erkennen. Störende Einflüsse werden auf diese Weise in Form von disharmonischen Impulsen deutlich.

3. In der Schaukelbewegung wird der Klient nun gebeten, die Augen zu schließen und auf alle Assoziationen zu achten.
4. Nach ein bis zwei Minuten soll er dann die Augen wieder öffnen und Blickkontakt zu den Tragenden aufnehmen.
5. die Tragenden setzen das Tragetuch langsam wieder auf den Boden und es kann sich nun noch die Übung mit dem Händebett anschließen (vgl. Foto 7). Hier bilden die Haltgeber durch leichte asexuelle Berührungen mit den flachen Handinnenflächen am Kopf, an den Schultern, seitlich am Becken und den Unterschenkeln, sowie den Füßen einen Rahmen, ein Bett aus Händen. Für Patienten mit sehr starken Ekelgefühlen in Bezug auf körperliche Nähe ist dieses Setting im Vorfeld sehr genau abzuwägen, um in jedem Fall eine Überforderung und Retraumatisierung auszuschließen. In der fortgeschrittenen Phase der Therapie ermöglicht das Setting allerdings auch sehr entscheidende neue Körpererfahrungen mit Nähe und positive Berührung.
6. Der Klient setzt sich am Ende Übung wieder auf. Noch in der sitzenden Position kann nach ausreichender Orientierung eine erste Rückmeldung des Klienten erfolgen. Die Auswertung findet im Anschluss in der gesamten Gruppe statt.

Häufige Rückmeldungen bzw. Anmutungen von Patienten bei der Arbeit mit der Trage sind:

»Ich fühle mich wie ein Baby getragen.«
»Die Gesichter wirken so groß.«
»Das Schweben über dem Boden macht mir Angst.«
»Es macht mich so traurig, dass sich so viele um mich kümmern.«

Beim Händebett äußern viele Patienten:

»Mir wird warm.«
»Ich spüre meinen Körper/meine Körpergrenzen.«
»Ich bekomme Zuwendung wie ein Baby.«
»Ich fühle im Moment auf der Welt willkommen zu sein.«
»Ihr seid so gut zu mir.«
»Das macht mich traurig.«.

Zusammenfassung

Abschließend möchten wir hervorheben, dass sich bei nachnährenden Settings mit o.g. beseelbaren Therapieobjekten etwaige anfängliche Skepsis der Klienten nach dem ersten Ausprobieren in der Regel schnell legt und sie erstaunt im Selbsterleben feststellen, dass die Settings beruhigend, spielerisch und nachhaltig wirken. Oft berichten Klienten auch darüber, dass diese Körpererfahrung im Alltag Einfluss hat und die Erinnerungen gewissermaßen abgerufen werden können, was im Sinn der Nachnährung überaus wachstumsförderlich und stabilisierend ist. Nachnährung im Sinne von »alles ist nun gut« wird es mit großer Sicherheit nicht geben, jedoch die Integration eines Neuen, reiferen Körpergefühls bei Bewusstheit der frühen traumatischen Erfahrung ist möglich. Für den Umgang mit überbordenden Ekelgefühlen gilt das in besonders eindrücklicher Weise. Das traumatisierende Ereignis ist und bleibt ekelbehaftet, die Verlagerung des Ekelgefühls kann in den Expositionssettings bearbeitet und abgebaut werden.

Die Nachnährungssettings sind aber eine feinfühlige Hilfe zur restlichen Überwindung von Ekelgefühlen und besonders für den Aufbau eines neuen Wohlbefindens.

Literatur

Ferenczi, S. (1932): Sprachverwirrung zwischen den Erwachsenen und dem Kind. In: Ferenczi, S. (1964) Bausteine zur Psychoanalyse. Bd. III, Stuttgart: Huber, 2. Aufl.
Hochauf, R. (2007): Frühes Trauma und Strukturdefizit. Kröning: Asanger.
Moser, T. (2002): Fleischfressende Pflanze und Stierkampf: Zwei Handlungs-Formen aus der analytischen Körperpsychotherapie. In: Z. Psychoanalyse und Körper. 1. Jg., H. 1, S. 105–118.
Vogt, R. (2004): Beseelbare Therapieobjekte. Strukturelle Handlungsinszenierungen in einer körper- und traumaorientierten Psychotherapie. Gießen: Psychosozial-Verlag.
Vogt, R. (2007): Psychotrauma, State, Setting. Psychoanalytisch-handlungsaktives Modell zur Behandlung von Komplex-Traumatisierten u.a. Störungen (SPIM-20-KT). Gießen: Psychosozial-Verlag.

Zur Bewältigung von Rückzugstendenzen infolge Ekelgefühlen durch Kontakt- und Konkurrenzsettings

Meike Martens & Anne-Sophie Wetzig

Einführung

Dieser Beitrag resultiert aus unseren Workshoperfahrungen mit Praktikern, die Klienten mit starken Rückzugstendenzen in der Beratungspraxis haben, worin der Ekel vor der Kontakt- und Beziehungsannahme oft eine entscheidende Rolle spielt. Der erste Schritt jeglicher körperpsychotherapeutischer Intervention ist zunächst immer eine gute Psychoedukationsphase in der Beratung des Klienten, damit diesen der Sinn und Zweck für die körperorientierten Bewegungen einleuchtet und ein gutes Selbsterforschungs- und Entwicklungsinteresse entsteht. Danach sind die nachfolgenden ersten Bewegungs- und Begegnungsschritte möglich (vgl. Vogt, 2004, 2007).

Die dargestellten Settings können eine einfache und spielerische Methode sein, mit Klienten in Kontakt zu kommen, um nach dem Aufbau einer neuen positiven Übertragung alte Konflikte besser aufarbeiten zu können. Sie stellen auch eine sinnvolle Ergänzung in der tiefenpsychologisch-fundierten als auch verhaltenstherapeutisch orientierten Praxis dar und sind sehr gut geeignet, das klassische Gesprächssetting für die Körperarbeit zu öffnen.

Zudem können durch die Settings die Therapiethemen diagnostisch und ressourcenorientiert begleiten und differenzieren helfen und dienen der Integration des Körpers und seiner teilweise unbewussten Vorgänge sowohl in der psychotherapeutischen Arbeit als auch in der Beratungspraxis.

Wir möchten auch Neueinsteigern Mut machen, einen Schritt in Richtung körperpsychotherapeutische Settings zu wagen – mit dem Wissen, dass neben der Kenntnis der Fachliteratur (s. Bezugsliteratur) ein hohes Maß an Selbsterfahrungskompetenz auf therapeutischer Seite notwendig ist, um die dargestellten Settings auch kongruent umsetzen zu können.

Grundsätzlich gilt es bei jeder körperpsychotherapeutischen Arbeit, das Setting gemeinsam mit den Patienten zu erarbeiten, so dass vorher ein klares Motiv und Ziele für die Übung benennbar sind. Die Arbeit wird therapeutisch eingeleitet, begleitet, beobachtet, unterstützt, sprachlich kommentiert und im Anschluss gemeinsam ausgewertet, so dass der Klient Schlüsse aus dem Erlebten ziehen kann. Gleichzeitig gilt es aber auch, eine Übung gegebenenfalls vorzeitig zu beenden, um eine wichtige Sequenz im aktuellen Fall zu besprechen oder einen sichtbaren »Fehler« nicht wiederholen zu lassen z.b. eine Selbst- oder Fremdverletzung zu verhindern. Für diesen letztgenannten Fall ist vor Beginn der Bewegung aber auch ein eindeutiges Stoppzeichen zu vereinbaren.

Settings zur Kontaktaufnahme

Sie ermöglichen es, mit einfachen Mitteln und strukturierten Bewegungselementen die aktuelle Psychodynamik zwischen Klient und Therapeut zu verdeutlichen. Da zuvor eine Basisbeziehung aufgebaut und die entsprechende Psychoedukation abgeschlossen ist (s.o.) können diese bereits sehr früh begonnen werden.

Die Klienten können so aktiv erleben, dass Übertragungen im Hier und Jetzt unabhängig vom Bewusstsein existieren und wesentlichen Einfluss auf die Beziehungsgestaltung haben. Durch ein gleichberechtigtes mutuelles (gemeinsames) Vorgehen im Setting im Sinne einer guten Verhaltensspiegelung wie bei einer frühen Mutter-Kind-Interaktion und durch die aktive Mitarbeit des Therapeuten können negative Übertragungen abgebaut, die Beziehung gefördert und Ressourcen im Klienten aktiviert werden.

Das Setting mit den Kontaktstäben

Dieses ist auch für Kollegen mit weniger körperpsychotherapeutischer Erfahrung leicht anwendbar. Der Klient kann sich Kontaktstäbe mit der Länge seiner Wahl aussuchen und so die momentane Nähe und Distanz zum Ausdruck und in die Bewegung bringen.

Das Setting besteht aus drei Teilen. Zuerst übernimmt der Klient die Führung, im zweiten Teil der Therapeut, dann wird im dritten Teil ohne Absprache eine spontane Entwicklung zugelassen. Jeder Teil soll ca. eine Minute dauern (s. Foto 1).

Im Anschluss erfolgt eine Auswertung des Gefühlten mit der Frage nach dem leichtesten und dem schwierigsten Teil sowie einer Einschätzung in Prozent bzgl. des jeweiligen Führungsanteils im dritten Durchgang der Übung.

Sinn und Zweck dieser Interaktionsübung ist es, den aktuellen verhaltensseitigen Stand der Beziehung- und damit der Übertragung zwischen Berater/Therapeuten und Klienten zu ermitteln.

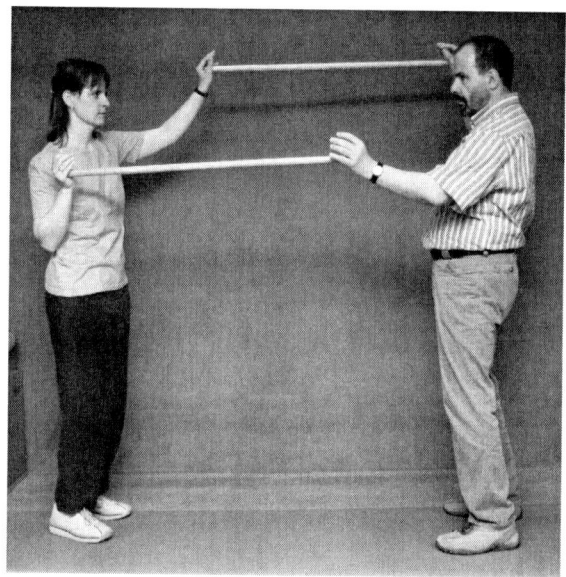

Foto 1: Kontaktstäbe in Aktion

Im Setting mit dem Fingerball

Hier wird es dem Klienten ebenfalls ermöglicht, während drei verschiedener Bewegungseinheiten die verschiedenen Ebenen der Regression im Kontakt mit dem Therapeuten wahr zu nehmen.

Im ersten Interaktionsdurchgang soll der Pezziball zwischen Klient und Berater stehend zugeworfen/gerollt/bewegt werden. Das durchschnittlich erlebte Durchführungsalter bei geübten Klienten ist dabei oft 8–12 Jahre in der Selbstwahrnehmung. Im zweiten Durchgang sollen zwei Teile umgesetzt werden. Im Teil A macht man eine spontane Pezziballübung als Handhabung nach, die man zuvor beim Interaktionspartner gesehen hat – im Teil B kreiert man eine eigene Ballbewegung, die danach wiederum der Nachahmungsteil A für das Gegenüber ist usw. Hier wird das geschätzte Interaktionsalter oft mit 3– 6 Jahren von Klienten angegeben (vgl. alle Strukturen bei Vogt, 2007). Die dritte Interaktionsstruktur ist der Fingerball für das kleinste Interaktionsalter, welches oft mit 1 bis 2 Jahren angegeben wird. Hier sollen jeweils die 10 Finger der einen Person die 10 Finger der anderen Person »besuchen und erkunden«, die Hände laufen also spontan über den Fingerball »wie kleine Menschen« bzw. wie bei Kleinkindern im Kontakt (vgl. Foto 2).

Die bevorzugte Umsetzung der Settings sowie die Schwierigkeit oder Klarheit bei der regressiv wahrgenommenen Einschätzung des Interaktionsalters des Klienten bei sich selbst ermöglicht neben der Hypothesenbestimmung zu den bevorzugten – z.T. unbewussten Beziehungsthemen in der Handlung auch die Hypothese über den augenblicklich bevorzugten Zugang in der Interaktion bzw. Beratung. Dieses wiederum kann eine Zuordnung über den derzeit möglichen neuen Beziehungskorridor für die Therapie/Beratung sichtbar machen, weil Klienten häufig auch mitteilen, was sie lernen/erkunden möchten – gegenwärtig aber noch nicht umsetzen können, weil familiäre Vorerfahrungen anderes fixiert haben oder positive Beispiele momentan noch fehlen.

Es spielen also positive und negative Übertragungen im Hier und Jetzt wieder eine entscheidende Rolle. Diese können der bewussten Ebene des Klienten nicht vollständig zugänglich sein, aber im Verlauf zunehmend spürbar werden.

Sinn und Zweck dieser Interaktionsübung ist es, den aktuellen verhaltensseitigen Stand der Beziehung- und damit der Übertragung zwischen Berater/Therapeuten und Klienten zu ermitteln. Es geht also um ein bewusstes Gespür für Angst, Aggression, Sehnsucht, Wut, Konkurrenz u.v.a. unserer zwischenmenschlichen Gefühlswelt. Sehr oft entspricht die hier sichtbar gewordene Interaktionsbeziehung nicht allen Aspekten der »gesprochenen Beziehung«. Deshalb ist es für die meisten Klienten neu und wichtig hier viel feinsinniger zu werden, wofür dieses Setting sehr auf geeignet ist. Außerdem hilft das Setting den Klienten dort abzuholen, wo er heute real in der aktuellen Beziehung ist – unabhängig davon, was eventuell noch später zu bearbeiten sein wird. Für diese aktuellen Beziehungsparameter kann z.B. die Schrittfolge der Interaktionsbeziehung ermittelt werden, wenn z.B. die Therapeutin/Beraterin anfangs mehr Führung übernehmen sollte – aufgrund des derzeitigen Wunsches der Klientin.

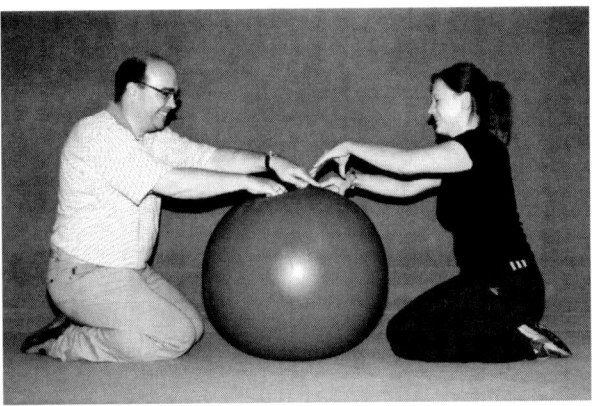

Foto 2: Fingerball in Aktion

Es kann somit dann fortführend auch am stufenweisen Aufbau einer neuen positiven Übertragung weiter gearbeitet werden, weil das Setting einen kindgemäß konkreter Veränderungsbeitrag darstellt. Der Abbau von negativen Übertragungen zum Therapeuten durch das Erleben von spielerischem Kontakt ist eine wichtige Möglichkeit blockierte Zustände etwas zu öffnen ohne prinzipiell die Übertragung dadurch wegzumachen; das schafft konkrete Nähe und Distanz zugleich.

Aggressionssettings mit beseelbaren Objekten

Sie sind für alle fortgeschrittenen PatientInnen mit stabiler therapeutischer Beziehung geeignet. Allerdings profitieren durch die körpernahe Verarbeitung besonders Traumapatienten oder andere phobische Klienten von dieser triangulären Symbolarbeit mehr als andere Klienten (vgl. Vogt, 2004, 2007).

Die Beseelung des Objektes
Diese vorgeschobene Übungsphase bedeutet, dass man sich auf die frühkindliche Objektsprache (im Alter bis zum 5. Lebensjahr) zurück begibt, da vergangene Konflikte oder emotionale Defizite aus dieser Zeit oft im Körpergedächtnis gespeichert und verbal eher fragmentiert oder gar nicht mehr verfügbar sind. Die Objekte ermöglichen nun parallelisierungsfähigen Klienten ein leichtes und geordnetes Antriggern der damaligen Gefühle/Zustände, ohne das sie deswegen gleich benennbar sein müssen. Sie dienen als Interaktionsmedien für die körperpsychotherapeutische Arbeit und sind in ihrer Art empirisch geprüft. Größe, Farbe, Form und Inhalt der Objekte lösten laut Befragung in Vielzahl der Klienten ähnliche Gefühle aus, mit denen dann handlungsorientiert gearbeitet werden konnte (vgl. Vogt, 2004).

Auf die projektive Beseelung des Objekts lässt sich der Klient mit therapeutischer Hilfe »ganz bewusst ein und wieder aus«, entsprechend der zuvor geübten Regressionserfahrung und Progressionskompetenz.

Das dosierte Einlassen auf atmosphärisch unspezifische Trigger ist oft schon ein entscheidender neuer Verhaltensschritt für phobische Klienten, die oft bisher nur nach dem Entweder-oder-Prinzip vermeidend gehandelt haben. Das Objekt besitzt dabei intuitiv wahrgenommene Teileigenschaften der Tatsituation oder der Täter oder der emotionalen Verarbeitungsblockade der Klienten. Die psychagogischen Erläuterungen von intuitiven Projektionen wie z.B. atmosphärische Traumatrigger ist oft ein wesentlicher Lernschritt für die Klienten und zugleich eine praktische positive Beziehungserfahrung mit ihren Beratern/Therapeuten, weil hier intuitive Affekte und Impulse –

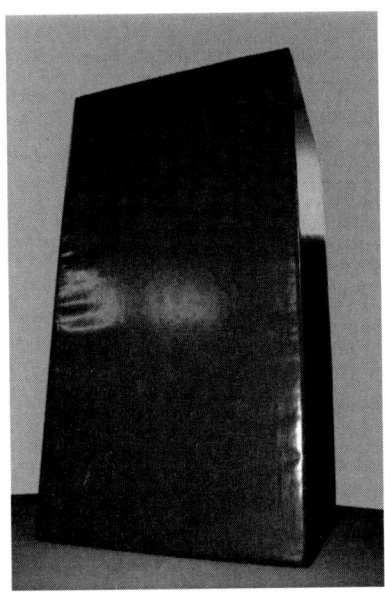

Foto 3: Roter Riesenklotz beseelt – steht empirisch bei den meisten Psychotraumapatienten als Projektionsfläche für: Unnahbarkeit, Härte, Strenge, Wut und ermöglicht somit ein Affekttraining

quasi wie von guten Eltern im späteren Lebensalter – wohlwollend verlangsamt, gespiegelt, erklärt und gemeinsam bewältigt werden. Durch ein dosiert erlerntes Antriggern von Sinneseindrücken und Gedächtnisfragmenten oder das gezielte Abarbeiten von Opferparalysen durch Statementtraining vor Tätersymbolisierungsobjekten werden klare praktische Lernschritte möglich.

Ein weiterer Vorteil bei der Arbeit mit Objekten ist, dass die Gefahr von schweren Projektionen und Sexualisierung umgangen werden kann. Außerdem ermöglicht der bewusste Umgang mit dem Übergangs-Übertragungs-Objekt ein trianguläres Arbeiten mit dem Therapeuten und damit *ein Arbeiten an der Übertragung statt in der Übertragung.*

Der rote Riesenklotz – als Projektionspartner

Er bietet als Objekt durch seine Anmutung eine Be- und Entseelung entsprechend der persönlichen Vorerfahrung an. Diese variiert je nach Lage, Stand des Klotzes und Position des Klienten. Die Regressivität wird bspw. gesteigert, wenn der Klient sich vor den aufgerichteten Klotz kniet. Die jeweilige Regressivitätsstufe ist durch die Frage nach dem gefühlten Alter des Klienten in der Situation zu erfahren und bewusst zu machen (vgl. Foto 3).

Der rote Riesenklotz wird in seiner Anmutung oft als streng, übermächtig, unnahbar und aggressiv erlebt. Diese Anmutung kann u.a. in der direkten Konfrontation mit dem Objekt genutzt werden. Aggressionen können stellvertretend zunächst an den Klotz gerichtet werden, bis die Auseinandersetzung mit realen Kontrahenten im Rollenspiel oder später evtl. auch mit äußeren Konfliktpartnern bewältigt werden kann.

In allen Übungen ist die *optimale Kraft von etwa 60 % statt der maximalen Kraft* die therapeutisch entscheidende, die auch die Parallelisierungsfähigkeit gewährleistet. Klare Regeln (vorher vereinbartes Stopp-Zeichen, eindeutige Markierung von Beginn und Ende) sind genauso unerlässlich wie die durchgehende strukturelle Einbettung in den therapeutischen Prozess.

Die Konkurrenzübung mit dem roten Riesenklotz

Dieses Setting kann z.b. eingesetzt werden, wenn in der Gruppentherapie zwischen Teilnehmern eine ungeklärte Geschwisterkonkurrenz besteht, die dann körperpsychotherapeutisch inszeniert und dosiert agierend bewältigt werden soll (vgl. Vogt, 2007). Dabei sind die anderen Gruppenteilnehmer aufmerksame Beobachter und geben im Anschluss an die Selbstreflexion der beiden ihre Rückmeldungen.

Aus der Unbewussten oder intriganten oder nur verbalen Konkurrenz ist in der Kleingruppe dann eine sehr praktische persönliche Erfahrung geworden. In den meisten Fällen ist spontan durch den gemeinsamen spielerischen Kampf eine neue positive Nähe entstanden. Ansonsten wird nach der Aktion nunmehr offener gesprochen und z.b. aus negativem Konkurrenzneid – ein positiver Konkurrenzwettbewerb (vgl. Foto 4).

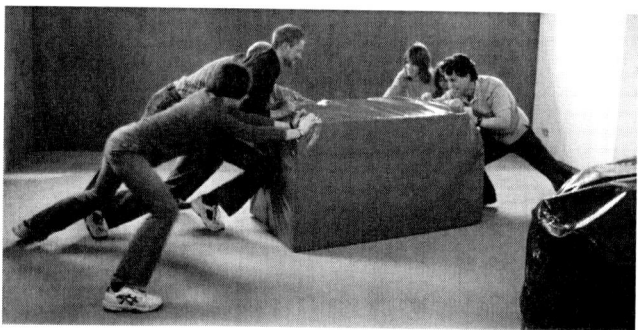

Foto 4: Klotz schieben in Kleingruppenkonkurrenz

Der schwarze Riesensack

Der Riesensack wird von einer Vielzahl von Patienten im Praxisalltag mit passiver Aggression bzw. Rückzug, Bürde, Unbeweglichkeit und Depression verbunden. Als Einzelinszenierungen sind wie auch beim Klotz z.B. direkte Aggressionen durch Schlagen, Treten sowie Statements möglich. Solidarische Erfahrung mit anderen Klienten oder der Unterstützung durch den Therapeuten im gemeinsamen Handeln ist ebenfalls sehr essentiell bei Inszenierungsarbeiten (vgl. Foto 5).

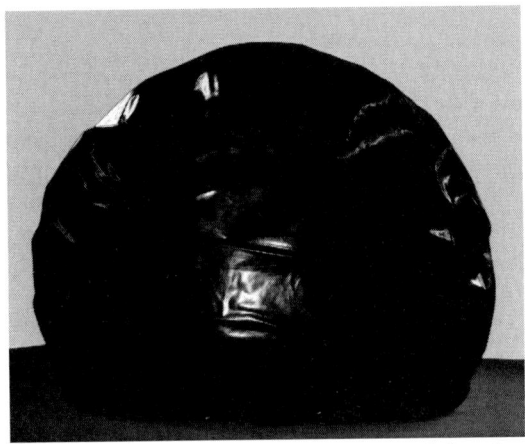

Foto 5: Schwarzer Riesensack beseelt – steht empirisch bei den meisten Psychotraumapatienten als Projektionsfläche für: Ohnmacht, Schwermut, Trauer, Wut und ermöglicht somit ein Affekttraining

Der schwarze Riesensack mit roter Schlagkeule dient in der späteren Phase der Psychotraumatherapie als fast unerlässliches Hilfsmittel für vielerlei Aggressions- und Abgrenzungsstatements. Die Keule ist quasi eine verlängerte Hand und der Sack der Tisch, auf den die Hand niedergeht, um mit Nachdruck den Standpunkt der Klienten zu verdeutlichen. Gerade Probleme der Opferanalyse sind in der Regel nur mit allmählichem Training von Empörung und Gegenwehr nach der analytischen Strukturarbeit und den vielen Psychotraumaexpositionsarbeiten zu überwinden.
    Eine Vielzahl von Widersprüchen und Rückfällen in der Opfer-Täter-Interaktion sind mit dem Riesensack sehr schnell sichtbar und können konkret in der Feinkommunikation beobachtet und abschließend verändert werden.

Gruppenarbeit zu gemeinsamer Empörung und Wut
Das Gruppenthema Solidarisierung, Differenzerleben und die eigene wie auch die gemeinschaftliche Kräftemobilisierung lässt sich sehr gut mit dem gemeinsamen Anheben und auf den Boden werfen des Riesensacks inszenieren. Durch die spürbare Kraft der Gruppenaktion zeigen Patienten zum Teil erstmals aggressive Bewegungen entgegen ihrer sonst depressiven Handlungsfixierung, was manchmal in der Einzeltherapie zuvor noch nicht als inneres Handlungsbestreben bei manchen Patienten bewusst geworden war.

Die Gruppe macht Mut und kann so frühere negative Verhaltensfixierungen minutenweise schwächen bzw. positive Bewältigungserfahrung einrichten helfen. Natürlich bedarf es in der Gruppe eines bestimmten dynamisch-positiven Wechselwirkungsniveau, was in Vogt (2004, 2007) in strukturierten Schritten beschrieben wird. Dieser Aufbau von Solidarität und das Überwinden der Gruppenphobie – z.B. als Nachfolgesymptom von Tätergruppenangst – ist aber ein sehr großer Entwicklungssprung für meist isolierte Psychotraumapatienten (vgl. Foto 6).

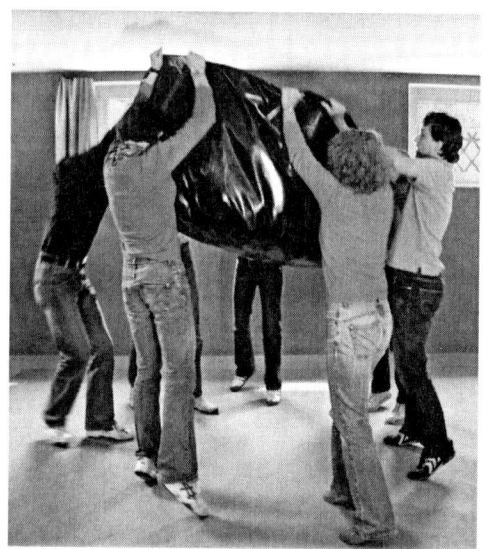

Foto 6: Gruppensetting – gemeinsam den schwarzen Riesensack heben und herunterwerfen

Zusammenfassung

Schließlich möchten wir noch einmal Bezug nehmen auf den besonderen Nutzen der analytischen Körperpsychotherapie für Psychotraumapatienten.

Durch das Externalisieren von Verhaltensproblemen im Rahmen eines modellhaften Lernprozesses werden Sachverhalte in symbolhafte, für Patient und Therapeut sichtbare und dadurch zum Teil besser handhabbare Muster gebracht. Besonders für Psychotraumapatienten ist das Externalisieren von innerpsychischen Prozessen zunächst schwierig und muss schrittweise trainiert werden. Wenn dies aber gelingt, ist ein großer Durchbruch in der

Therapie möglich. Das externalisierte Lernen mit beseelbaren Objekten in flexiblen Settings und teilnehmenden Psychotherapeuten kann somit eine nachhaltige Bewusstseinserweiterung bewirken und helfen, anamnestische Lücken zu überwinden und stressbezogene Impulshandlungen durch Umlernen zu verlangsamen. Der Übergang von der Psychoedukation und dem Gespräch zur Handlung stellt eine wichtige Bereicherung für unsere Interaktionsdiagnostik dar, weil wichtige Widersprüche im Verhalten eben nur in ebensolchen symbolischen Verhaltensstichproben sichtbar werden. Die Innenregulation wird zum Teil eindrucksvoll von außen nachvollziehbar.

Der Schritt in die Gruppe potenziert dann die diagnostischen Möglichkeiten und die therapeutische Lösungsvielfalt. Durch ein komplexes Psychotrauma wird das gesamte Weltbild erschüttert – und somit ist es ebenso wichtig, durch eine geeignete Vielfalt in der Psychotherapie eine neue ganzheitliche Welt praktisch und schrittweise zu errichten.

Literatur

Vogt, Ralf (2004): Beseelbare Therapieobjekte. Strukturelle Handlungsinszenierungen in einer körper- und traumaorientierten Psychotherapie. Gießen: Psychosozial-Verlag.

Vogt, Ralf (2007): Psychotrauma, State, Setting. Psychoanalytisch-handlungsaktives Modell zur Behandlung von Komplex-Traumatisierten (SPIM-20-KT). Gießen: Psychosozial-Verlag.

6 Selbstberichte von Klienten im Kontext Ekel, Scham und Agressionsbewältigung

Selbstbericht über meine Psychotherapie mit extremen Ekelgefühlen infolge sexueller Gewalt

Dušan H.

Diesen Bericht zu schreiben hätte ich vor 20 Jahren nicht für möglich gehalten. Zumal eine große Anzahl von sadistischen sexuellen und abartigen Qualen, die mir durch meine eigenen Eltern größtenteils bedenkenlos zugemutet wurden gar nicht mehr in meinem Bewusstsein präsent waren. Geprägt durch diese dramatischen Früherlebnisse habe ich das Gefühl gehabt, irgendwo am Rande des Lebens meine Tage zu fristen, abgetrennt von meinen eigenen Gefühlen und Wünschen, von meiner Lebendigkeit.

Geboren in Belgrad wurde ich von Geburt an zur Verrichtung sexueller Dienste durch den Vater und vor allem Oma abgerichtet, indem sie mich durch Erstickungsversuche und Todesnaherlebnisse (Folter) für den sexuellen Missbrauch gefügig gemacht und vorbereitet haben. Erst nach langen Jahren der Therapie habe ich mich allmählich daran erinnert, wie ich von beiden Eltern, vor allem dem Vater, seinen Arbeitskollegen, Oma, diversen Kindermädchen, einigen Familienfreunden und Verwandten und zahlenden Kunden, überwiegend aus dem Ausland sowohl im Familienhaus als auch in einer Pension nahe Split/Kroatien und einem Erholungsheim in Bečići/Montenegro sexuell missbraucht wurde.

Nach der Auseinandersetzung mit den starken Widerständen und anfänglichen Übertragungsaggressionen auf den Therapeuten, die von einer übergroßen und programmierten Angst herrührten, damit die sexuelle Gewalt niemals aufgeklärt werde und ich als Familienverräter dastehen würde. Einzelne Anteile suggerierten mir, dass keinem Mann zu glauben ist und dass der Therapeut mich auch irgendwann missbrauchen und fallen lassen wird.

Durch die intensive und bedachtsame Körperpsychotherapie u.a. mit beseelbaren Therapiemedien und mit analytischen Handlungsinszenierungen, in einer Reihe sehr fruchtbarer und sehr bewegender EMDR-Sitzungen und

Settings mit katathymen Bilderleben, sowie durch Anwendung verschiedener imaginativer Screen-Techniken konnten meine schwerwiegenden Traumaerlebnisse mit meinem Psychotherapeuten schmerzlich und mühevoll aufgearbeitet werden.

Auch meine grenzwertige dissoziative Persönlichkeitsstruktur mit etwa 7 dissoziativen Anteilen wurde umfassend integriert. Ich habe therapiebegleitend gelernt, Krisensituationen zu entschärfen und zu meistern, mit den Triggerreizen und traumatischen Erinnerungen umzugehen und nach Bedarf psychohygienische Maßnahmen zur Minderung der depressiven und traumabegleitenden Körpersymptome anzuwenden.

Um über den Ekel reden zu können, muss man zunächst seine Scham überwinden. Traumabedingt verspürte ich den meisten Ekel und auch panikartige Ängste vor Männern, insbesondere, wenn sie ihrem Aussehen nach an die Täter, insbesondere meinen Vater, erinnerten und auch so einen schrecklich fordernden, pathologisch aggressiven und manipulativen Blick hatten. Meine frühere Antwort darauf war, mich in der Männergesellschaft wie eine »dienende Frau« zu benehmen, also als Mann überhaupt nicht aufzufallen und bei männlichen Aggressionen restlos zu ergeben. Dabei ekelten mich nicht nur die Männer und ihre für mich immer sichtbaren Geschlechtsteile, sondern auch mein passives Verhalten ihnen gegenüber. Somit ergab sich in meiner Therapie überhaupt als erste Aufgabe, den Therapeuten als Mensch und als Mann in seiner Präsenz und Körperlichkeit anzunehmen, ihn nicht durch meine ständigen Widerstände zu depotenzieren und somit seine Hilfeangebote abzulehnen.

Meine frühesten Traumakindanteile standen mit dem Geruchssinn in Verbindung und schlossen so viele Männer frühzeitig aus. Täterloyale Anteile spielten außerdem eine wichtige Rolle, waren oft dabei und haben sich durch den angsterfüllten Wunsch, vom Therapeut missbraucht zu werden, ein Misslingen der Therapie herbeigesehnt. So achteten alle Innenanteile ganz penibel auf jede Bewegung und Berührung des Therapeuten, auf seinen Körper-, Mundgeruch oder Aftershave, da die kleinste Ähnlichkeit mit früheren Erfahrungen sofort als ekelerregender Trigger empfunden wurde und traumaaufarbeitende Prozesse behinderte. Bis zur letzten Behandlungsstunde meiner Therapie war ich sehr davon angetan, dass sich mein Therapeut, an das mir von Anfang der Therapie an vertraute Sitzungsprozedere strikt hielt und ständig die Therapiebedingungen und Befindlichkeiten abfragte, mich auf die Möglichkeiten, die Umgebung und Setting zu variieren und an die jeweilige Bedürfnisse anzupassen, dabei auch auf solche »Kleinigkeiten« wie triggernden Aftershave zu achten, hinwies und hinterfragte.

Die psychotherapeutische Arbeit mit beseelbaren Objekten war für mich von Anfang an der richtige Weg in die Heilung, da ich nach einer misslun-

Über meine Psychotherapie mit extremen Ekelgefühlen infolge sexueller Gewalt · 303

genen dreijährigen Gesprächstherapie einsah, dass ohne Körpereinsatz keine Aufarbeitung der überwiegend im Körper gespeicherten traumatischen Erinnerungen möglich wird. Darüber hinaus boten die beseelbaren Therapieobjekte die Möglichkeit zur Modellierung der zu bearbeitenden Situation und führten nicht zu einer ausschließlichen Bezogenheit auf den Therapeuten in der Wahrnehmung.

Eigenartig bei mir war, dass es mich einerseits vor den Männern und Frauen ekelte, aber andererseits gerade, weil ich an diesen Ekel gewöhnt und dazu abgerichtet wurden war jedem auf die Pelle rückte und manchmal jeden umarmte. Überhaupt richtete ich mich in den jungen Jahren und auch später danach, dass es für mich paradoxer Weise »richtig« war je ekelhafter und schlimmer Beziehungen oder die Lebensumstände sich gestalten, mit denen ich dann fast pathologisch verschmolz. Deshalb musste ich zunächst in der Therapie eine Art Distanz lernen, lernen, mich abzugrenzen und die Grenzen meines Körpers und meiner Psyche abzustecken. Ich musste auch lernen, das ich in dem Ekel nicht ewig ausharren muss. Dazu führe ich exemplarisch eine Therapiesequenz an, die sich irgendwo in der zweiten Hälfte der Therapie ereignete und für die Entwicklung meiner inneren Identität und Abgrenzung von früheren Erfahrungen von enormer Bedeutung war.

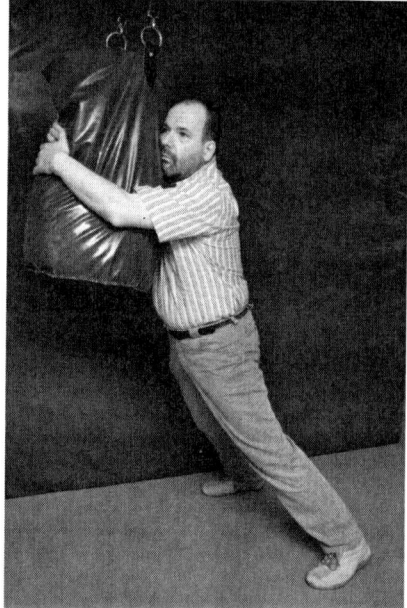

Foto 1: mit nachgestellter Therapieszene

Ich kam eines Tages in die Stunde mit einer vordergründig unermesslichen Sehnsucht nach dem bzw. einem Vater, hinter der sich jedoch mörderische Wut wegen aller von ihm erlittenen Missbräuche verbarg. Ich wählte zwecks Auseinandersetzung mit dem abwertenden Vaterintrojekt einen blauen Hängesack, der von der Decke baumelte aus (vgl. Foto 1).

Hier klammerte ich mich anfangs oft sehnsüchtig daran, weil ich mich abhängig wie ein kleines Kind fühlte. In einer nächsten Therapieetappe, in der ich meinen Vater durch den schlaffen schwarzen Riesensack symbolisiert und beseelt habe, sah ich im Vordergrund dessen Schwächen, was ein erster Fortschritt in meiner Identität war. Ich begann dann in den nächsten Therapiestun-

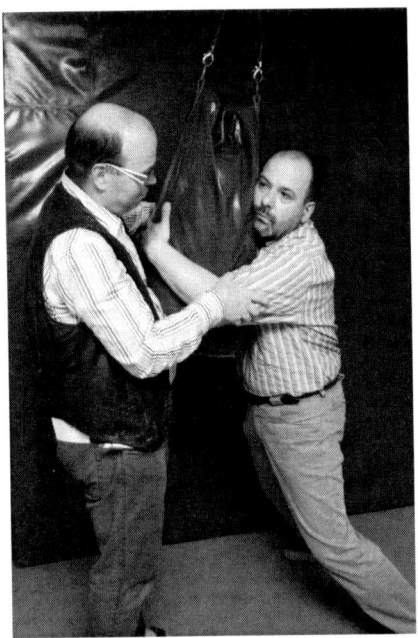

Foto 2: mit nachgestellter Therapieszene

den damit, die niederschmetternden und zynischen Sätze des Vaters wiederzugeben, die sich bei mir als starre Täterintrojekte festgesetzt hatten. Jetzt äußerte ich viel schneller als zuvor meine ernsten Wutgefühle und fiel nicht sofort in die kindliche Regression und meine erlernte Hilflosigkeit, sondern bearbeitete den schwarzen Riesensack als stellvertretenden Zielort für meine Empörungswut mit der Keule, mit Fäusten und Schlägen. Im Sympolisierungsdialog antwortete forsch und wütend, wonach ich aber eine neue haltgebende Instanz brauchte. Hier bat ich bspw. den Therapeuten, mich einfach an seinen Körper hängen zu dürfen, was dieser aber nicht mochte. Stattdessen orientierte er mich auf den blauen Hängesack. Ich spürte bei der Umarmung des Hängesacks riesige Sehnsucht und mit tränenbenetzten Augen schaute ich zum Therapeuten hin, der näher kam und seine weichen und warmen Hände auf meine Hände legte (vgl. Foto 2).

Im ersten Moment spürte ich tief im Bauch eine gewisse Enttäuschung darüber, dass ich mich nicht auf ihn werfen konnte und auch Scham wegen meiner übergroßen Sehnsucht, aber mit der Zeit stieg in mir durch die wohlwollende Annahme meines Zustandes durch den Therapeuten ein Gefühl der Unabhängigkeit, ein Keim der Selbständigkeit. Ich musste mit niemanden Verschmelzen und konnte trotzdem Wärme und Unterstützung bekommen und auch meine eigenen Ressourcen aktivieren. Ich erkannte intuitiv und spontan, dass eine zu große und intensive Nähe zum Körper des Therapeuten auch eine Retraumatisierung bedeuten könnte. Aus der Stunde kam ich gestärkt heraus.

Der Ekel, der sich aus den sexualisierten Missbräuchen durch die Oma, Mutter und andere Frauen ergab, war ebenso schrecklich für mich. Oft musste ich mit meinem kindlichen Gesicht den Vaginalbereich dieser abartigen Frauen stimulieren.

In der Folter durch die Oma und den Vater wurde ich mit todesnahen Erstickungsprozeduren planmäßig abgerichtet und dabei in eine tranceartige ge Körperstarre gebracht, in der mein kindlicher Körper zitterte und bebte. In diesem Zustand haben mich die Oma und auch die Mutter sowie andere Frauen über ihren Körper gerieben und sexuell missbraucht. Später im Leben habe ich immer das zwanghafte Gefühl gehabt, meinen Ekel bei Frauen überwinden und diese sexuell bedienen zu müssen. Natürlich, waren der Ekel und die angestaute Wut riesengroß, ohne dass ich die Gründe bewusst beschreiben gekonnt hätte. Die damals schlimmsten Trigger bezüglich der Frauen waren böse, verbitterte und deprimierte Blicke, die mich sofort in den Traumakindstate regredieren ließen. Ich sah vor mir die unbarmherzige und gefühlskalte Oma und vollständig dissozierte Mutter, die ihrerseits von ihrem Vater und auch später im Weisenheim wiederholt missbraucht wurde und eine fanatische Männerhasserin war. Ich selbst fühlte mich durch die sexuelle Gewalt Frauen gegenüber auch später immer als Untergebener und hasste sie zugleich wegen des mir angetanen Leides. Ebenso groß war der zusätzlich durch den Vater introjizierte Frauenhass, der sich ebenso bei mir chronisch gefestigt hatte.

Ich erinnere mich außerdem, nach meinem sechsten Lebensjahr literweise Milch getrunken zu haben, in meiner Pubertät bis tief in das Erwachsenenalter kompulsiv onanierte und auch zum Teil eigenes Sperma aufnahm, weil ich mich so unbewusst an die erlittenen Missbrauchssituationen zwanghaft wieder heranbrachte, ohne die Pathologie in vollem Umfang zu ahnen.

Ich ekelte mich schrecklich vor jedem Härchen, das ich sah, insbesondere beim Essen oder im Bad. In einem anderen dissoziativen State habe ich dagegen paradoxerweise auch Haare gegessen, vor denen ich mich im normalen Zustand wieder ekelte. In meinem Bruder, der meines Erachtens, noch schlimmer als ich vom Vater und anderen sexuell gewaltsam missbraucht und »geliebt« wurde, entstanden allmählich sadistische Täterintrojekte infolge derer er mich auch grausam quälte im Sinne der alten Peiniger. Im Beisein der Mutter vergewaltigte er mich mit seinem Mittelfinger oder erzwang bei mir sexuelle Dienste im Manier der Großen, obwohl er erst ca. 6 Jahre und ich drei Jahre älter war. Das alles war ekelhaft und kaum auszuhalten, ich fand jedoch keine Möglichkeit, mich zu wehren oder dem zu entkommen, obwohl ich eigentlich älter und stärker war. Später hat er sich im Erwachsenenalter ebenso brutal mit dem Rasiermesser selbst suizidiert bzw. abgeschlachtet.

Die Bearbeitung der riesigen und komplexen Ekelsymptome war sehr aufwendig in meiner Psychotherapie. Ich möchte hier aus der Fülle der therapeutischen Interventionen und gemeinsamen Inszenierungen nur kurze – für mich wichtige Sitzungen – auswählen, obwohl ich natürlich weit mehr beschreiben könnte und eventuell später auch werde. Ich beginne mit einer EMDR-Sitzung, die für mich bei der Aufarbeitung der durch Oma, Mutter,

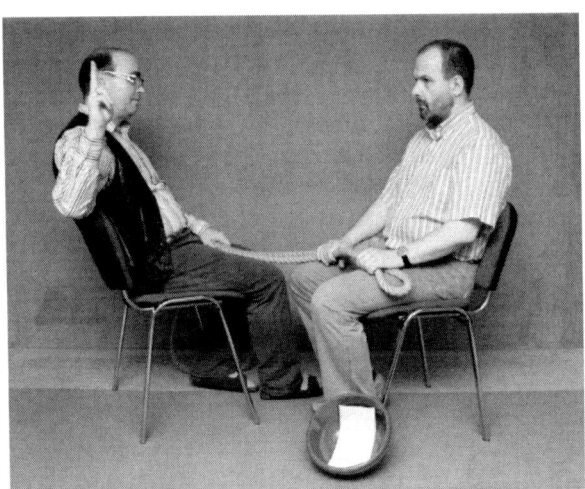

Foto 3: mit nachgestellter Therapieszene

Vater und andere Frauen und Männer erfolgten Missbrauches, sehr wichtig und für die Weiterentwicklung entscheidend war (vgl. Foto 3).

Nach den einführenden Hinweisen und guter Einbettung in der Realität und Überprüfung der Beziehung zwischen dem Therapeuten und mir, begann die EMDR-Sitzung. Der Therapeut und ich waren durch ein dickes Seil ständig im Kontakt, ich habe das Seil auch um meine Taille geschwungen, um mich sicherer zu fühlen. Ich kehrte innerlich in das mir bekannte »kleine Zimmer« unseres Familienhauses, in dem sich außer Oma und meinen Eltern noch einige, mir unbekannte Personen, die rauchten, befanden. Durch das Pressen meines Babygesichtes an ihre Scheide und Luftentzug brachte mich Oma in einen schwebenden Zustand zwischen Leben und Tod, der mir jedoch bis zu diesem Moment nicht mehr in Erinnerung war. Mein Körper zitterte und bebte gerade in dieser besonderen EMDR-Sitzung. Nach jeder Serie der Handbewegungen erfragte der Therapeut meinen Zustand und die fließenden Bilder, gewehrte mir dadurch auch immer eine kurze Verschnaufpause und einen wichtigen Kontakt mit der Realität. Der Therapeut war ständig bemüht um die Parallelisierung der beiden Situationen und auch darum, dass ich mich nicht zu tief in das traumatische Geschehen begebe, weil dazu ein starker innerer dissoziativer Sog bestand. Mal beobachtete ich das Geschehen von außen, mal, für kurze aber wichtige Augenblicke, war ich plötzlich erstmals wieder im Erleben und in der Körpererinnerung des kleinen Babys, das ich damals war. Der Therapeut bestätigte mir als »späterer Zeuge« die Ekelhaftigkeit der Situation, die Brutalität der Täter/Täterinnen und ich war auch innerlich sehr davon berührt, endlich einen Helfer bei mir zu spüren. Nach einer Weile fand die EMDR-Sitzung ihr natürliches Ende, ich weinte und bekam die tatkräftige und immer mit wichtigen Beruhigungen und Kommentaren begleitete Unterstützung des Therapeuten, legte mich für eine kurze Weile an seine Schulter und er hielt meine eiskalte Hand. Der gefasste Therapeut stützte mich und erkannte die Leistungen aller Innenanteile für diese Integrationsarbeit an.

Nach einer Reihe stabilisierender, haltgebender und nachnährender Sitzungen in denen ich ziemlich viel Erinnerungsmaterial lieferte und mich auch erholte, lag ich auf der mutterbauchähnlichen orangenen Tonne. Hier schöpfte ich neue Kraft, weil der Therapeut meinen Rücken wie bei einem Kleinkind stützte und mir über Hand- und Augenkontakt Verständnis und Zuneigung gab (vgl. Foto 4).

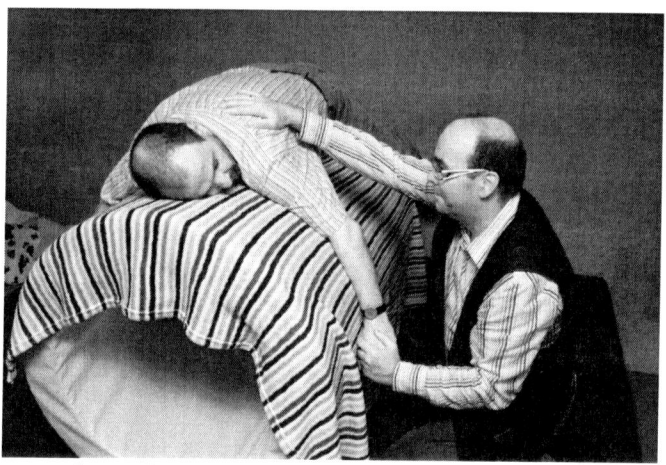

Foto 4: mit nachgestellter Therapieszene

Danach entschieden wir uns in einer der folgenden Sitzungen für eine Kombination von Introjektarbeit und katathymem Bilderleben, was sich bei mir schon als Kombination gut bewährt hatte. (Inselsetting in Vogt, 2007) Ich stieg hier anfangs in ein Oma-Introjekt/-Implantat ein und äußerte darin strenge, herzlose, grausame und wortkarge Befehle und Erniedrigungen. Der Therapeut unterhielt sich mit dem Oma-Introjekt/-Implantat, sagte, er wisse, dass es in einem schwierigen Moment entstanden sei, auch bisher gute und wichtige Abwehr geleistet habe usw. Mir wurde durch diesen ruhigen Statedialog nach und nach schwindlig, ich spürte mich an der Grenze zwischen den Introjekten und dem Traumakindstate und nach einem vom Therapeuten gut eingeleiteten Übergang legte ich mich auf die hellgrüne Traumakinddecke und zog diese bis zu Hals hoch. Der Therapeut postierte sich zu mei-

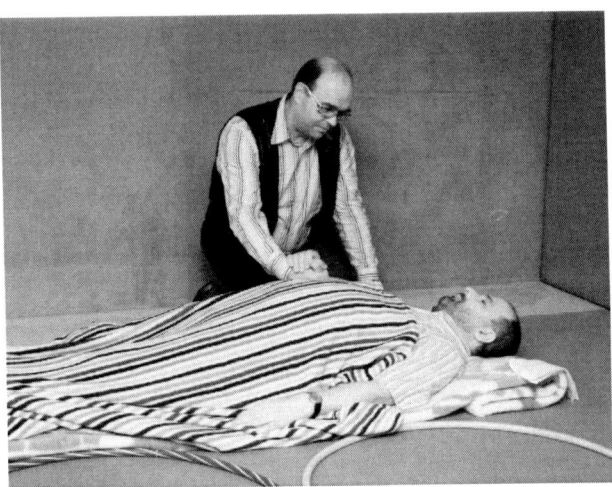

Foto 5: *mit nachgestellter Therapieszene*

ner Rechten, vergewisserte sich, dass ich in der Realität verankert war und ließ mich dosiert weiter assoziieren. Es öffnete sich wieder dieselbe Szene, wie bei der EMDR-Sitzung, jedoch genauer, mit einer anderen Bildqualität. Mein Körper bauschte sich wieder und überstreckte, ich durchlitt wieder die wichtigsten Traumasequenzen und konnte sie mit neuen Einzelheiten ergänzen (vgl. Foto 5).

Immer wieder ergriff ich die Hand des Therapeuten, drehte mich zu ihm und weinte. Ich redete aufgeregt aber klar mit ihm über die ganz neue, breitere Wahrnehmung der Traumaintrusionen. Dieses Vorgehen wiederholten wir auch bei einer Reihe anderer traumatischen Situationen und Erinnerungen, auch bei einigen Settings zur Integration der Innenanteile. Die Kombination von Assoziations- und Körperinszenierungen hat sich bei mir als ein sehr gutes und effektvolles Vorgehen zur tieferen Aufarbeitung des Traumas und der späteren psychischen Integration erwiesen.

In diesem Selbstbericht habe ich versucht, einige mit dem Ekel verbundenen oder vom Ekel als Symptom begleiteten Traumasequenzen und ihre Aufarbeitung in der analytischen Traumatherapie zu beleuchten. Die Therapie hat mein ganzes Leben tiefgreifend umgekrempelt, hier möchte ich nur einige Folgen erwähnen, also aus Platzgründen nicht auf die Gesamtheit der Veränderungen eingehen. Zunächst ist zu sagen, dass ein gewisser Ekelrest geblieben ist und mich weiterhin, möglicherweise bis zum Lebensende begleiten wird. Ähnlich wie immer seltenere Depressionsschübe. Nach schweren Traumata kann man nie mehr wie vorher sein und mir passierte dies alles am Lebensanfang, es begann, kann man fast sagen intrauterin, es gab für mich kein vorher. Auf der anderen Seite hat sich so viel so tiefgreifend gebessert, dass dadurch die Traumareste aufgewogen werden können: Ich fühle mich nicht mehr den Umständen und anderen Menschen restlos ausgeliefert, sondern bin imstande, um eine bessere Lebensqualität zu kämpfen. Dies betrifft insbesondere die Familie, in der ich meinen festen Platz habe und so wie ich bin angenommen und geliebt werde. Mit meiner Frau habe ich eine innige und zärtliche Beziehung, wir reden über unsere Belange, suchen gemeinsam Lösungen für den Alltag und fürs Leben, erziehen aktiv unseren Sohn, meiden aber auch keine Konflikte und Diskussionen. Kürzlich haben wir im trauten Kreise unserer besten Freunde unsere Rosenhochzeit gebührend gefeiert. Im Laufe der Therapie haben sich auch zahlreiche Bekanntschaften und Freundschaften entwickelt, von denen einige, vor allem zu anderen Familien, fester und dauerhafter wurden, und ich kann sie jetzt pflegen und aufrechterhalten. Die Therapie hat mich zum Leben erweckt, während der Therapie fand ich selber zu einer ekelfreien und gesünderen Sexualität, Körperwahrnehmung und einer gesünderen Ernährung. Ich nahm später auch an einer Langzeitgruppentherapie sowie einer Selbsthilfetraumagruppe von sechs Männer teil, die sich heute in einen unternehmungslustigen und entspannenden Freundeskreis umwandelte. Da lernte ich mich im Kreise der Männer noch besser kennen und aktivierte männliche Ressourcen, die traumabedingt lange verschüttet brach lagen. Und letztlich beginne ich mich auch als jemand zu erleben, der im politischen und auch soziologischen Sinne die uns umgebende Gesellschaft kritisch beleuchtet und bin zunehmend bereit, mich als politischer Mensch im Sinne von traumaprophylaktischer Aufklärungsarbeit einzusetzen.

Eine Sache ist in mir jedoch noch ganz stark vertreten, nämlich der Ekel auf das Land, aus dem ich stamme, auf den Nationalismus und einen patriarchalisch geprägten Alltag, in dem es für Andersartige keinen Platz gibt. Mein Beruf hängt damit zusammen und es kostet mich oft viel Energie, die negativen Folgen dieser im Moment unausweichlichen Beschäftigung auszugleichen und auch bei meinen Studierenden ein kritisches Bewusstsein hinsichtlich der Zustände und Entwicklungen in den aus dem ehemaligen Jugoslawien entstandenen Staaten zu schärfen. Immer wieder suche ich Nachweise dafür, dass sich im Bereich der Menschen- und Kinderrechte sowie bezüglich der Aufarbeitung der Kriegs- und Familientraumata in meinen Ursprungsland etwas zum Besseren entwickelt hat und bin immer glücklich, wenn ich lese, das in einem Inzest-Trauma-Zentrum erfolgreich PatientInnen und Kriegstraumatisierte behandelt werden, ein sicheres Frauenhaus gegründet wurde oder Kindsmissbräuche durch Eltern und Angehörige aufgedeckt und geahndet werden. Etwas, was mir früher verwehrt blieb, da es das einfach nicht gab.

Die wesentliche Erfahrung aus meiner langjährigen Therapie ist, dass man sich ändern kann, dass die widrige erste Sozialisation und schwere traumatische Erlebnisse aus der frühen Kindheit durch nachhaltige und empathische Psychotherapie erfolgreich aufgearbeitet und die fehlenden positiven Kindheitserlebnisse durch gezielte Nachnährung nachgeholt werden, wodurch man an Ganzheit der Persönlichkeit und Präsenz in der Welt gewinnt. In diesem Sinne wollte ich durch diesen Selbstbericht keinesfalls andere potenzielle KlientInnen durch die Beschreibung meiner schweren Symptomatik abschrecken, sondern ganz im Gegenteil dazu anregen, dass eventuell auch andere Menschen schwere Ekelsymptome ernster nehmen und den tiefliegenden Ursachen auf den schwer erkennbaren Grund gehen. Aus meiner Sicht lohnt sich die Mühe auf jeden Fall, was sich bei mir an einem immensen Zuwachs an erreichbarem Selbstbewusstsein, Zuversicht und Lebensfreude zeigt.

Selbstbericht über meine Psychotherapie mit Ekel-, Aggressions- und Ohnmachtsgefühlen

Andreas O.

Im nachfolgenden möchte ich einen kurzen Einblick darüber geben, unter welchen Umständen ich zu meiner langjährigen Psychotherapie gelangt bin. Ich versuche aufzuzeigen, mit welchen traumatisch-bedingten Symptomatiken ich vor meiner Psychotherapie zu kämpfen hatte und mit welchen psychotherapeutischen und körperorientierten Arbeiten ich beispielsweise meine Traumata bearbeiten und bewältigen konnte. Abschließend skizziere ich, welchen Genesungszustand ich heute in meinem Erleben und meinem Verhalten in der Umwelt bemerke.

Vor dem ernsthaften Einstieg in eine langjährige Psychotherapie war ich ca. 37 Jahre alt. Es war eine Situation, wo ich auf ein Leben zurückblickte, welches nach außen hin ein bewegtes und an materiellen Dingen gemessen ein erfolgreiches war. Ich war verheiratet, hatte zwei Kinder, war beruflich recht erfolgreich gewesen. Im Gegensatz dazu hatte ich in meiner Ehe diverse Krisen und gegenseitige Trennungen hinter mir und befand mich gefühlsmäßig in einer Wiederholungsschleife, da ich trotz einiger Anstrengungen (z.B.: Familien-Beratung und -Therapie, angefangene und später abgebrochene Einzel-Psychotherapie) und anderen Versuchen von Lebenskurs-Korrekturen, wiederkehrende Probleme scheinbar nicht lösen konnte und so immer wieder mit diesen kollidierte.

Beispiele von Symptomatiken, welche mich in meinem Leben immer wieder belasteten, waren unter anderem meine schnelle Reizbarkeit, die sich am deutlichsten im alltäglichen Umgang innerhalb meiner Familie zeigte. Es genügten geringste Anlässe, um mit meiner Frau bzw. meinem schulpflichtigen Sohn in Streit zu geraten, welcher sich anscheinend durch nichts stoppen ließ, wenn er einmal ausgebrochen war. Selbst bei meiner kleinen Tochter spürte ich erste Anfänge von erhöhter Reizbarkeit.

Wurden einmal Streits bei mir heftiger, so kippte ich schnell in Aggressionen, die sich zum einen durch Anschreien und vulgäres Anpöbeln als auch bei weiterer Eskalation mit zum Teil wiederkehrenden körperlichen Attacken äußerten. In solchen Fällen konnte es passieren, dass ich meine Frau im Streit wegstieß, sofern sie mir den Weg aus einem Raum versperrte oder mir nachlief oder einfach nicht aufhörte herumzuschreien. So habe ich auch manchmal meinem Sohn eine derbe Ohrfeige verpasst oder ihn heftig durchgeschüttelt. Anzumerken ist hierbei, dass ich mich in solchen Rage-Zuständen 100% im Recht fühlte und erst später zur Einsicht gelangte, dass ich oft im Unrecht war und somit das friedliche familiäre Zusammenleben wieder auf einen weiteren Tiefpunkt gebracht hatte.

Ein weiteres Symptom war, dass ich im Zusammenleben mit meiner Frau in anbahnenden Streitsituationen oft das wiederholt aufkommende Gefühl hatte, dass sie mich einengen und unterdrücken wollte bzw. mir zu Unrecht Dinge unterstellte.

Es fiel mir oft schwer ruhig zu bleiben und die Dinge hinsichtlich Realität und Fiktion klar zu differenzieren. Diese Schwierigkeiten kannte ich seit meiner Kindheit. So schaffte ich es dabei nur schwer mich zu reorientieren und derartige Abläufe zu stoppen.

Getrieben von solchen wiederkehrenden Problemen wandte ich mich unter anderem mit Hilfe und Unterstützung meiner damaligen Ehefrau endlich einer durchgehenden Psychotherapie mit Einzel- und Gruppenstruktur zu.

Der Beginn meiner Psychotherapie war dadurch gekennzeichnet, dass ich zunächst erstmal erlernen und erfahren musste, ein Minimum an Vertrauen zu den Psychotherapeuten zu entwickeln. Über psychoedukative Aufklärungen erfuhr ich viel über psychodynamische Zusammenhänge bei meinen wiederkehrenden Problemen, die häufig traumatische Hintergründe hatten. Ich erlernte verschiedene Techniken mich grob im alltäglichen Leben zu stabilisieren und mir damit mehr Struktur in meinen Lebensabläufen zu schaffen.

Nachdem diese erste Phase hinter mir lag, stiegen wir langsam in die Bearbeitung meiner Traumata ein.

Beispiel einer psychotherapeutischen Arbeit: »Roter Klotz«

Um meinem wiederkehrenden Problem der aufsteigenden Aggressionen in Streitsituationen auf die Spur zu kommen, regte mich mein Psychotherapeut dazu an, eine typische Streitsituation zum Beispiel mit meinem Sohn in einem nachgespielten Setting nachzustellen. Als Symbolisierungsmittel nahm ich dazu einen großen roten Riesenklotz und einen kleinen weißen Klotz mit einem bunten Kissen als Symbol (s. Foto 1).

Das szenarisch nachgestellte Setting war so gemeint, dass der rote Riesenklotz mich darstellen sollte und der kleine weiße Klotz mit dem Kissen meinen Sohn. So stellte ich mich an den roten Klotz, versuchte mir vorzustellen, wie solch eine Streitsituation ablief und versuchte die meist stereotyp ablaufende Handlung und den Dialog nach zu gestalten. Während der Szene

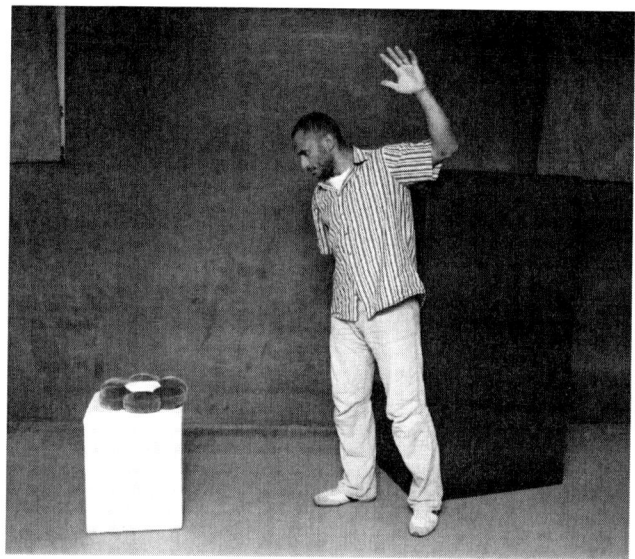

Foto 1: mit nachgestellter Therapieszene

blickte ich auf den kleinen weißen Klotz und das Kissen herab und konnte in der aktuell ablaufenden Handlung meine im Bauch aufkeimende Gereiztheit bzw. körperliche Anspannung verspüren, welche sich dann zu einer Wut in mir weiterentwickelte. Kurz bevor ich dann typischerweise meinem symbolisierten »Sohn« eine Ohrfeige verpassen wollte, unterbrach der Psychotherapeut diese Handlungsfolge, um mich zur Reflexion innerer Zusammenhänge zu animieren. Diese Reflexionen verblüfften mich und machten mich auch sehr traurig.

Nach einer Zeit der Reorientierung begab ich mich nun auf Anraten meines Psychotherapeuten an die Stelle meines symbolisierten »Sohnes« und arbeitete die Szene aus der Perspektive meines Sohnes ab Beginn der Streitsituation ab (s. Foto 2).

Interessanterweise verspürte ich in mir nun neben einer kindlichen Wut auf den symbolisierten »Vater« (also den großen roten Klotz) mehr und mehr Angst in mir aufkommen, dass »er« mir etwas Schlimmes antun könnte. Diese Angst stieg derart an, dass ich in der Regression meine frühere Kindrolle spürte und fürchtete, dass mein Vater wieder völlig ausrasten und die Kontrolle über sich verlieren könnte. Nachdem ich dieses Gefühl sehr präsent in mir hatte, traten auch weitere unliebsame Erinnerungen in mir zutage. So konnte ich erstmals bewusst die vom meinem Pflegevater unter Panik introjizierte Angst meines inneren Jungen spüren.

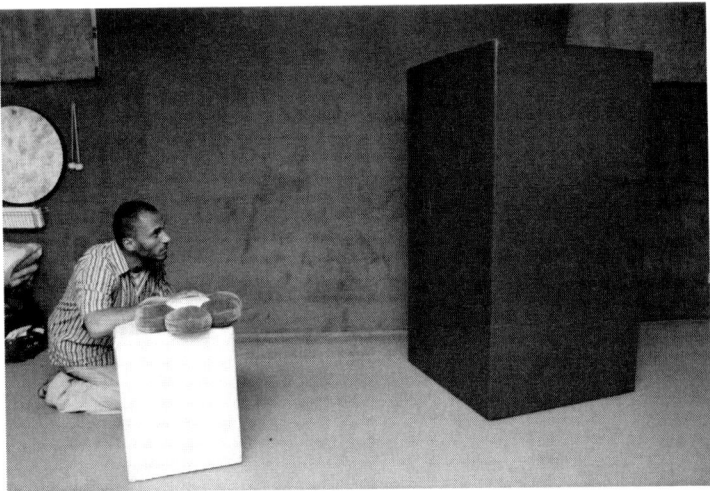

Foto 2: mit nachgestellter Therapieszene

Dieser »Aha«-Effekt machte mich dann augenblicklich sehr betroffen, da ich einerseits ungewollt und unbewusst dieselben erlittenen Aggressionen an meinen eigenen Sohn ausagierte. Andererseits war ich aber für meine ausagierten Aggressionen an meinen Sohn selbst verantwortlich und konnte diese Handlungen scheinbar nicht wirklich willentlich kontrollieren.

So öffnete mir diese konkrete körperorientierte Psychotherapie-Szene mit den beseelbaren Therapieobjekten den Weg, dass ich in den daran anknüpfenden Sitzungen einen Teil meiner selbst erlittenen Traumata aus meiner Kindheit aufarbeiten konnte. Darauf aufbauend wurden dann auch neue Handlungs-Alternativen in dem eigenen Umgang mit meinem Sohn erarbeitet und gefestigt, um diese im Alltag erfolgreich anzuwenden.

Beispiel einer psychotherapeutischen Arbeit: »Hängematte«

Ein weiteres wiederkehrendes Problem war, dass ich die väterliche Wärme und Nähe meinen Kindern beim beispielsweise zu Bett bringen nur sehr begrenzt geben konnte. So war der Beginn des allabendlichen Rituals meist für die Kinder und mich emotional gesehen sehr schön und harmonisch, in dem ich aus einem Kinderbuch vorlas oder ein eigene ausgedachte Spaß-Geschichte vortrug bzw. vorsang. Dauerte dieses Ritual zeitlich länger als ich mir vorstellte, kippte meine gute Stimmung schnell in Aggressionen und ich versuchte meist sehr rabiat und harsch das zu Bett bringen zu beenden.

Die Folge dessen war meist so, dass zum Beispiel mein Sohn in solchen Situationen verständlicherweise nicht wie ich auf die Zeit achtete und er diesen schönen Moment weiter genießen wollte und demnach sein Unwillen kundtat, indem er partout nicht einschlafen wollte und wiederholt aus dem Kinderzimmer kam, um wieder zu Bett gebracht zu werden.

So konnte sich solch eine Situation derart zuspitzen, dass ich dann die Geduld verlor und ich die obig beschriebenen Aggressionen meinem Sohn gegenüber ausagierte und ich somit die gute Intension des harmonisch zu Bett bringen komplett zerstörte und mein Sohn dann meist weinend, wütend und frustriert einschlief. Diese Sehnsuchts-Wut-Spirale spielte sich für mich ohnmächtig wiederkehrend ab.

Die hierzu von meinen Psychotherapeuten in einer späteren Therapiephase angeregte Handlungsinszenierung war, dass ich mich mal in der Rolle eines kleinen Kindes zu Bett bringen lasse. So sollte ich mich in die Hängematte begeben, mir vorstellen, dass ich mich im Kindesalter befinde und mich durch meine therapeutische Mutter – meine Psychotherapeutin in der Gruppentherapie – und meinen therapeutischen Vater – meinen Psychotherapeuten in der Gruppentherapie – zu Bett bringen lasse (s. Foto 3).

Im Gegensatz zu meiner kindlich gefühlten Annahme verhielten sich meine Therapie-Eltern sehr ausgeglichen, gingen auf meine kindlichen Wünsche ein, ließen sich angemessen Zeit und forcierten das Ende des zu Bett bringen nicht derart, wie ich es als »Kind« erwartete und kannte. Nach einer ausreichenden Vorbereitung, dass wir gemeinsam langsam zu Ende kommen

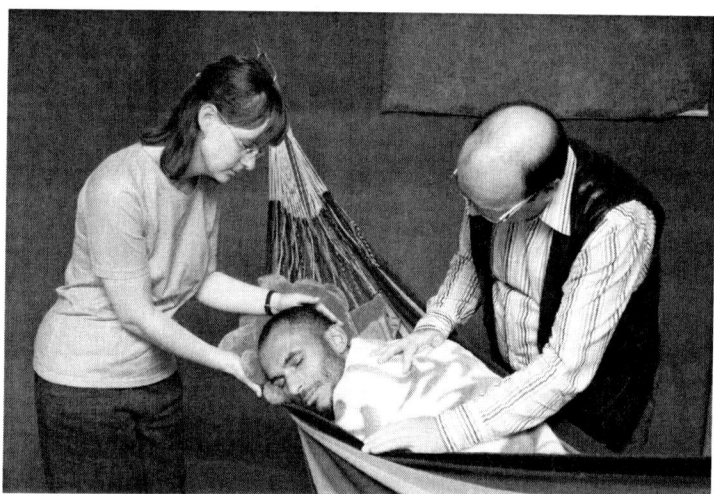

Foto 3: mit nachgestellter Therapieszene

müssen, konnte ich mich als »Kind« darauf einlassen und empfand eine für mich bis dato unbekannte emotionale Wärme und Nähe, welche ich früher weder von meinen leiblichen Eltern noch von meinen damaligen Pflegeeltern zu meiner Kindheit nur ansatzweise kennen gelernt hatte.

Diese neue nachnährende Erfahrung lösten für mich zweierlei Gefühle in mir aus. Einerseits war ich wieder stark betroffen, dass ich mich wieder selbst erkannte, dass ich stereotyp das an meine Kinder weitergab, was ich selbst aus meiner Kindheit erfahren und erleiden musste. Andererseits war es aber auch ein Gefühl der Freude, dass ich dies im realen Erwachsenenalter im Nachhinein selbst erleben und erfahren konnte. Dieses positives Gefühl machte mir so deutlich, wie viel emotionale Defizite und positive Erfahrungen von Nestwärme und Nähe mir noch fehlten und dass diese Defizite in gewissen Rahmen auch noch im Nachhinein aufgefüllt werden können, indem ich mir solche wohligen Erlebnisse selbst organisiere. So begann ich in der Realität dann damit, mir es bei meiner Schlafstatt gemütlicher einzurichten, als es vorher war und auch beim zu Bett gehen mir zum Beispiel alte Kindergeschichten auf LPs aus meiner Kindheit anzuhören. So konnte ich dann zum Teil mit kindlichen Gefühlen ruhig und ausgeglichen einschlafen. Außerdem war mein Umgang mit meinen eigenen Kindern beim zu Bett bringen ab dieser Zeit viel entspannter, da mir meine Rolle und mein Verhalten bewusster waren als vorher. Für mich war beeindruckend, dass sich nicht nur »diagnostisch«, sondern auch therapeutisch durch Neulernen in Handlungsszenen, eine Innenwelt ändern kann, egal wie alt ich geworden war.

Nach meiner Psychotherapie

Neben den obigen Beispielen und einer Vielzahl von Traumaexpositionen waren sehr viele Bearbeitungs- und Integrationsstunden und deren Überführung in den Lebensalltag notwendig.

Diese Aufarbeitungen in der Psychotherapie mitsamt dem Erlernen von strukturierten Tagesabläufen, um sich nicht selbst immer wieder zu destabilisieren, führten zu mannigfaltigen Veränderungen in allen Lebensbereichen, was ich mir zu Beginn meiner Psychotherapie nicht im Entferntesten hätte vorstellen können.

So konnte ich in der Nachbetrachtung meiner Psychotherapie körperliche, psychische, seelische und auch verhaltenseitige Veränderungen an mir wahrnehmen (z.B.: mehr Achtsamkeit auf meine körperlichen, geistigen und seelischen Zustände; mehr innere Ruhe und Gelassenheit; höhere Selbstreflexionsfähigkeit; …). Mit der Grundlage eines strukturierten Tagesablaufs und der zunehmenden Therapieerfahrung nehme ich nun viel früher körperliche bzw. auch psychische Veränderungen an mir wahr. So spüre ich innere Unruhe für mich viel schneller und habe nun das Wissen, dass ich in solch instabilen Zuständen mir Zeit nehmen muss, um mich herunter zu regulieren und die Ursprungssituationen klar zuordnen muss, damit die alten Triggerpotenziale nicht mehr aufbrechen.

Außerdem kann ich Schmerzen im z.B. Magen, Kopf, Herz, Fuß, Nieren und diverse Ekelgefühle, die sich aufgrund von widerwärtigen Erfahrungen mit schlimmen Kindheits-Erinnerungen in Verbindung bringen und dadurch unmittelbar reduzieren.

So ist mir auch der Zusammenhang zwischen psychischer Belastung und deren Wechselwirkung zu körperlichen Veränderungen viel bewusster und deutlicher geworden.

Mein allgemeines Lebensgefühl ist besser geworden. Ich bin eher in der Lage, innere Instabilität an mir wahrzunehmen und auch in der Lage, daraus die richtigen Schlüsse und Handlungen daraus abzuleiten. Diese Psychotherapie-Erfahrung ist für mich eine wertvoller »Werkzeugkasten« geworden, um mit den alltäglichen Problemen bezüglich potentieller Überlastungssituationen in verschiedensten Lebensbereichen umzugehen.

Eine bedauernswerte Einsicht ist jedoch auch geblieben, dass ich mich über mich selbst ärgere, jahrelang Irrwege gegangen zu sein und mich gescheut habe, eine Psychotherapie durchzuführen und somit wertvolle Lebenszeit für meine damalige Familie und mich eingebüßt zu haben.

7 Autorenverzeichnis

Herausgeber

Dr. rer. nat. Dipl.-Psych. **Ralf Vogt** (Leipzig) – Psychotraumatologe, Psychoanalytiker, Analytischer Körperpsychotherapeut, Gruppenpsychotherapeut, Supervisor und Lehrtherapeut und Ausbilder.
Zusammen mit seiner Frau Leiter des Trauma-Institutes-Leipzig an der Akademie für Ganzheitliche Psychotherapie sowie Organisator der Leipziger Symposien »Körperpotenziale« zu speziellen Themenschwerpunkten der Psychotraumatologie. Langjährige Tätigkeit in einer psychiatrischen Klinik in Sachsen und spätere Niederlassung in psychotherapeutischer Praxis – seit 2000 psychotherapeutische Gemeinschaftspraxis. Entwicklung des analytisch-körperorientierten Konzeptes der beseelbaren Symbolisierungsmedien – seit 2004 Erweiterung zum psychotraumatologischen Behandlungskonzept SPIM-20-KT mit begleitenden Forschungsstudien.
info@ralf-vogt.com

Autoren

Diplom-Journalistin Bettina Baumanns (Weimar) – ehemals Psychiatrie-Krankenschwester auf Psychose-Modellprojektstation »Soteria« im Bezirkskrankenhaus Haar bei München. Derzeit tätig als freie Journalistin und Autorin in Weimar.
Bettina.Baumanns@gmx.de

Dagmar Bergmann (Leipzig) – Physiotherapeutin in eigener Praxis – Osteopathie (D.O.B.T.) und Kinesiologie (TfH).
Traumafachberaterin am Trauma-Institut-Leipzig. Mitbegründerin des Psychotraumazentrum Leipzig e. V. sowie SAFE®-Mentorin.
PT.D.Bergmann@freenet.de

Dipl.-Psych. Wiebke Bruns (Leipzig) – Diplom-Psychologin, derzeit Ausbildung zur psychologischen Psychotherapeutin.
Mitbegründerin des Psychotraumazentrums Leipzig e.V., SAFE®-Mentorin, Körpertherapeutin, Sport- und Gymnastiklehrerin. Selbstständige Kursleitertätigkeit. Traumafachberaterin am Trauma-Institut-Leipzig.
wiebke.bruns@web.de

Dr. rer. medic. Dipl.-Psych. Ilona Croy (Dresden) – Wissenschaftliche Mitarbeiterin der Klinik und Poliklinik für Psychotherapie und Psychosomatik am Universitätsklinikum Carl Gustav Carus Dresden.
ilona.croy@mailbox.tu-dresden.de

Marianne Eberhard-Kaechele (Leverkusen) – Tanz- und Ausdruckstherapeutin B.F.A. (CDN); Ausbilderin, Lehrtherapeutin und Supervisorin BTD; Heilpraktikerin für Psychotherapie. European Certificate for Psychotherapy. Lehrbeauftragte der Hochschule für bildende Kunst, Dresden. Derzeitige Tätigkeit in der Klinik Wersbach für Psychosomatische und Psychotherapeutische Medizin sowie in eigener Praxis.
marianne.eberhard@web.de

Prof. Dr. Uwe Gieler (Gießen) – stellv. Leiter der Klinik für Psychosomatik und Psychotherapie am Universitätsklinikum Gießen und Marburg (Leiter: Prof. Dr. Johannes Kruse).
Facharzt für Psychosomatische Medizin und Psychotherapie, Facharzt für Dermatologie und Venerologie.
Koordinator der Psychotherapie-Akademie Hessen.
Uwe.Gieler@psycho.med.uni-giessen.de

Dr. Milena Grolle (Gießen) – Klinik für Psychosomatik und Psychotherapie am Universitätsklinikum Gießen und Marburg.
Assistenzärztin der Klinik.
Milena.Grolle@psycho.med.uni-giessen.de

Dušan Hajduk (Leipzig) – Universitätsdozent und Sprachmittler an den Universitäten in Leipzig und Halle/Saale. Traumafachdozent am Trauma-Institut-Leipzig.
hajduk@genion.de

Dipl.-Ing. Ute Hedtke (Leipzig) – Bauingenieurin. Traumafachberaterin am Trauma-Institut-Leipzig, Mitglied des Psychotraumazentrums Leipzig e.V., SAFE® Mentorin.
u.hdt@gmx.de

Dr. med. Mathias Hirsch (Düsseldorf) – Facharzt für Psychiatrie und Facharzt für psychotherapeutische Medizin – Psychoanalytiker (DGPT), Gruppenanalytiker (DAGG). Eigene Praxis. Forschungsschwerpunkte: Psychoanalytische Traumatologie, Psychoanalyse des Körpers.
Mathias.Hirsch@t-online.de

Dr. phil. Dipl.-Psych. Renate Hochauf (Altenburg) – Psychologische Psychotherapeutin, Psychoanalytikerin, Fachpsychologin der Medizin, Traumatherapeutin DIPT, Dozentin MGKP und IKT, Arbeit mit frühen und komplexen Traumatisierungen, mehrfache Publikationen, Spezialistin für die Behandlung von frühen Störungen, pränatalen und Geburtstraumatisierungen.
03447861906@t-online.de

Prof. Dr. med. Peter Joraschky (Dresden) – Psychoanalytiker Direktor der Klinik und Poliklinik für Psychotherapie und Psychosomatik am Universitätsklinikum Carl Gustav Carus Dresden. Wissenschaftliche Leitung der Dresdner Körperbildwerkstatt-Tage
peter.joraschky@tu-dresden.de

Dipl.-Psych. Gabriele Kluwe-Schleberger (Rohr) – Tiefenpsychologische Psychotherapeutin und Kinder- und Jugendlichenpsychotherapeutin in eigener Praxis.
Diplompsychologin, Diplomsozialarbeiterin, Pädagogin, Psychotraumatologin, EMDRIA-Facilitatorin u. Supervisorin, Supervisorin BDP, Suchttherapeutin GSM, Hypnotherapeutin, Heilpraktikerin.
Lehrtherapeutin und Supervisorin an der Akademie für Psychotherapie (AfP) und Facilitatorin PITT (Reddemann).
Lehraufträge: FH Merseburg, FS Weimar.
Gründerin des Thüringer Traumanetzwerk-Zentrums (ThüTZ – Ausbildungscurriculum).
Sachverständigengutachterin für die Bereiche Forensik, Renten, Familie, Asyl.
Gabriele.Kluwe-Schleberger@t-online.de

Prof. Dr. phil. Dipl.-Psych. Rainer Krause (Saarbrücken) – Psychologiestudium in Tübingen und Zürich. Promotion und Habilitation mit empirischen Arbeiten zur Psychologie kreativer Prozesse bei Kindern. Erforschung affektiver nonverbaler Prozesse in den USA (Ekman, Stern, Tomkins, Rosenthal, Siegman, Feldstein). Psychoanalytische Ausbildung an der schweizerischen Gesellschaft für Psychoanalyse. Lehrstuhl für klinische Psychologie und Psychotherapie Psychologisches Institut Saarbrücken. Forschungen über unbewusste Beziehungsgestaltungen in der Psychotherapie. Vorsitzender der Forschungskommission der deutschen psychoanalytischen Gesellschaft. Wissenschaftlicher Sachverständiger des Psychotherapieausschusses des Bundesausschusses zur Bewertung von Heilverfahren.
r.krause@mx.uni-saarland.de

Priv. Doz. Dr. Jörg Kupfer (Gießen) – Institut für Medizinische Psychologie am Fachbereich Humanmedizin der Justus-Liebig-Universität Gießen.
Joerg.P.Kupfer@psycho.med.uni-giessen.de

Meike Martens (Köln) – Selbstständige Dokumentarfilmproduzentin. Traumafachdozentin am Trauma-Institut-Leipzig.
mm@blinkerfilm.de

Andreas O. – ist die Bezeichnung eines Klienten, der seinen Bericht anonymisiert hat.

Dr. med. Thomas Reinert (Velbert-Langenberg). Facharzt für Neurologie/Psychiatrie und für Psychosomatische Medizin und Psychotherapie, Psychoanalytiker (DGIP, DGPT, DAGG), Lehranalytiker (DGIT/DGPT), Chefarzt der Fachklinik Langenberg (Fachkrankenhaus für Suchtkrankheiten) in Velbert.
t.reinert@fachklinik-langenberg.de

Robert Richter (Rathendorf bei Leipzig) – Logopäde. Arbeit in freier Praxis und Leiter von überregionalen Projekten mit dem Schwerpunkt Redeflussstörungen (Stottern, Poltern), außerdem Lehrtätigkeit auf dem Gebiet Stottern/Poltern.
Traumafachberater in Fortbildung am Trauma-Institut-Leipzig.
robert--richter@t-online.de

Dr. med. Franziska Schlensog-Schuster (Leipzig) – approbierte Ärztin, Ärztin in Weiterbildung für Kinder- und Jugendmedizin an der Universitätskinderklinik Leipzig. SAFE®-Mentorin nach Brisch, LMU-München, in Kooperation mit der Universitätskinderklinik Leipzig.
2007 Gründung des Psychotraumazentrum Leipzig e.V.
Psychotraumatherapeutin in Fortbildung am Trauma-Institut-Leipzig.
Franziska.Schlensog-Schuster@medizin.uni-leipzig.de

Dipl.-Psych. Christina Schut (Gießen) – Institut für Medizinische Psychologie am Fachbereich Humanmedizin der Justus-Liebig-Universität Gießen.
Christina.Schut@psycho.med.uni-giessen.de

Beate Siegert (Leipzig) – selbständige Augenoptikermeisterin. Gründungsmitglied und Vorsitzende des Psychotraumazentrums Leipzig e.V.
SAFE®-Mentorin nach Brisch, LMU-München und Traumafachberaterin am Trauma-Institut-Leipzig.
beatesiegert@googlemail.com

Dr. phil. Dipl.-Psych. Manfred Thielen (Berlin) – Integrativer Biodynamiker
Körperpsychotherapeut in eigener Praxis, Tiefenpsychologe.
Vorsitzender der Deutschen Gesellschaft für Körperpsychotherapie (DGK) und Mitglied der Berliner Psychotherapeutenkammer.
ma.thielen@gmx.de

Dr. phil. Sabine Trautmann-Voigt (Bonn) – Psychologische Psychotherapeutin und Kinder- und Jugendlichenpsychotherapeutin in Bonn im Medizinischen Versorgungszentrum.
Tiefenpsychologische Tanz- und Bewegungstherapeutin (ADTR, USA).
Leitung zusammen mit Dr. med. B. Voigt der Köln-Bonner-Akademie für Psychotherapie, staatlich anerkannte Ausbildungsstätte für Psychotherapie.
Gründung und Leitung des DITAT (Dt. Institut für tiefenpsychologische Tanz- und Ausdruckstherapie).
s.trautmann-voigt@kbap.de

Dipl.-Psych. Irina Vogt (Leipzig) – Psychotraumatologin, Tiefenpsychologin, Analytische Körperpsychotherapeutin und EMDR-Therapeutin. Leitet zusammen mit Ihrem Ehemann das Trauma-Institut-Leipzig an der Leipziger Akademie für Ganzheitliche Psychotherapie sowie die Organisation der Leipziger Symposien »Körperpotenziale« zu Spezialthemen der Psychotraumatologie, Ausbilderin. 12-jährige Tätigkeit als klinische Psychologin und Psychotherapeutin. Seit 1992 Niederlassung als psychologische Psychotherapeutin in Mecklenburg-Vorpommern/ab 2000 in Sachsen.
Behandlungskonzept für dissoziative Identitätsstörungen nach Huber (Kassel) und Van der Hart (Utrecht). Seit 2000 zusammen mit ihrem Ehemann Mitentwicklung des Somatisch-Psychologisch-Interaktionalen Modells zur Behandlung Komplextraumatisierter u.a. Störungen (SPIM-20-KT). Darin Beiträge zum Kreativspiel und Nutzung beseelbarer Therapieobjekte für die Kinderpsychotherapie.
info@irina-vogt.com

Anne-Sophie Wetzig (Leipzig) – Assistenzärztin für Psychiatrie und Psychotherapie. Traumafachberaterin am Trauma-Institut-Leipzig.
a.s.wetzig@web.de

Dipl.-Informatiker Joachim Wiese (Leipzig) – Informatiker. Traumafachberater am Trauma-Institut-Leipzig. Mitglied des Psychotraumazentrums Leipzig e.V., SAFE®-Mentor.
jwiese@gmx.de

Prof. Dr. habil. Dipl.-Psych. Hans-Jürgen Wirth (Gießen) – Psychoanalytiker. Psychologischer Psychotherapeut in eigener Praxis. Zusammen mit seiner Frau Gründer und Verleger des Psychosozial-Verlages Gießen.
Herausgeber von Fachzeitschriften mit der Ausrichtung Psychoanalyse, Politik, Sozialwissenschaften.
hjw@psychosozial-verlag.de

Manfred Thielen (Hg.)
Körper – Gefühl – Denken

Peter Geißler
Analytische Körperpsychotherapie

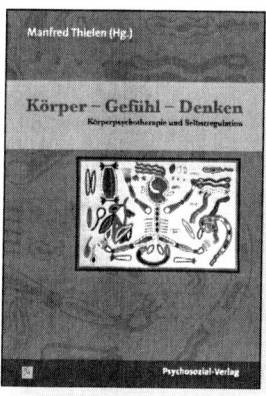
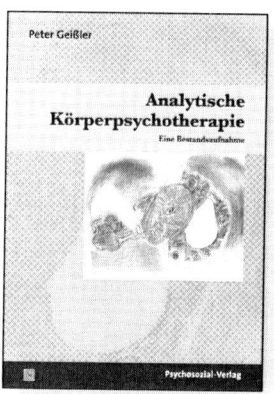

2. Auflage 2010 · 414 Seiten · Broschur
ISBN 978-3-8379-2089-5

2009 · 383 Seiten · Broschur
ISBN 978-3-89806-879-6

Wie sich die Selbstregulation von Gefühlen entwickelt und wie es dabei zu Störungen kommt, damit setzen sich in den letzten Jahren Säuglings-, Emotions- und Hirnforschung zunehmend auseinander. In der Körperpsychotherapie ist »Selbstregulation« schon ein altes Thema: als Regulation der Gefühle, aber auch der körperlichen Prozesse, die mit dem seelischen Erleben einhergehen.

Der Säugling erwirbt in einem zwischenmenschlichen, ko-regulativen Prozess im Austausch mit den Eltern die Fähigkeit, seine Gefühle auszudrücken, zu steigern oder zu beruhigen, das heißt, seine Affekte zu regulieren. Ähnliches geschieht in der Therapie mit Erwachsenen. Dort ist es ein zentrales Ziel, eine gestörte oder eingeschränkte Fähigkeit zur affektiven, körperlichen und kognitiven Selbstregulation wieder zu entwickeln.

Die Bioenergetische Analyse Wilhelm Reichs und Alexander Lowens hat sich trotz ihrer psychoanalytischen Wurzeln in Theorie und Methode in eine eigenständige Richtung entwickelt. Ursprünglich galten Körperpsychotherapie und Psychoanalyse als in Theorie und Praxis unvereinbar, doch durch den Einfluss der zeitgenössischen Säuglings- und Kleinkindforschung und der Neurowissenschaften hat sich diese Kluft verringert. Moderne Psychoanalytiker interessieren sich vermehrt für körperliche Aspekte im Beziehungsgeschehen, für unbewusste Handlungsdialoge und körperliche Inszenierungen. Gleichzeitig beziehen Bioenergetiker der zweiten und dritten Generation Aspekte von Übertragung und Gegenübertragung immer stärker in ihr Vorgehen ein. Vor dem Hintergrund eigener persönlicher Erfahrung in beiden Therapieansätzen entwickelt der Autor Strategien für eine Kombination in Form der analytischen Körperpsychotherapie.

Peter Joraschky,
Hedda Lausberg, Karin Pöhlmann (Hg.)
Körperorientierte Diagnostik und Psychotherapie bei Essstörungen

Svenja Taubner
Einsicht in Gewalt

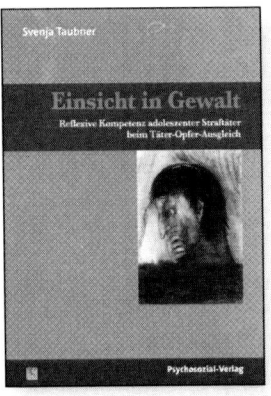

2008 · 293 Seiten · Broschur
ISBN 978-3-89806-813-0

2008 · 349 Seiten · Broschur
ISBN 978-3-89806-878-9

Der Band stellt die neuesten Forschungsergebnisse zur Diagnostik und Behandlung des gestörten Körpererlebens von PatientInnen mit Essstörungen dar. Die Dimension des Körpererlebens als zentrale Störung von PatientInnen mit Anorexia nervosa und Bulimia nervosa ist klinisch gut belegt. Verschiedene diagnostische Zugangswege zu dieser Störungsdimension werden hier differenziert dargestellt. Neben Fragebogenmethoden bestimmen vor allem projektive Verfahren, Einschätzungsverfahren durch Interviews und videogestützte Analysen von Bewegungsverhalten die aktuelle Forschung. Die körperorientierte Psychotherapie hat heute bei der Indikation einen gut evaluierten Stellenwert als erfolgreiche Behandlungsmethode von Essstörungen, sowohl als Hauptverfahren wie in Kombination mit einzel- und gruppenpsychotherapeutischen Methoden.

Das Thema Jugendkriminalität führt oft zu hitzigen Diskussionen, in denen jedoch das Verständnis für die individuellen Schicksale der Betroffenen verloren geht. An der Schnittstelle von Kriminalwissenschaften und Psychologie stellt dieses Buch Einzelfallanalysen von gewalttätigen Jugendlichen mit einer oftmals traumatischen Geschichte ins Zentrum der Untersuchung.
Am Beispiel des Täter-Opfer-Ausgleichs wird mit Methoden der psychoanalytischen Psychotherapieforschung und Bindungsforschung die Auseinandersetzung junger Männer mit ihren Gewaltstraftaten beschrieben. Svenja Taubner arbeitet heraus, dass einseitige Täterzuschreibungen einem Lernprozess entgegenwirken, und stellt Vorschläge für Entwicklungsmöglichkeiten dar.

Sabine Trautmann-Voigt, Bernd Voigt (Hg.)
Affektregulation und Sinnfindung in der Psychotherapie

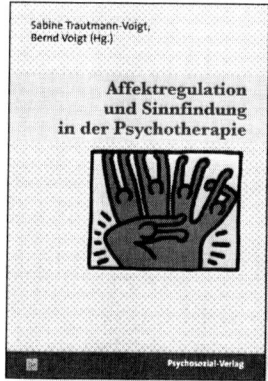

2009 · 273 Seiten · Broschur
ISBN 978-3-89806-784-3

Bereits die Heiler der Antike wussten, dass Menschen körperliche Empfindungen und Interpretationen der Umwelt verbinden und im Gehirn verarbeiten. Verblüffend ist, dass das Gehirn dieselben Mechanismen, die es zur Interpretation der Welt benutzt, sogar auf sich selbst anwendet. Aus dieser Erkenntnis ergeben sich spannende Fragen für die Psychotherapie: Wie funktioniert die Regulation der Affekte? Wie finden Menschen den »Sinn« in ihrem Leben? Wie kann Psychotherapie auf festgefahrene Ordnungsmuster, die das Gehirn im Laufe eines Lebens etabliert, einwirken? Und wie funktioniert Affektregulation bei traumatischem Stress?

Manfred Krill
Das Gutachterverfahren für tiefenpsychologisch fundierte und analytische Psychotherapie

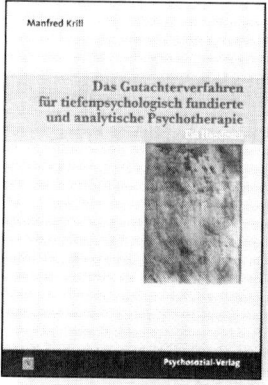

2008 · 376 Seiten · Broschur
ISBN 978-3-89806-773-7

Das umfangreiche Handbuch bietet Tipps, Anregungen und Formulierungshilfen zur Erstellung von Gutachten, wie sie bei der Beantragung der analytischen und tiefenpsychologischen Psychotherapie erstellt werden müssen. Das fundierte Wissen und die reiche psychoanalytische Erfahrung des Autors werden jedem Psychotherapeuten hilfreich sein.

Das Buch ist ein kliniknahes Nachschlagewerk für psychoanalytische und psychotherapeutische Begriffe und Auffassungen unter gründlicher Berücksichtigung der deutschsprachigen und angelsächsischen psychoanalytischen Literatur. Es beinhaltet typische Fallstricke im Gutachterverfahren, Kritik an ungünstigen Entwicklungen in der analytischen Sprache und gibt wichtige Anregungen, etwa Hinweise auf pathologisierende Übertragungen der Therapeuten.

Petra Christian-Widmaier
Nonverbale Dialoge in der psychoanalytischen Therapie

Marcus Rasting
Mimik in der Psychotherapie

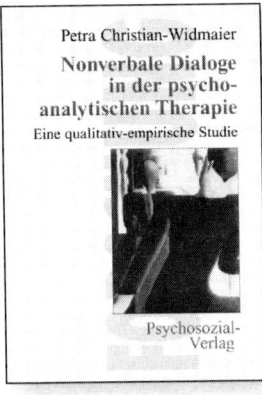

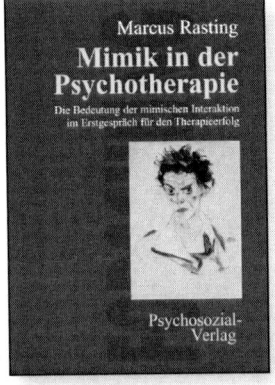

2009 · 337 Seiten · Broschur
ISBN 978-3-89806-732-4

2008 · 127 Seiten · Broschur
ISBN 978-3-89806-785-0

In psychoanalytischen Behandlungen wird fortlaufend auch ohne Worte in Handlungsdialogen, Inszenierungen und Enactments kommuniziert. Die Autorin erweitert und ergänzt den aktuellen Enactment-Diskurs in theoretischer und praktisch-therapeutischer Hinsicht durch die qualitativ-empirische Untersuchung des Verlaufs von selten thematisierten nonverbalen Handlungsdialogen in bestimmten Ausschnitten einer analytischen Behandlung vom Anfang bis zum Ende. Sie geht dem subtilen Blickaustausch, dem Handkontakt von Patient und Analytiker, den Toilettengängen des Patienten sowie dem beiderseitigen Umgang mit der Tür bei der Begrüßung und Verabschiedung nach. Der Verlauf der Enactments ließ eine Verschränkung der nonverbalen Dialoge mit den Veränderungsprozessen in der Behandlung und ein bestimmtes Verlaufsmuster erkennen.

Kann man aus der Mimik von Patient und Therapeut im Erstgespräch Vorhersagen über den Erfolg einer Psychotherapie ableiten? Das vorliegende Buch zeigt, dass zwischen Therapeut und Patient bereits im Erstgespräch ein intensiver nonverbaler Austausch stattfindet, der bereits wichtige Hinweise auf ein Gelingen der nachfolgenden Therapie gibt. Neben einem Überblick über den bisherigen Kenntnisstand zur nonverbalen Kommunikation in der Psychotherapie werden auch eigene Untersuchungen vorgestellt. In einem detailliert beschriebenen Einzelfall werden sowohl die untersuchten Prozesse im klinischen Kontext dargestellt als auch die Implikationen für das Konzept der therapeutischen Beziehung, die durch beide Interaktionspartner aktiv mitgestaltet wird, diskutiert.